Klinische Entscheidungsfindung in der Zahnmedizin

Alan Roger Santos-Silva ·
Márcio Ajudarte Lopes ·
João Figueira Scarini · Pablo Agustin Vargas ·
Oslei Paes de Almeida
(Hrsg.)

Klinische Entscheidungsfindung in der Zahnmedizin

Ein kompakter Leitfaden für Diagnose und Behandlung

Springer

Hrsg.
Alan Roger Santos-Silva
Department of Oral Diagnosis
State University of Campinas
Piracicaba, São Paulo, Brasilien

Márcio Ajudarte Lopes
Department of Oral Diagnosis
State University of Campinas
Piracicaba, Brasilien

João Figueira Scarini
Department of Oral Diagnosis
State University of Campinas
Piracicaba, Brasilien

Pablo Agustin Vargas
Department of Oral Diagnosis
State University of Campinas
Piracicaba, Brasilien

Oslei Paes de Almeida
Department of Oral Diagnosis
State University of Campinas
Piracicaba, Brasilien

Mitherausgeber
Felipe Paiva Fonseca
Department of Oral Surgery and Pathology
School of Dentistry Universidade Federal de
Minas Gerais (UFMG)
Belo Horizonte, MG, Brasilien

Lara Maria Alencar Ramos Innocentini
Dentistry and Stomatology Division,
Ophthalmology, Otolaryngology and
Head and Neck Surgery Department
Clinical Hospital of Ribeirão Preto School
of Medicine, University of São Paulo (USP)
Ribeirão Preto, SP, Brasilien

ISBN 978-3-031-52851-4 ISBN 978-3-031-52852-1 (eBook)
https://doi.org/10.1007/978-3-031-52852-1

Die Deutsche Nationalbibliothek verzeichnet diese Publikation in der Deutschen Nationalbibliografie; detaillierte bibliografische Daten sind im Internet über https://portal.dnb.de abrufbar.

Dieses Buch ist eine Übersetzung des Originals in Englisch „Clinical Decision-Making in Oral Medicine“ von Alan Roger Santos-Silva, publiziert durch Springer Nature Switzerland AG im Jahr 2023. Die Übersetzung erfolgte mit Hilfe von künstlicher Intelligenz (maschinelle Übersetzung). Eine anschließende Überarbeitung im Satzbetrieb erfolgte vor allem in inhaltlicher Hinsicht, so dass sich das Buch stilistisch anders lesen wird als eine herkömmliche Übersetzung. Springer Nature arbeitet kontinuierlich an der Weiterentwicklung von Werkzeugen für die Produktion von Büchern und an den damit verbundenen Technologien zur Unterstützung der Autoren.

Planung/Lektorat: Erica de Cassia Ferraz
Springer ist ein Imprint der eingetragenen Gesellschaft Springer Nature Switzerland AG und ist ein Teil von Springer Nature.
Die Anschrift der Gesellschaft ist: Gewerbestrasse 11, 6330 Cham, Switzerland

Das Papier dieses Produkts ist recycelbar.

Geleitwort

Die Oralmedizin ist ein komplexes, faszinierendes und herausforderndes klinisches Fachgebiet, das die verschwommene Schnittstelle zwischen Medizin und Zahnmedizin besetzt. Zustände wie Speicheldrüsenfunktionsstörungen, vesikulobullöse Erkrankungen der Mundschleimhaut, Kiefernekrose, neurosensorische Dysästhesie und Neoplasie können alle in einzigartiger Weise die Mundhöhle und das orofaziale Gebiet beeinflussen, Schmerzen, Leiden, Behinderungen und eine reduzierte Lebensqualität verursachen. Oralmedizinische Zustände können allein auf die Mundhöhle beschränkt sein oder Manifestationen systemischer Krankheiten sein oder sogar Komplikationen medizinischer Interventionen und Therapien. Patienten mit oralmedizinischen Erkrankungen können sich an ihren Hausarzt, Allgemeinzahnarzt, eine Notfallklinik oder Notaufnahme wenden; daher muss eine breite Gruppe von Gesundheitsdienstleistern ausreichend mit ihrer grundlegenden Bewertung, Diagnose und Behandlung vertraut sein. Dennoch gibt es nur wenige Kliniker, die die Ausbildung und Expertise haben, um spezialisierte oralmedizinische Versorgung zu leisten, und insgesamt bleibt die Anerkennung und Vertrautheit damit im gesamten Gesundheitssystem, selbst in Ländern und Regionen, in denen die Oralmedizin eine anerkannte Spezialität ist, generell unzureichend. Daher ist es nicht ungewöhnlich, dass unnötige oder sogar unangemessene Tests angeordnet werden, oder dass falsche oder sogar kontraproduktive Therapien verschrieben werden, und Patienten sehen oft mehrere Anbieter, bevor sie die richtige Diagnose und effektive Behandlung erhalten. Dr. Santos-Silva hat ein angesehenes internationales Team von Oralmedizin-Experten zusammengestellt, die gemeinsam einen prägnanten, effizienten, klinisch relevanten und evidenzbasierten Ansatz zur klinischen Entscheidungsfindung in der Oralmedizin bieten, den jeder Kliniker leicht nachvollziehen und auf seine eigene Praxis anwenden kann. Zum Beispiel ist eine orale Ulzeration ein häufiger Zustand, aber die Diagnose kann mit Trauma, Immunaktivierung, Infektion oder Malignität zusammenhängen. Der behandelnde Kliniker muss einen logischen und sequenziellen Ansatz verfolgen, um sowohl eine korrekte Diagnose als auch eine angemessene Behandlung zu gewährleisten. Die Autoren erreichen dies, indem sie das komplexe Feld der Oralmedizin auf grundlegende Elemente der Bewertung,

Untersuchung und Behandlung reduzieren, die leicht an eine Vielzahl von Gesundheitseinrichtungen angepasst werden können. Da die klinische Praxis der Oralmedizin häufig eine interprofessionelle koordinierte Versorgung im gesamten Gesundheitssystem erfordert, kann dieses Nachschlagewerk als gemeinsamer Ankerpunkt und Wegweiser für Zahnärzte, Ärzte, Krankenschwestern, Apotheker und andere beteiligte Gesundheitsdienstleister und Interessengruppen dienen. Aus einer breiteren Perspektive betont und verstärkt dieser Ansatz die Bedeutung der interprofessionellen und internationalen Zusammenarbeit und Kooperation bei der weiteren Förderung und Ausweitung des Fachgebiets der Oralmedizin international, mit dem letztendlichen Ziel, sicherzustellen, dass alle Patienten Zugang zu und die höchste Qualität der verfügbaren oralmedizinischen Versorgung erhalten.

Nathaniel S. Treister
Department of Oral Medicine, Infection and Immunity
Harvard School of Dental Medicine
Boston, MA, USA

Division of Oral Medicine and Dentistry
Brigham and Women's Hospital
Boston, MA, USA

Die Originalversion des Buchs wurde revidiert. Ein Erratum ist verfügbar unter
https://doi.org/10.1007/978-3-031-52852-1_29

Inhaltsverzeichnis

Klinische Protokolle für die orale Diagnose

Anamnese und körperliche Untersuchung

João Figueira Scarini, Alan Roger Santos-Silva, Márcio Ajudarte Lopes, Mariana de Pauli Paglioni, Oslei Paes de Almeida, Rogério de Andrade Elias und Pablo Agustin Vargas

Die klinische Untersuchung des Patienten ist der wichtigste Schritt bei einem Zahnarzttermin. Es ist unerlässlich, diagnostische Hypothesen über die Krankheiten zu entwickeln, die den oralen und maxillofazialen Komplex betreffen können. Zahnärzte und beteiligte Fachkräfte müssen einer logischen Reihenfolge folgen und eine detaillierte Anamnese durchführen, um potenzielle „Hinweise" zu identifizieren, die die Diagnose und Behandlungsentscheidung unterstützen können.

Die klinische Untersuchung ist in zwei Momente unterteilt: Anamnese und körperliche Untersuchung.

1 Anamnese

Die Anamnese muss einer chronologischen Reihenfolge folgen:

1. Identifikation des Patienten.
2. Hauptbeschwerde und zeitliche Entwicklung der Krankheit (wichtigstes Symptom und verstrichene Zeit vom Beginn des Symptoms bis zum gegenwärtigen Moment).
3. Geschichte der aktuellen Krankheit (Aufzeichnung der natürlichen Geschichte der Krankheit: Beginn und ihre Entwicklung bis zum heutigen Datum):

J. F. Scarini · A. R. Santos-Silva · M. A. Lopes · M. de Pauli Paglioni · O. P. de Almeida · R. de Andrade Elias · P. A. Vargas
Department of Oral Diagnosis, Piracicaba Dental School, University of Campinas (FOP/UNICAMP), Piracicaba, SP, Brasilien

J. F. Scarini (✉)
Department of Pathology, Faculty of Medical Sciences, University of Campinas (FCM/UNICAMP), Campinas, SP, Brasilien
E-Mail: j209700@dac.unicamp.br

A. R. Santos-Silva et al. (Hrsg.), *Klinische Entscheidungsfindung in der Zahnmedizin*, https://doi.org/10.1007/978-3-031-52852-1_1

Untersuchung auf das Vorhandensein allgemeiner Symptome: Schmerzen, Fieber, Beschwerden, Infektion der oberen Atemwege, Unwohlsein, Gewichtsverlust und Juckreiz, unter anderem.
Untersuchung auf Exposition und Kontakt mit Katzen (oder Katzenkot), Wildtieren, Zecken und kranken Familienmitgliedern, Reisen und kontinuierliche Medikamenteneinnahme.
4. Erblicher Hintergrund.
5. Persönliche Geschichte (Allergien, angewendete Medikamente, vorangegangene Krankheiten, systemische Störungen, sexuell übertragbare Infektionen, Krebs und durchgeführte Operationen).
6. Gewohnheiten (repetitive/zwanghafte Manifestationen) und Süchte (schädliche Gewohnheiten, wie Tabakkonsum, Alkoholkonsum und Gebrauch illegaler Drogen).

2 Körperliche Untersuchung

Der Untersucher muss die Zustimmung des Patienten einholen, um mit der Untersuchung fortfahren zu können. Wenn der Patient Zahnersatz oder orale und maxillofaziale prothetische Hilfsmittel hat, sollten diese entfernt werden. Gute Beleuchtung ist unerlässlich, um eine gute körperliche Untersuchung zu gewährleisten.

Die körperliche Untersuchung sollte vollständig sein und, wann immer möglich, in geordneter Weise nach der Anamnese durchgeführt werden. Alle Strukturen des oralen und maxillofazialen Komplexes sollten mit halbtechnischen Manövern durch visuelle Inspektion, Palpation und Auskultation analysiert werden. Das Verfahren sollte nicht länger als 5 min dauern, um den Komfort des Patienten zu gewährleisten. Wenn der Patient starke Schmerzen hat, sollte die Untersuchung schonend durchgeführt werden.

Die American Dental Association empfiehlt, dass Kliniker bei allen erwachsenen Patienten während der Erst-, Routine- oder Notfallbesuche eine visuelle orale Untersuchung (VOE) durchführen. Die körperliche Untersuchung kann in extraoral und intraoral unterteilt werden:

2.1 Extraorale körperliche Untersuchung

1. Beurteilen Sie das Gesicht (Aussehen und Gesichtsausdruck), beobachten Sie Symmetrie, Färbung, pigmentierte Veränderungen, Haarverteilung, Schwitzen und Veränderungen in Hautvolumen und -textur sowie Augen, Nase und Ohren.
2. Beurteilen Sie die Kopf- und Halsganglienketten. Dazu sollte der Untersucher die Muskeln des zu untersuchenden Bereichs des Patienten entspannen. Ein Ganglion der submandibulären Kette auf der linken Seite sollte mit dem Kopf des Patienten nach unten und zur linken Seite gebeugt und mit vier Fingern (ohne den Daumen) abgetastet werden.

Didaktisch kann der Hals in sechs Ebenen unterteilt werden, und diese sollten in geordneter Weise untersucht werden (Abb. 1):

- Ebene I: gebildet durch die submentalen und submandibulären Ketten.
- Ebene II: obere innere juguläre (tiefe zervikale) Kette.
- Ebene III: mittlere innere juguläre (tiefe zervikale) Kette.
- Ebene IV: untere innere juguläre (tiefe zervikale) Kette.
- Ebene V: hinteres Dreieck.
- Ebene VI: vorderes Kompartiment des Halses.
- Der Akzessoriusnerv unterteilt die Ebenen II und V in „a" und „b".

Jedes Mal, wenn der Patient eine Anomalie in den Lymphknoten aufweist, sollten die Anzahl, Größe, Konsistenz, Empfindlichkeit, Beweglichkeit und Lage analysiert werden.

Normaler Lymphknoten	Entzündeter Lymphknoten	Tumor-Lymphknoten
Schmerzlos	Schmerzhaft	Schmerzlos
Schlaff	Nicht sehr konsistent	Konsistent
Nicht tastbar	Beweglich	Fixiert
	Glatt	Unregelmäßig

3. Beurteilen Sie die vordere Halsregion. Suchen Sie nach fixierten oder mobilen zervikalen Knoten in der Region der Schilddrüse und Nebenschilddrüse.
4. Beurteilen Sie das Kiefergelenk und die großen Speicheldrüsen (Parotis, Submandibularis und Sublingualis). Suchen Sie nach Anzeichen einer akuten oder chronischen Infektion, Schwellung oder Knoten.
5. Beurteilen Sie die Knochen auf Vergrößerungen, Vertiefungen oder Asymmetrien.
6. Beurteilen Sie die Innervationen der Region auf schmerzhafte Berührungsempfindlichkeit sowie Anzeichen einer Gesichtslähmung.

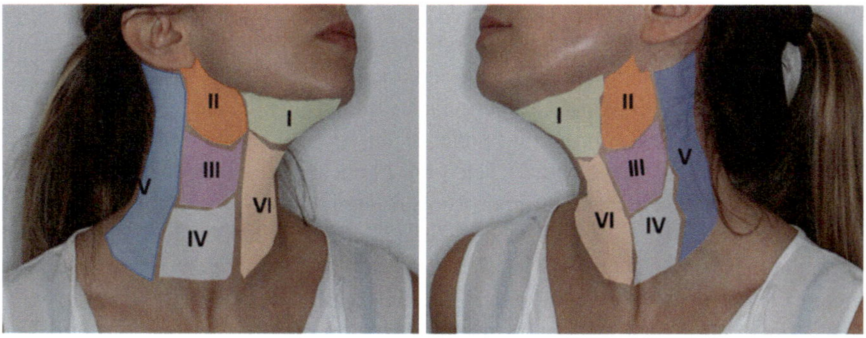

Abb. 1 Unterschiedliche Ebenen der zervikalen Lymphknoten

2.2 Intraorale körperliche Untersuchung (VOE)

Die Untersuchung des Mundes sollte durch visuelle Inspektion und bidigitale Palpation (mit dem Zeigefinger und Daumen) oder auf digitopalmare Weise durchgeführt werden, in der Reihenfolge, die unten vorgeschlagen wird. Wenn es eine Abweichung vom Normalbefund gibt, sollten die Art der Anomalie, Größe, Farbe, Ort, Oberflächentextur, Konsistenz und Lage auf der Patientenkarte vermerkt werden:

1. Lippen (Lippenrot und labiale Schleimhaut).
2. Vestibulum (Bremsen und Austrittspunkt der Parotis).
3. Alveolarschleimhaut.
4. Befestigtes Zahnfleisch, freies Zahnfleisch und Interdentalpapille (oder Alveolarkamm).
5. Wangenmukosa und vestibuläre Schleimhaut (labiale Kommissur und retrokommissural).
6. Zunge und Zungenpapillen (Spitze, seitlicher Rand, dorsale Oberfläche und ventrale Oberfläche).
7. Mundboden (und die Gänge und Austrittspunkte der Glandula submandibularis und sublingualis).
8. Harter Gaumen.
9. Weicher Gaumen.
10. Mandeln und Tonsillenkrypten, Gaumenbogen und Uvula.
11. Oropharynx.
12. Zähne und Parodontium.
13. Speichelfluss und -konsistenz.

Bei offenem Mund sollte der Untersucher die Lippe in die entgegengesetzte Richtung ihres Ansatzes und seitlich ziehen, um die Farbe, Textur, Zähigkeit und Beziehung der Lippen zum Vestibulum zu überprüfen (Abb. 2). Auf dem Lippenrot sollten Hyperkeratosen, Geschwüre, kleine Risse oder Pigmentierungen bewertet werden. In der labialen Schleimhaut werden Knoten, Narben oder Geschwüre beurteilt.

Danach sollte der Untersucher die Alveolarschleimhaut, gefolgt vom befestigten Zahnfleisch, freien Zahnfleisch und Interdentalpapillen, beurteilen (Abb. 3). Bei zahnlosen Patienten sollte der Alveolarkamm sorgfältig untersucht werden. Die Untersuchung der Wangenschleimhaut sollte an der labialen Kommissur beginnen (die die retrokommissurale Schleimhaut einschließt) und sich bis zur vorderen Tonsille erstrecken (Abb. 3). Für VOE können zwei Holz- oder Plastikspatel verwendet werden, die an den Lippen konvergieren.

Nur die vorderen zwei Drittel der Zunge (die sogenannte orale Zunge) sind normalerweise bei der oralen Untersuchung sichtbar. Die Untersuchung der seitlichen Ränder der Zunge sollte mit Hilfe einer Mullkompresse durchgeführt werden. Zuerst sollte der Zungenrücken untersucht werden. Es ist wichtig, dass der Untersucher neben VOE und Palpation auch die natürliche Bewegung der Zunge

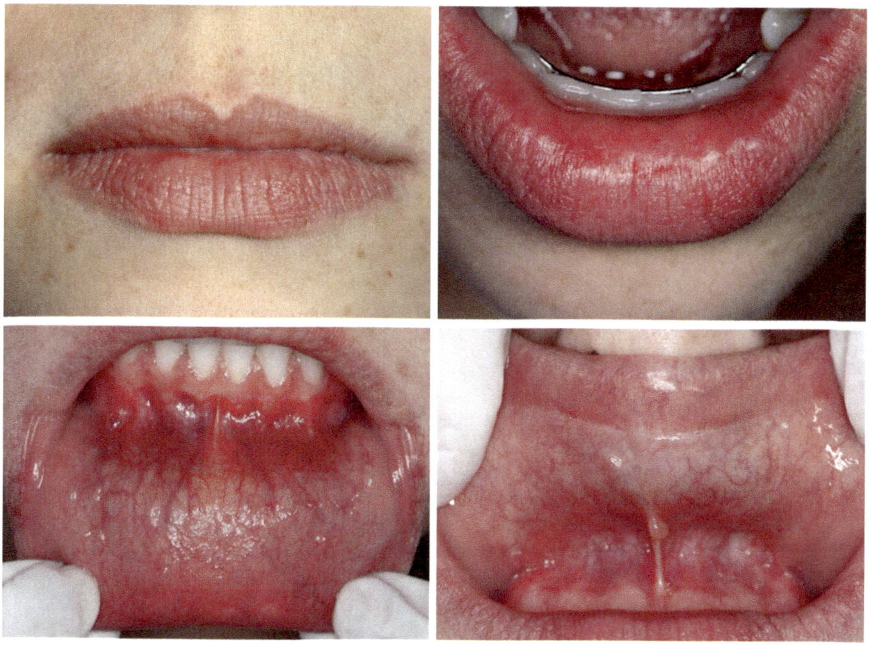

Abb. 2 Normaler Aspekt von Lippen und Vestibulum

beobachtet. Tumoren in diesem Bereich neigen dazu, die Bewegung des Organs zu beeinträchtigen (Abb. 4).

Die Palpation des Mundbodens sollte sorgfältig durchgeführt werden, und alle seine Bestandteile sollten ebenfalls analysiert werden (Abb. 5). Die submandibulären Gänge (Wharton-Gänge) sollten untersucht werden. Für die Untersuchung des harten Gaumens muss der Kopf des Patienten nach hinten gebeugt werden (Abb. 6).

Für die Untersuchung des weichen Gaumens und des sichtbaren Teils des Oropharynx kann die Aussprache der Vokale „e" und „I" die VOE unterstützen (Abb. 7). Die Zunge sollte herausgestreckt oder mit Hilfe eines Holz-/Plastikspatels gegen den Mundboden gedrückt werden.

Der Untersucher sollte nach fehlenden Zähnen und/oder überzähligen Zähnen suchen. Anzeichen für schlechte Mundhygiene, Okklusalkaries und Karies an den Zahnfleischrändern sollten ebenfalls notiert werden. Heiße oder kalte Reize können helfen, Pulpitis zu identifizieren. Empfindlichkeit gegenüber festem Klopfen auf einzelne Zähne mit einem Metallgegenstand kann auf das Fortschreiten der Infektion zum parodontalen Gewebe hinweisen. Mobilität, Extrusion oder vermindertes Gefühl der Zähne sollten ebenfalls untersucht werden.

Bezüglich der parodontalen Untersuchung werden klinischer Attachmentverlust, Menge und Prozentsatz des Knochenverlusts, Sondierungstiefe, Vorhandensein und

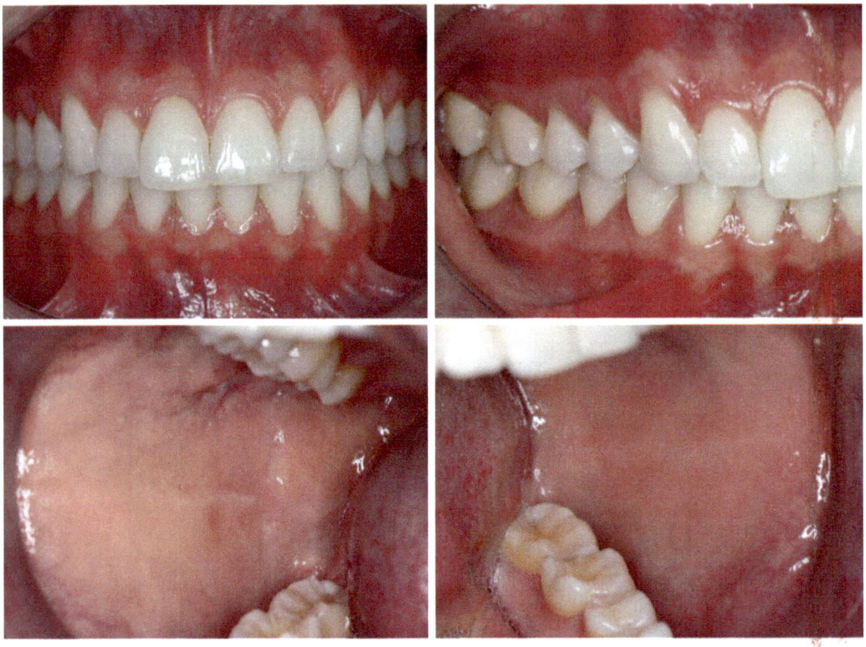

Abb. 3 Normaler Aspekt des Zahnfleisches und der Wangenschleimhaut. Beachten Sie das gesunde Aussehen der Zahnfleischpapillen und die normochromen Muster der die Mundhöhle auskleidenden Mundschleimhaut

Ausmaß von winkelförmigen Knochendefekten, Furkationsbeteiligung, Zahnmobilität und Zahnverlust aufgrund von Parodontitis bewertet. Der allgemeine Gesundheitszustand des Patienten (wie Diabeteskontrolle) und Gewohnheiten (wie Rauchen) müssen berücksichtigt werden.

Bei implantatrehabilitierten Patienten gibt es keinen Sondierungstiefenbereich zur Beurteilung der periimplantären Gesundheit. In diesen Fällen ist das Vorhandensein von visuellen Anzeichen von Entzündungen und Blutungen bei der Sondierung mit periimplantärer Mukositis vereinbar. Die periimplantäre Integrität kann durch die Knochenunterstützung beurteilt werden. Reduzierte Level können mit Periimplantitis in Verbindung gebracht werden.

Die Untersuchung des Speichelflusses und der Konsistenz sollte der letzte Teil der Munduntersuchung sein. Achten Sie auf Veränderungen wie schaumigen Speichel oder dicken Speichel. Der Verdacht auf Hyposalivation sollte auf der Grundlage der während der Untersuchung gesammelten Informationen gestellt werden.

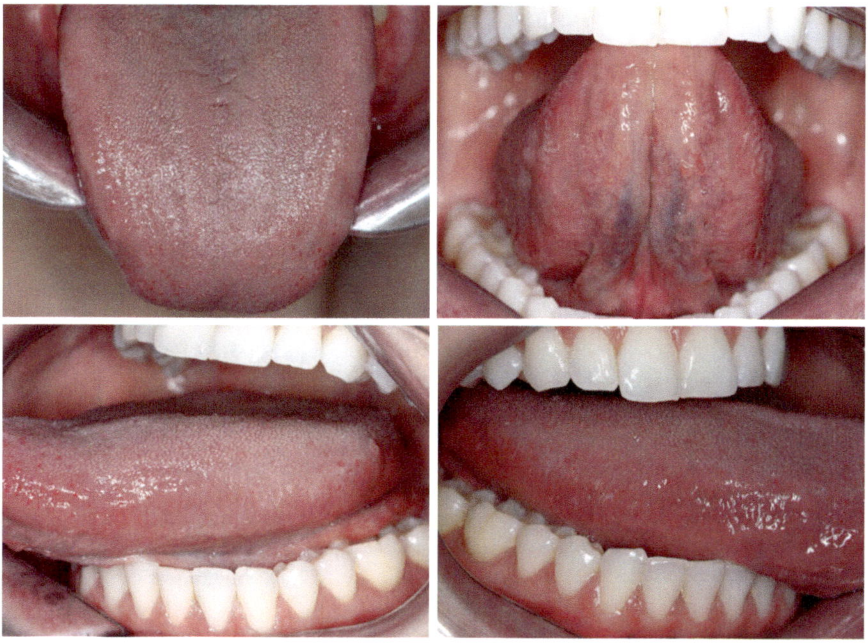

Abb. 4 Normales Aussehen der Zunge. Beachten Sie Farbe, Textur und Bewegung

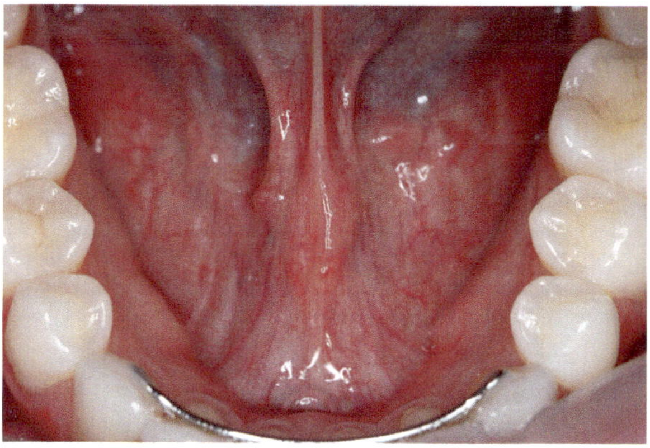

Abb. 5 Normaler Aspekt der Strukturen, die die sublinguale Karunkel bilden, die sich auf dem Mundboden befindet

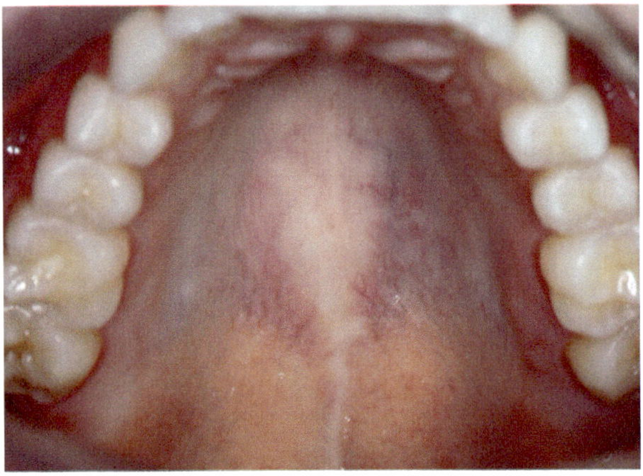

Abb. 6 Normaler Aspekt des harten Gaumens und Übergangsregion zum weichen Gaumen

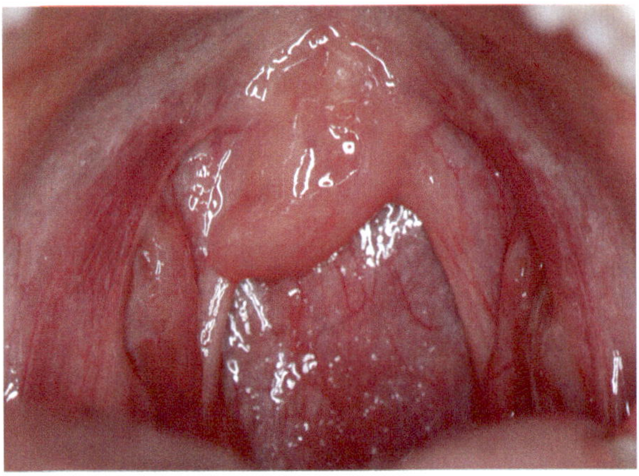

Abb. 7 Strukturen, die den vorderen Bereich des Oropharynx bilden: weicher Gaumen, Arcus palatoglossus und Arcus palatopharyngeus, Uvula und Gaumenmandeln

Danksagungen Die Forschungsstiftung des Bundesstaates São Paulo (FAPESP, São Paulo, Brasilien, Zuschussnummer JFS 19/09419-0) und die Koordinationsstelle für die Ausbildung von Hochschulabsolventen (CAPES, Brasilia, Brasilien, Finanzcode 001).

Literatur

Burgess K. Extraoral and intraoral soft tissue examination. Toronto, Ontario: University of Toronto: Faculty of Dentistry; 2019. https://iits.dentistry.utoronto.ca/extraoral-and-intraoral-soft-tissue-examination. Zugegriffen: 15 Nov 2021

Burkhart NW, DeLong L. The intraoral and extraoral exam. Provider. 2012;501:211886. DentalCare.com. https://www.dentalcare.com/en-us/professional-education/ce-courses/ce337/the-intraoral-examination. Zugegriffen: 15 Nov 2021

Caton JG, Armitage G, Berglundh T, Chapple ILC, Jepsen S, Kornman KS, Mealey BL, Papapanou PN, Sanz M, Tonetti MS. A new classification scheme for periodontal and peri-implant diseases and conditions–introduction and key changes from the 1999 classification. J Clin Periodontol. 2018;45(Suppl 20):S1–8. https://doi.org/10.1111/jcpe.12935.

Elango KJ, Anandkrishnan N, Suresh A, Iyer SK, Ramaiyer SK, Kuriakose MA. Mouth self-examination to improve oral cancer awareness and early detection in a high-risk population. Oral Oncol. 2011;47(7):620–4. https://doi.org/10.1016/j.oraloncology.2011.05.001. PMID:21646040

Eusterman VD. History and physical examination, screening and diagnostic testing. Otolaryngol Clin N Am. 2011;44(1):1–29, v. https://doi.org/10.1016/j.otc.2010.10.001.

Glass RT, Abla M, Wheatley J. Teaching self-examination of the head and neck: another aspect of preventive dentistry. J Am Dent Assoc. 1975;90(6):1265–8. https://doi.org/10.14219/jada.archive.1975.0254. PMID:1056392

Lingen MW, Abt E, Agrawal N, Chaturvedi AK, Cohen E, D'Souza G, Gurenlian J, Kalmar JR, Kerr AR, Lambert PM, et al. Evidence-based clinical practice guideline for the evaluation of potentially malignant disorders in the oral cavity: a report of the American dental association. J Am Dent Assoc. 2017;148(10):712–727.e10.

Miranda Galvis M, Schausltz Pereira Faustino I, Cabral Ramos J, Dos Santos Silva AR, de Abreu AF, Kowalski LP, Ajudarte LM. Oral cancer adjacent to dental implants mimicking benign lesions: a case series study. Aust Dent J. 2021;66(1):112–8. https://doi.org/10.1111/adj.12793. Epub 2020 Oct 4

Ojha S, Narula A. Carrying out a comprehensive intraoral examination in dental pain. BMJ. 2014;348:g164. https://doi.org/10.1136/bmj.g164.

Oral medicine (stomatology) in Brazil: the first 50 years and counting. Oral Surg Oral Med Oral Pathol Oral Radiol. 2022;134(1):57–64. https://doi.org/10.1016/j.oooo.2022.01.018.

Pigg M. Chronic intraoral pain--assessment of diagnostic methods and prognosis. Swed Dent J Suppl. 2011;220:7–91.

Santos-Silva AR, Lopes MA, Pedroso CM, Ribeiro ACP, Fonseca FP, Brandão TB, Gueiros LAM, Rocha AC, Pires FR, Miranda ÁA, Júnior HM, Alves FA, Marcucci M, Lemos CA, Sugaya NN, Marcucci G, Carrard VC, Martins MD, Cardoso AS, Migliorati CA. Oral medicine (stomatology) in Brazil: the first 50 years and counting. Oral Surg Oral Med Oral Pathol Oral Radiol. 2022;134(1):57–64. https://doi.org/10.1016/j.oooo.2022.01.018. Epub 2022 Feb 2

Scully C, Miller CS, Aguirre Urizar JM, Alajbeg I, Almeida OP, Bagan JV, Birek C, Chen Q, Farah CS, Figueirido JP, Hasséus B, Jontell M, Kerr AR, Laskaris G, Lo Muzio L, Mosqueda-Taylor A, Nagesh KS, Nikitakis NG, Peterson D, Sciubba J, Thongprasom K, Tovaru Ş, Zadik Y. Oral medicine (stomatology) across the globe: birth, growth, and future. Oral Surg Oral Med Oral Pathol Oral Radiol. 2016;121(2):149–157.e5. https://doi.org/10.1016/j.oooo.2015.10.009. Epub 2015 Oct 19

Shah A, Bhushan B, Akhtar S, Kumar Singh P, Garg M, Gupta M. Effectiveness of mouth self-examination for screening of oral premalignant/malignant diseases in tribal population of Dehradun district. J Family Med Prim Care. 2020;9(8):4381–5. https://doi.org/10.4103/jfmpc.jfmpc_535_20. PMID:33110864

Shrestha G, Maharjan L. Mouth self-examination for prevention and control of Oral cavity cancer. JNMA J Nepal Med Assoc. 2020;58(225):360–2. https://doi.org/10.31729/jnma.4910. PMID:32538936

Sonis S.T. (2012) The elements of examination of the Oral cavity. In: Oral mucositis. Springer Healthcare, Tarporley. https://doi.org/10.1007/978-1-907673-46-7_5.
Walsh T, Liu JL, Brocklehurst P, Glenny AM, Lingen M, Kerr AR, et al. Clinical assessment to screen for the detection of oral cavity cancer and potentially malignant disorders in apparently healthy adults. Cochrane Database Syst Rev. 2013;2013(11):CD010173. https://doi.org/10.1002/14651858.CD010173.pub2. PMID:24258195
Westman EC, Duffy MB, Simel DL. Should physicians screen for oral disease? A physical examination of the oral cavity. J Gen Intern Med. 1994;9(10):558–62. https://doi.org/10.1007/BF02599281.
Warnakulasuriya S, Kerr AR. Oral cancer screening: past, present, and future. J Dent Res. 2021;100(12):1313–20. https://doi.org/10.1177/00220345211014795. Epub 2021 May 26. PMID: 34036828; PMCID: PMC8529297

Standardisierung in der oralen Fotografie

Fabio Augusto Ito, Diego Tetzner Fernandes, Carla Isabelly Rodrigues Fernandes, João Figueira Scarini, Lara Eunice Cândido Soares, Mariana de Pauli Paglioni und Vinicius Coelho Carrard

Digitale Fotografien in der Zahnmedizin sind unverzichtbare Werkzeuge in der klinischen Praxis, insbesondere in der oralen Medizin. Fotografien werden für eine Vielzahl von Funktionen verwendet, unter anderem zur Dokumentation von oralen Krankheiten - rechtliche Dokumentation (ein medizinrechtlicher Nachweis), Kommunikation mit Patienten, Nachverfolgung von Läsionen, akademische Nutzung (Bildung und Forschung), Marketing und Kommunikation zwischen Experten.

Es ist wichtig, dass das erhaltene Bild das orale Szenario genau wiedergibt und eine ausreichende Qualität aufweist, um die kleinsten Details wahrnehmen zu können. Hochwertige und standardisierte Bilder können bei der Diagnose von oralen Krankheiten sowie bei der Überwachung ihres klinischen Verlaufs helfen, da sie

F. A. Ito (✉)
Department of Oral Medicine and Pediatric Dentistry, University of Londrina (UEL), Londrina, PR, Brasilien
E-Mail: fabioaito@uel.br

D. T. Fernandes · C. I. R. Fernandes · J. F. Scarini · M. de Pauli Paglioni
Department of Oral Diagnosis, Piracicaba Dental School, University of Campinas (FOP/UNICAMP), Piracicaba, SP, Brasilien

J. F. Scarini
Department of Pathology, School of Medical Sciences, University of Campinas (FCM/UNICAMP), Campinas, SP, Brasilien

L. E. C. Soares
Department of Oral Diagnosis, Centro Universitário UniFacid|Wyden, Teresina, PI, Brasilien

V. C. Carrard
Department of Oral Pathology, School of Dentistry, Universidade Federal do Rio Grande do Sul (UFRGS), Porto Alegre, RS, Brasilien

Department of Oral Medicine, Otorhinolaryngology Service, Hospital de Clínicas de Porto Alegre (HCPA), Porto Alegre, RS, Brasilien

A. R. Santos-Silva et al. (Hrsg.), *Klinische Entscheidungsfindung in der Zahnmedizin*, https://doi.org/10.1007/978-3-031-52852-1_2

die Visualisierung von Details ermöglichen, die mit dem bloßen Auge nicht gesehen werden können.

1 Grundlagen

1.1 Allgemeines

1.1.1 Farbe

Es ist entscheidend, dass eine zahnmedizinische Fotografie die Farbe genau so aufzeichnet, wie sie das Auge während der zahnmedizinischen Untersuchung wahrnimmt. Daher muss der Einfluss verschiedener Lichtquellen oder Beleuchtungseinrichtungen eliminiert werden.

Mit der korrekten Erfassung der Farben der oralen Strukturen ist es möglich, wichtige Merkmale, die gesundes von pathologischem Gewebe unterscheiden, detailliert zu beobachten.

In Weichgeweben können beispielsweise Farb- und Volumenänderungen, die auf eine Entzündung hindeuten, Übergänge zwischen keratinisierter und nichtkeratinisierter Schleimhaut und anliegendem Zahnfleisch sowie der Unterschied zwischen ulzerierten, erodierten, warzigen oder mit Plaque bedeckten Oberflächen beobachtet werden.

In Hartgeweben beachten Sie Transluzenz, Pigmentierung, Porosität, Risse und Frakturen, nichtkariöse Läsionen, restaurative Materialien und Kariesläsionen.

1.1.2 Auflösung

Eine gute Fotografie sollte genug Detail haben, um Form, Textur, Volumen und Proportion darzustellen. Hochauflösende und folglich qualitativ hochwertige Bilder werden nur durch hochwertige Objektive erzielt. Die Anzahl der Pixel gibt nicht die Qualität des Bildes an, sondern seine Größe und Detailgenauigkeit.

1.1.3 Beleuchtung

Gute Fotografie erfordert qualitativ hochwertige Beleuchtung, und insbesondere zahnmedizinische Fotografie muss mit Blitzen durchgeführt werden, da die Umgebungsbeleuchtung nicht ausreicht. Elektronische Blitze ermöglichen es, dass die Primärfarben (Rot, Grün und Blau) in gleichen Anteilen erscheinen. Es gibt zwei ideale Arten von Blitzen für die Zahnmedizin: Makro-Ringblitz und Zwillingsblitz. Trotz einiger Spezifitäten erzeugen beide Blitze hochwertige Bilder:

- *Makro-Ringblitz:* vielseitiger, praktischer und kostengünstiger. Er beleuchtet gleichmäßig den hinteren Teil der Mundhöhle. Er kann Bilder von den vorderen Zähnen oder Läsionen in diesem Bereich mit weniger Textur und Volumen erzeugen, indem er Schatten übermäßig entfernt.
- *Zwillingsblitz:* ideal für die vorderen Bereiche der Mundhöhle, gibt mehr Textur und Volumen. Dies kann übermäßige Schatten bei Läsionen erzeugen, die

sich im hinteren Teil der Mundhöhle befinden. Er kostet mehr und erfordert mehr Geschick vom Fotografen.

Vermeiden Sie die Verwendung des Lichtreflektors des Zahnarztstuhls, da er eine andere Farbtemperatur als der Blitz hat, was die Farbe auf dem Foto verändern kann.

1.2 Ausrüstung und Zubehör

Die am meisten Empfohlenen sind die Folgenden:

- DSLR- oder spiegellose Kamera.
- 100-mm-Makro-Objektiv (1:1-Vergrößerung)
- Makro-Ringblitz oder Makro-Zwillingsblitz.
- Kamerastative (Tripods).
- Makro-Blitzhalterung.
- Fernauslöser (zur Kreuzinfektionskontrolle während der Operation, zum Beispiel).
- Ein- oder beidseitige Wangen- und Lippenretraktoren.
- Intraorale fotografische Spiegel (für okklusale, linguale/palatinale und seitliche Ansicht der Zähne).
- Schwarze Karte/Spiegel (als Hintergrund zur Fokussierung auf die Zähne).
- Der Hintergrund für extraorale Fotos.
- Watterollen, Speichelsauger und Gummidämme zur Feuchtigkeitskontrolle.
- Adstringenzien zur Kontrolle von Blutungen.
- Das parodontale Sondierungsgerät oder die millimetrische Skala zur Beurteilung der Größe einer Läsion (sollte zum Zeitpunkt der Fotografie neben der Läsion platziert werden).

1.3 Kameraeinrichtung und Kalibrierung

Jede Kamera hat spezifische Einstellungen; diese Einstellungen sind jedoch über die Kategorien hinweg ähnlich, was die Verwendung einer standardisierten Einrichtung für die Zahnfotografie ermöglicht (Tab. 1).

1.4 Bildstandardisierung

1.4.1 Extraorale Fotografien

Patienten sollten in Ruhe und entspannt sein, vorzugsweise stehend oder sitzend. Die Kamera sollte vor und auf gleicher Höhe mit dem Patienten sein:

Tab. 1 Vorschläge für Kameraeinrichtung und Kalibrierung

Kameramodus	**Manuell**
Fokus	Spot oder Zentrum fixieren
Blendenöffnung (die die Lichtintensität steuert)	Intraoral: Von f/22 bis f/27 Extraoral: Von f/8 bis f/11
Verschlusszeit (die die Dauer des Lichts steuert)	Von 1/160 bis 1/125
ISO (das körnige Bilder verhindert)	Intraoral: 100 oder 200 Extraoral: 200 oder 400
Messart (falls verfügbar)	Spot oder zentral gewichtet
Farbraum (Bereiche)	Adobe RGB (ideal für die Veröffentlichung) Adobe sRGB (ideal für die Anzeige in Präsentationen)
Weißabgleich	*Blitz, Sonne* oder *Tageslicht*
Bildstil/Kontrolle	Neutral
Moiré-Filter (falls verfügbar, verhindert karierte Muster)	An
Dateiformat	RAW – Höchste Qualität und erfordert Software zur Bildverarbeitung TIFF – Gute Qualität JPEG – Ungeeignet für die Archivierung
Objektivfokussteuerung	Autofokus In Fällen, in denen ein spezifischer Fokus benötigt wird, wechseln Sie auf manuellen Fokus
Blitzeinstellung	TTL-Modus

- Frontales Gesicht.
- Frontales Gesicht beim Lächeln (falls notwendig).
- Frontales Gesicht mit einem übertriebenen Lächeln (falls notwendig).
- Submentovertex (falls notwendig) - die Positionierung des Patienten ähnelt der „Henkeltopf-Röntgenaufnahme“.
- Ruhendes Profil.
- Profil während eines entspannten Lächelns (falls notwendig).
- Profil mit einem übertriebenen Lächeln (falls notwendig).
- Dentofaziale Bilder (nur Lippen und Zähne in den erforderlichen Posen gemäß dem klinischen Ziel).

1.4.2 Intraorale Fotografien

- Frontales Bild der Bögen in Okklusion, einschließlich des bukkalen Korridors.
- Okklusales Bild des gesamten Oberkieferbogens (Berücksichtigung des harten und weichen Gaumens und beider Tubera)*.
- Okklusales Bild des gesamten Unterkieferbogens, Berücksichtigung des Mundbodens. Die Zunge muss mit dem Spiegel zurückgezogen werden*.
- Zähne und Gingiva - linguale, palatinale und laterale Ansichten, pro Quadrant*.
- Rechte und linke bukkale Schleimhaut.
- Zungenrücken (Patient mit herausgestreckter Zunge).
- Zungenunterseite.
- Lateraler Zungenrand auf der rechten Seite (Position der Zungenspitze außerhalb des Retraktors auf derselben Seite).
- Lateraler Zungenrand auf der linken Seite (Position der Zungenspitze außerhalb des Retraktors auf derselben Seite).
- Oropharynx.

* Intraorale fotografische Spiegel sollten verwendet werden.

2 Technische Sequenz für die Fotografie von oralen Läsionen

- Setzen Sie die Retraktoren in die richtige Position.
- Trocknen Sie die Region, die fotografiert werden soll, mit einem Gazepad ab, um Speichelspiegelungen bei Blitzlicht zu vermeiden.
- Setzen Sie die Läsion in die Mitte des Fotos.
- Fotografieren Sie eine offenere Ebene, die nahegelegene anatomische Strukturen einrahmt, um die Lokalisierung der Läsion zu ermöglichen, und eine engere Ebene, um Details hervorzuheben.
- Fotografieren Sie aus mehr als einem Winkel, um alle Eigenschaften der Läsion zu erfassen.
- Wenn möglich, sollte die horizontale Ebene des Fotos parallel zur okklusalen Ebene des Patienten sein, obwohl je nach Lage und Läsion (wie Läsionen auf der Zunge) die vertikale Ebene verwendet werden kann.
- Vermeiden Sie, wenn möglich, visuelle Störungen (Retraktoren, Spiegel und Finger).
- Um zu verhindern, dass der Spiegel beschlägt, bitten Sie den Patienten, durch die Nase zu atmen oder einen Luftstrom über den Spiegel zu blasen.
- Herausnehmbare Prothesen müssen vor dem Fotografieren entfernt werden, es sei denn, die Läsion steht in engem Zusammenhang mit der Prothese. In diesem Fall sollten zwei Fotos aufgenommen werden: mit und ohne Prothesen.

3 Pflege

- Stellen Sie die Kontrolle über Kreuzinfektionen sicher.
- Vermeiden Sie Traumata beim Positionieren von Spiegeln und Retraktoren. Die Verwendung eines Lippenbalsams wird vor dem Positionieren von oralen Retraktoren empfohlen.
- Positionieren Sie den Patienten so, dass er es so bequem wie möglich hat.

4 Aufbewahrung

- Die erhaltenen Bilder müssen sorgfältig aufbewahrt werden, um Verluste zu vermeiden. Alle Daten sollten idealerweise auf Cloud-basierten Servern gespeichert werden.
- Es wird bevorzugt, dass die Originaldatei sicher archiviert wird, um eine zukünftige Wiederherstellung ohne Bearbeitungen zu ermöglichen.
- Wenn Sie Bearbeitungen vornehmen müssen, tun Sie dies auf einer Kopie der Originaldatei.
- Es sollte ein Ordner mit dem Namen oder der Registrierungsnummer des Patienten erstellt werden. Es wird vorgeschlagen, nach Jahr und Monat des Termins zu organisieren.
- Innerhalb des Ordners können Unterordner nach der Präferenz jedes Untersuchers erstellt werden. Wir schlagen einen Ordner mit Bildern der Vorbehandlung und einen anderen für verschiedene Momente der Nachsorge und Behandlung (Follow-up) vor.
- Jede Datei muss mit einem Namen benannt werden, der ihre wahre Herkunft identifiziert, falls sie irgendwann verlegt wird oder verloren geht.
- Wenn möglich, sollten alle Bilder durch Hardware und/oder Cloud-Speicher gesichert werden, der wiederum regelmäßig aktualisiert werden sollte.

Danksagungen Die Forschungsstiftung des Bundesstaates São Paulo (FAPESP, São Paulo, Brasilien, Zuschussnummer JFS 19/09419-0) und die Koordinationsstelle für die Ausbildung von Hochschulabsolventen (CAPES, Brasilia, Brasilien, Finanzcode 001).

Literatur

Ahmad I. Digital dental photography. Part 1: An overview. Br Dent J. 2009;206(8):403–7.
Ahmad I. Digital dental photography. Part 2: Purposes and uses. Br Dent J. 2009;206(9):459–64.
Ahmad I. Digital dental photography. Part 3: Principles of digital photography. Br Dent J. 2009;206(10):517–23.
Ahmad I. Digital dental photography. Part 4: Choosing a camera. Br Dent J. 2009;206(11):575–81.
Ahmad I. Digital dental photography. Part 5: Lighting. Br Dent J. 2009;207(1):13–8.
Ahmad I. Digital dental photography. Part 6: Camera settings. Br Dent J. 2009;207(2):63–9.

Ahmad I. Digital dental photography. Part 7: Extra-oral set-ups. Br Dent J. 2009;207(3):103–10.
Ahmad I. Digital dental photography. Part 8: Intra-oral set-ups. Br Dent J. 2009;207(4):151–7.
Ahmad I. Digital dental photography. Part 9: Post-image capture processing. Br Dent J. 2009;207(5):203–9.
Casaglia A, De Dominicis P, Arcuri L, Gargari M, Ottria L. Dental photography today. Part 1: Basic concepts. Oral Implantol (Rome). 2015;8(4):122–9.
Guo S, Chen Y, Mallineni SK, Huang S, Liu B, Zhang S, Lu C. Feasibility of oral health evaluation by intraoral digital photography: a pilot study. J Int Med Res. 2021;49(2):030006052098284.
Oguisso FIY. A arte da fotografia digital na Odontologia. 1. Aufl. São Paulo: Santos; 2015. S. 170. 978-85-7288-855-4

Feinnadelaspirationszytologie und exfoliative Zytologie

Pablo Agustin Vargas, Janete Dias Almeida
und João Figueira Scarini

1 Exfoliative Zytologie

1.1 Allgemeine Prinzipien

- Gewinnung von Oberflächenzellen zur anschließenden Auswertung durch konventionelle Mikroskopie.
- Einfach und schnell durchzuführen, kostengünstig und nichtinvasive Methode.
- Technik wird von Patienten gut akzeptiert.
- Keine Notwendigkeit für lokale Anästhesie.
- Schnelle Diagnose.
- Kann mehrmals wiederholt und in Bevölkerungsscreenings und klinischen Studien verwendet werden.

1.2 Indikationen

Obwohl nicht häufig verwendet in diesen Gruppen, kann sie nützlich und angezeigt sein (Abb. 1 und 2) in den folgenden Fällen:

P. A. Vargas (✉) · J. F. Scarini
Department of Oral Diagnosis, Piracicaba Dental School, University of Campinas (FOP/UNICAMP), Piracicaba, SP, Brasilien
E-Mail: pavargas@fop.unicamp.br

J. D. Almeida
Department of Biosciences and Oral Diagnosis, Institute of Science and Technology, São Paulo State University (UNESP), São José dos Campos, SP, Brasilien

J. F. Scarini
Department of Pathology, School of Medical Sciences, University of Campinas (FCM/UNICAMP), Campinas, SP, Brasilien

A. R. Santos-Silva et al. (Hrsg.), *Klinische Entscheidungsfindung in der Zahnmedizin*, https://doi.org/10.1007/978-3-031-52852-1_3

- Diagnostische Hilfe bei Autoimmunerkrankungen, wie Pemphigus vulgaris.
- Identifizierung von bakteriellen (Abszesse, Aktinomykose), fungalen (Candidiasis, Paracoccidioidomykose) und viralen infektiösen Läsionen mit Herpes simplex und humanem Papillomavirus.

1.3 Materialien

Die benötigten Materialien (Abb. 3) sind die folgenden:

- Einweg-Zytobürste (Zervixbürste) oder sterile Metallspatel.
- Saubere und trockene Objektträger mit mattiertem Ende.

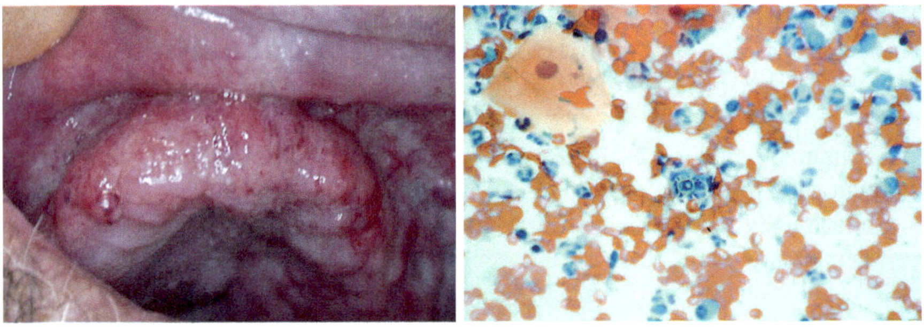

Abb. 1 Paracoccidioidomykose. Ulzerierte Läsion von maulbeerähnlichem Aussehen mit hämorrhagischen Flecken, die sich im Alveolarkamm befinden und sich bis zum Sulcus und harten Gaumen erstrecken. Mehrkernige Riesenzellen, die doppelbrechende hefeähnliche Strukturen enthalten, sind charakteristisch für den Pilz *Paracoccidioides brasiliensis* (Papanicolaou, 630×). Im Detail präsentierten sich abgerundete Zellen mit Kryptosporulation und einem „Steuerrad"-Aussehen des Pilzes *Paracoccidioides brasiliensis* (Papanicolaou, 630×)

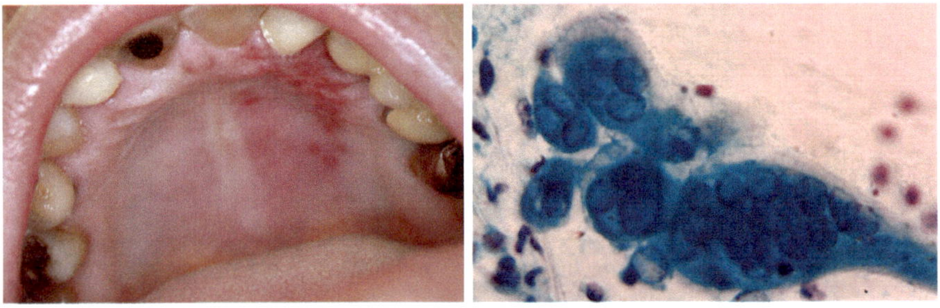

Abb. 2 Herpes simplex. Flache, punktuelle Geschwüre mit einem erythematösen Halo, lokalisiert auf dem harten Gaumen. Darüber hinaus zeigten parasitierte Epithelzellen vergrößerte Kerne und verstreutes Chromatin, Mehrkernigkeit und Riesenzellbildung (Papanicolaou-Färbung, 630×)

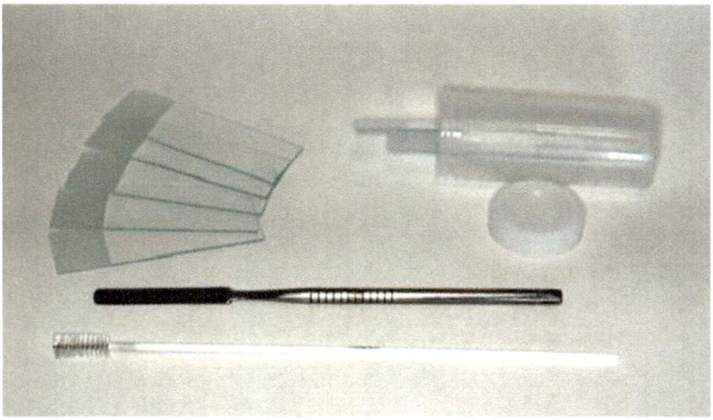

Abb. 3 Material, das für die zytopathologische Untersuchung benötigt wird. Metallspatel und Zytobürste zur Probenentnahme. Objektträger mit mattiertem Ende, auf denen die Probe ausgebreitet wird. Das mattierte Ende kann mit dem Namen des Patienten und dem Datum oder Ort der Probenentnahme beschriftet werden. Objektträgerbehälter mit Fixierlösung

- Fixiermittel: 95%-Ethylalkohol (96°GL) oder zytologisches Fixationsspray.
- Objektträgerbox oder -behälter zur Aufbewahrung der Objektträger.

1.4 Technik

Die Technik (Abb. 4) besteht aus Folgendem:

- Drehen Sie die Zytobürste in der zu analysierenden Läsion oder kratzen Sie den Bereich mit einem Metallspatel ab. Im Falle von vesikulären Läsionen brechen Sie die Vesikel auf, um Material zu sammeln.
- Die Zellen werden auf einen zuvor getrockneten und gereinigten Objektträger übertragen.

- Das Material muss auf dem Objektträger mit rotierenden Bewegungen mit der Zytobürste oder in einer dünnen Schicht mit dem Metallspatel verteilt werden, in der Regel drei Objektträger für jede Färbung.
- Fixieren Sie sofort mit zytologischem Fixationsspray oder legen Sie die Objektträger in einen Objektträgerbehälter, der 95%-Ethylalkohol (96°GL) enthält.
- Färbung: Papanicolaou, Hämatoxylin und Eosin (HE), Periodsäure-Schiff (PAS).

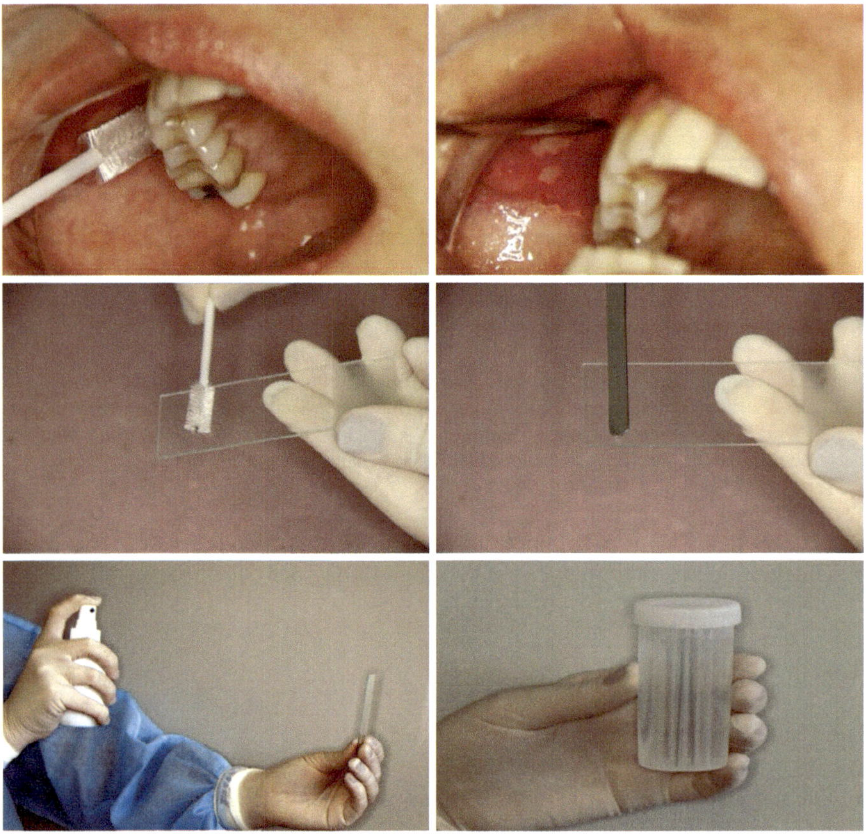

Abb. 4 Sammlung von Material mit einer Zytobürste oder einem metallischen Spatel, gefolgt von einem Abstrich des gesammelten Materials auf einem Objektträger mit mattiertem Ende. Bei Verwendung einer Zytobürste in rotierenden Bewegungen und mit einem metallischen Spatel in einer unidirektionalen Bewegung. Fixierung des Abstrichs mit zytologischem Fixationsspray aus einer Entfernung von etwa 40 cm oder Platzierung der Objektträger in einem Objektträgerbehälter mit Schraubverschluss, der 95%- Ethylalkohol (96°GL) zur Fixierung und anschließenden Versendung an das zytopathologische Labor enthält

2 Feinnadelaspiration (FNA)

2.1 Allgemeine Prinzipien

- Sie trägt zur Diagnose und Behandlungsplanung bei, da sie die zytologische Untersuchung einer breiten Gruppe von intra-/extraoralen nodulären Erkrankungen ermöglicht.
- Einfache, schnelle, sichere, kostengünstige und genaue Technik.
- Für die Patienten gut verträglich.

- Der Patient kann nach der FNA ein Hämatom, lokale Schmerzen und eine Infektion aufweisen.

2.2 Indikationen

- Diagnose von nodulären Erkrankungen, Lymphknotenvergrößerungen oder Metastasen im Kopf- und Halsbereich.
- Krebsstadienbestimmung und Überwachung von Rezidiven.
- Diagnose von Speicheldrüsentumoren.
- Diagnose von Infektionskrankheiten wie Paracoccidioidomykose, Tuberkulose, Aktinomykose, Lepra und Toxoplasmose, die unter anderem Lymphknoten betreffen.
- Diagnose von Lymphomen.
- Diagnose von Nebenwirkungen auf ästhetische Füllstoffe, Dermoid-, Epidermoid- und Branchialzysten und anderen Weichteilerkrankungen.

2.3 Kontraindikationen

Beurteilen Sie sorgfältig die Indikation der FNA für Patienten, die Antikoagulanzien einnehmen oder Koagulationsstörungen aufweisen.

2.4 Materialien

Die verwendeten Materialien (Abb. 5) sind die folgenden:

- Sterile Gaze, sterile Handschuhe und antiseptische Lösung.
- 24-G-Einweg-Feinnadel (20 × 5,5 mm)
- Einwegspritze von 10 ml oder 20 ml, gestützt auf einem mechanischen Spritzenhalter, um die Aspiration zu erleichtern.
- Saubere und trockene Objektträger mit mattiertem Ende.
- Fixiermittel: 95%-Ethylalkohol (96°GL), zytologisches Fixationsspray oder Trockenfixierung.

2.5 Technik

Die Technik (Abb. 6) besteht aus folgenden Schritten:

- Lokale Antiseptik mit 0,1%igem jodiertem Alkohol, 10%-Povidon-Iod (topisches PVP-I) oder 2%-Chlorhexidindigluconat-Lösung.
- Wählen Sie die beste Stelle für die Nadeleinführung vor Beginn des Verfahrens aus. Im Falle einer intraossären Läsion führen Sie die Nadel durch eine dünne

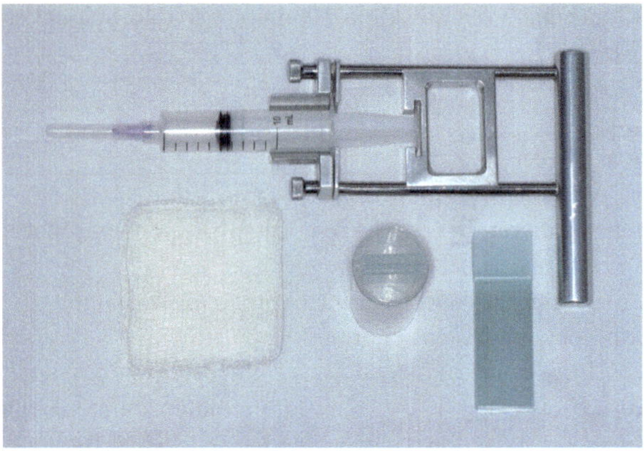

Abb. 5 Material, das für die FNA-Untersuchung benötigt wird. Die Einwegspritze wurde auf einer Aspirationspistole befestigt, um die Aspiration zu erleichtern. Objektträger mit mattiertem Ende, auf denen die Probe ausgebreitet wird. Der Name des Patienten und das Datum oder der Ort der Probenentnahme können mit einem Bleistift auf dem mattierten Ende dokumentiert werden. Objektträgerbehälter mit Fixierlösung

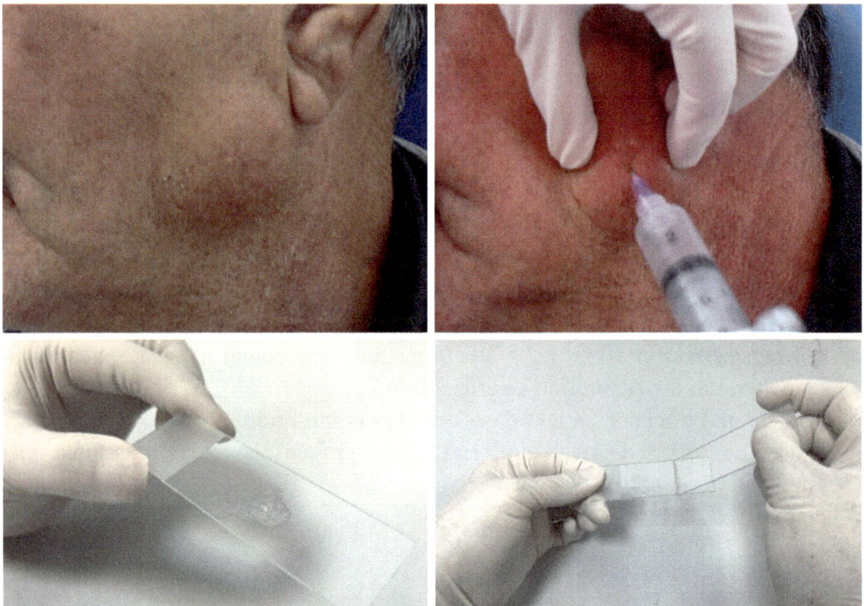

Abb. 6 Noduläre Läsion in der Parotisregion, bei der eine FNA durchgeführt wurde. Es ist wichtig zu beachten, dass eine kleine Menge des aspirierten Materials nahe dem mattierten Ende des Objektträgers platziert werden sollte. Mit der Spitze eines anderen Objektträgers, der um 45 Grad geneigt ist, muss eine Bewegung ausgeführt werden, bis sie das Material berührt. Ziehen Sie den Objektträger über den anderen Objektträger in die entgegengesetzte Richtung zum mattierten Ende

Stelle des kortikalen Knochens oder einen Perforationspunkt, falls vorhanden, in das Lumen der Höhle ein.
- Führen Sie die Nadel fast senkrecht zur Läsionsstelle ein.
- Führen Sie schnelle und genaue Vorstöße in verschiedene Richtungen für eine vielfältige Probenentnahme durch.
- Ziehen Sie den Kolben zurück und prüfen Sie das Vorhandensein von Material.
- Lassen Sie den Kolben los, ziehen Sie die Nadel heraus und drücken Sie die Stelle mit einer Kompresse ab.
- Geben Sie eine kleine Menge Material direkt auf den Objektträger zur Abstrichvorbereitung, 2–3 mm im Durchmesser, in der Nähe des mattierten Endes des Objektträgers.
- Mit der Spitze eines anderen Objektträgers, der um 45 Grad geneigt ist, breiten Sie das Material in einer einzigen Bewegung auf eine gleichmäßige und glatte Weise aus, in der Regel drei Objektträger für jede Färbung.
- Fixieren Sie durch Lufttrocknung für die panoptische Schnelltechnik und in 95%-Ethylalkohol (96°GL) für die Papanicolaou-Technik und HE-Färbung.
- Färbung: Panoptisch, Papanicolaou und HE.
- Die Immunhistochemie kann auf in Paraffin eingebettetem Material durchgeführt werden.

Danksagungen Die Forschungsstiftung des Bundesstaates São Paulo (FAPESP, São Paulo, Brasilien, Zuschussnummer JFS 19/09419-0) und die Koordinierungsstelle für die Ausbildung von Hochschulabsolventen (CAPES, Brasilia, Brasilien, Finanzcode 001).

Literatur

Acha A, Ruesga MT, Rodríguez MJ, Martínez de Pancorbo MA, Aguirre JM. Applications of the oral scraped (exfoliative) cytology in oral cancer and precancer. Med Oral Patol Oral Cir Bucal. 2005;10(2):95–102.

Almeida JD, Lima CF, Brandão AA, Cabral LA. Evaluation of staining methods for cytologic diagnosis of oral lesions. Acta Cytol. 2008;52(6):697–701.

Bertini F, Costa NC, Brandão AA, Cavalcante AS, Almeida JD. Ulceration of the oral mucosa induced by antidepressant medication: a case report. J Med Case Rep. 2009;3(3):98. https://doi.org/10.1186/1752-1947-3-98.

Cabral LA, Lima CF, Coutinho de Oliveira ML, Brandão AA, Almeida JD. Oral exfoliative cytology for the diagnosis of paracoccidioidomycosis in a patient with human immunodeficiency virus: a case report. Acta Cytol. 2010;54(6):1127–9.

Cabral LAG, Penteado AS, Brandão AAH, Almeida JD. Fine needle aspiration cytology in the diagnosis of multiple myeloma. Health. 2012;4(8):470–3.

Díaz KP, Gerhard R, Domingues RB, Martins LL, Prado Ribeiro AC, Lopes MA, Carneiro PC, Vargas PA. High diagnostic accuracy and reproducibility of fine-needle aspiration cytology for diagnosing salivary gland tumors: cytohistologic correlation in 182 cases. Oral Surg Oral Med Oral Pathol Oral Radiol. 2014;118(2):226–35.

Faria KM, Fonseca FP, Silva WG, Silva RN, Vargas PA, de Almeida OP, Lopes MA, Santos-Silva AR. Fine needle aspiration cytology in the diagnosis of perioral adverse reactions to cosmetic dermal fillers. Oral Surg Oral Med Oral Pathol Oral Radiol. 2014;117(5):e393–5.

Leite AA, Vargas PA, Dos Santos Silva AR, Galvis MM, de Sá RS, Lopes Pinto CA, Kowalski LP, Saieg M. Retrospective application of the Milan system for reporting salivary gland cytopathology: a cancer center experience. Diagn Cytopathol. 2020;48(9):821–6. https://doi.org/10.1002/dc.24464.

Lingen MW, Abt E, Agrawal N, Chaturvedi AK, Cohen E, D'Souza G, Gurenlian J, Kalmar JR, Kerr AR, Lambert PM, et al. Evidence-based clinical practice guideline for the evaluation of potentially malignant disorders in the oral cavity: a report of the American dental association. J Am Dent Assoc. 2017;148(10):712–727.e10.

Marques SMBM, Pereira JTA. Protocolo de procedimentos do serviço de diagnóstico por imagem. Hospital Municipal e Maternidade Escola Dr. Mário de Moraes Altenfelder Silva. Coleção Protocolos HMEC. São Paulo, 2016. 5ª Edição.

Pérez-de-Oliveira ME, Petersen Wagner V, do Amaral-Silva GK, Almeida Leite A, Ajudarte Lopes M, Santos-Silva AR, Jorge Júnior J, de Almeida OP, Agustin Vargas P. An audit of cytopathology in the oral and maxillofacial region: 18 years of experience. Cytopathology. 2020;31(6):555–63. https://doi.org/10.1111/cyt.12891. Epub 2020 Aug 16

Queiroz JB, Lima CF, Burim RA, Brandao AA, Cabral LA, Almeida JD. Exfoliative cytology of the oral mucosa: comparison of two collection methods. Gen Dent. 2010;58(5):e196–9.

Reys IG, Scarini JF, Fontes KBFC, Barki MCM, Azevedo RS, Tucci R. Análise do diagnóstico citopatológico realizado em pacientes atendidos na clínica de estomatologia do curso de odontologia da Universidade Federal Fluminense, Nova Friburgo /RJ. Revista Odontológica de Araçatuba. 2017;38(2):46–50.

Vargas PA, da Cruz Perez DE, Mata GM, de Almeida OP, Jones AV, Gerhard R. Fine needle aspiration cytology as an additional tool in the diagnosis of odontogenic keratocyst. Cytopathology. 2007;18(6):361–6.

Vargas PA, Prado FO, Fregnani ER, Perez DE, Lopes MA, de Moraes M, Gerhard R. Fine needle aspiration biopsy in central giant cell lesion: a report of 3 cases. Acta Cytol. 2006;50(4): 449–54.

Biopsie der oralen Schleimhaut und histologische Beurteilung

Mário José Romañach, André Caroli Rocha, Felipe Paiva Fonseca, João Figueira Scarini, Lara Maria Alencar Ramos Innocentini und Michelle Agostini

Das Wort „Biopsie", vom griechischen *Bios* (Leben) und *Opsis* (Sicht), wurde 1879 vom französischen Dermatologen Ernest Besnier geschaffen, um Verfahren zu bezeichnen, die aus der Entnahme eines Fragments lebenden Gewebes bestehen, um seine histologischen Eigenschaften zu diagnostischen Zwecken zu studieren.

Zunächst sollte der Patient über die folgenden Punkte informiert werden:

M. J. Romañach (✉) · M. Agostini
Department of Oral Diagnosis and Pathology, School of Dentistry,
Universidade Federal do Rio de Janeiro (UFRJ), Rio de Janeiro, RJ, Brasilien
E-Mail: marioromanach@ufrj.br

A. C. Rocha
Oral and Maxillofacial Surgery and Traumatology Service, Medical School,
Clinical Hospital, University of São Paulo (USP), SP, Brasilien

F. P. Fonseca
Department of Oral Surgery and Pathology, School of Dentistry,
Universidade Federal de Minas Gerais (UFMG), Belo Horizonte, MG, Brasilien

J. F. Scarini
Department of Oral Diagnosis, Piracicaba Dental School,
University of Campinas (FOP/UNICAMP), Piracicaba, SP, Brasilien

J. F. Scarini
Department of Pathology, School of Medical Sciences,
University of Campinas (FCM/UNICAMP), Campinas, SP, Brasilien

L. M. A. R. Innocentini
Dentistry and Stomatology Division, Ophthalmology, Otolaryngology and
Head and Neck Surgery Department, Clinical Hospital of Ribeirão Preto,
School of Medicine, University of São Paulo (USP), Ribeirão Preto, SP, Brasilien

A. R. Santos-Silva et al. (Hrsg.), *Klinische Entscheidungsfindung in der Zahnmedizin*, https://doi.org/10.1007/978-3-031-52852-1_4

- Die Anforderung einer Biopsie bedeutet nicht den Verdacht auf Krebs.
- Die Biopsie ist ein relativ einfaches Verfahren, das normalerweise unter örtlicher Betäubung in der Zahnarztpraxis durchgeführt wird. Bei Kindern kann eine Vollnarkose erforderlich sein.
- Die Größe und der Ort, von dem die Probe entnommen wird, sind wichtig.
- Die Probe wird an ein orales Pathologielabor geschickt, und der Oralpathologe wird eine gründliche Analyse der Proben mit bloßem Auge (Makroskopie) und unter dem Mikroskop (Mikroskopie) durchführen.

1 Allgemeine Aspekte

- Die Zeit, um eine Diagnose zu stellen, kann variieren. Es handelt sich nicht um eine automatisierte Diagnose, die schnell von einer Maschine gedruckt wird.
- Die Tätigkeit erfordert jahrelange professionelle Ausbildung, Erfahrung und Studium, um die Zellen zu interpretieren und seine Meinung durch einen histopathologischen Bericht abzugeben.
- Chemische Prozesse zur Gewebekonservierung sowie Färbung und Schnitte werden durchgeführt, damit histologische Präparate analysiert werden können.
- Die Präparate und die Probe werden sicher für einen bestimmten Zeitraum aufbewahrt, um bei zukünftigen Behandlungen, prognostischen Informationen oder sogar wissenschaftlichen Forschungen zu helfen.
- Der Oralpathologe korreliert in der Regel klinische Daten mit der mikroskopischen Analyse, um die in Frage kommende Krankheit zu bestimmen, und trägt zur Auswahl der besten Behandlung für den Patienten bei.
- In der oralen und maxillofazialen Region ist eine Biopsie in Situationen kontraindiziert, in denen:
  - der Patient komplexe systemische Krankheiten hat.
  - die klinische Diagnose ausreichend ist.
  - die Läsion nach 2 Wochen klinischer Nachsorge zurückgeht oder verschwindet.
  - die Läsion wahrscheinlich einen vaskulären Ursprung mit hohem Fluss aufweist.
  - die Läsion in der großen Speicheldrüse liegt und eine extraorale Volumenzunahme verursacht.
- Orale Biopsien sind in Situationen angezeigt, in denen:
  - die Läsion klinische Merkmale einer Malignität aufweist.
  - die Läsion ohne erkennbare Ätiologie länger als 2 Wochen anhält.
  - die entzündliche Läsion nicht auf die lokale Behandlung anspricht.
  - die Läsion ein progressives Wachstum im Volumen verursacht.
  - die Läsion die lokale Funktion beeinträchtigt.
  - die intraossäre Läsion nicht radiologisch diagnostiziert werden kann.
- Es gibt zwei Arten von Biopsien. Die Exzisionsbiopsie (Abb. 1) besteht aus der vollständigen Entfernung der Läsion, ist normalerweise für klinisch gutartige

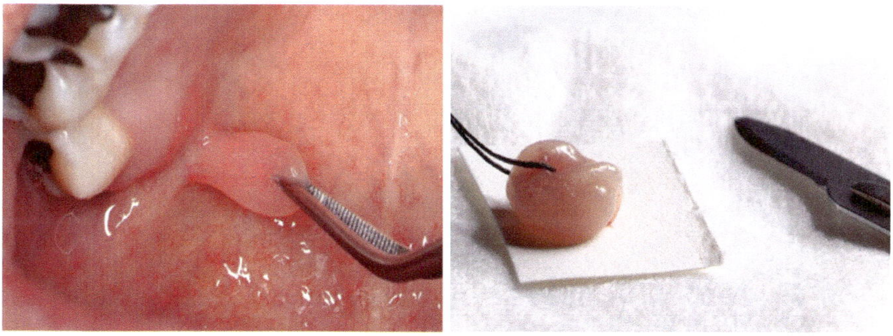

Abb. 1 Exzisionsbiopsie eines gestielten Knotens kleiner als 2 cm. Mit freundlicher Genehmigung von Dr. Diego Tetzner Fernandes

Läsionen angezeigt, ist gestielt und kleiner als 2 cm. Eine Inzisionsbiopsie besteht aus der Entfernung eines Teils der Läsion und ist hauptsächlich bei Läsionen mit Verdacht auf Malignität oder größer als 2 cm angezeigt.

2 Instrumente und Materialien

- Die Materialien, die normalerweise verwendet werden, sind Gaze, Nahtfaden, Skalpellklinge, kurze oder lange Nadel (ausgewählt nach der Anästhesietechnik der Wahl), chirurgisches Sauggerät, Tisch und fenestrierte Tücher, Fokusprotektor, chirurgische Handschuhe, Chlorhexidindigluconat 0,12 % (alkoholfrei) und Povidon-Iod (oder 2%-Chlorhexidin) für extraorale Antisepsis und Kochsalzlösung.
- Instrumente wie Küretten, Meißel oder motorgetriebene chirurgische Bohrer sollten nur bei intraossären Läsionen verwendet werden. Jede intraossäre Läsion sollte zuvor einer explorativen Aspiration unterzogen werden, um die Möglichkeit einer vaskulären Läsion auszuschließen, in welchem Fall eine Biopsie in einem ambulanten Umfeld vermieden werden sollte.
- Im Falle von sehr kleinen Biopsien wird vorgeschlagen, diese auf Filterpapier zu legen, bevor sie in das Gefäß eingeführt werden. Dieses Verfahren garantiert eine bessere Orientierung der Fragmente und erleichtert ihre Handhabung im Labor (Abb. 2).
- Ein Biopsiebehälter, der gepuffertes 10%iges Formaldehyd enthält, sollte ordnungsgemäß gekennzeichnet und an das orale Pathologielabor geschickt werden (Abb. 3). Bei mehreren Läsionen an verschiedenen Stellen der Mundhöhle sollten diese, wenn sie entfernt werden, in verschiedenen Biopsiebehältern verpackt werden, die ordnungsgemäß durch ein Etikett mit dem Namen des Patienten und dem Ort des entfernten Fragments gekennzeichnet werden sollten.

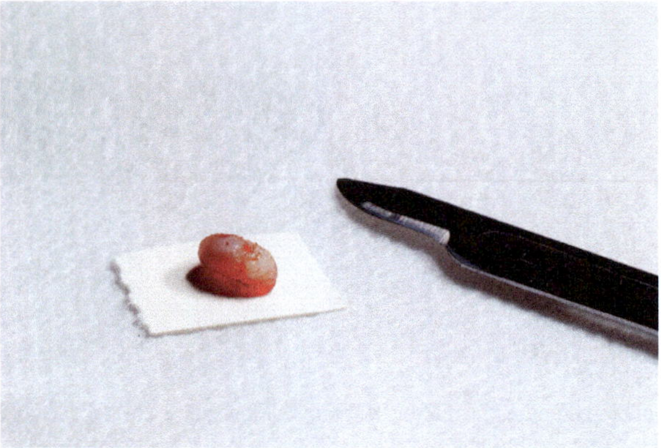

Abb. 2 Kleine Biopsie auf Filterpapier gelegt, bevor sie in den Probenbehälter eingeführt wird. Mit freundlicher Genehmigung von Dr. Diego Tetzner Fernandes

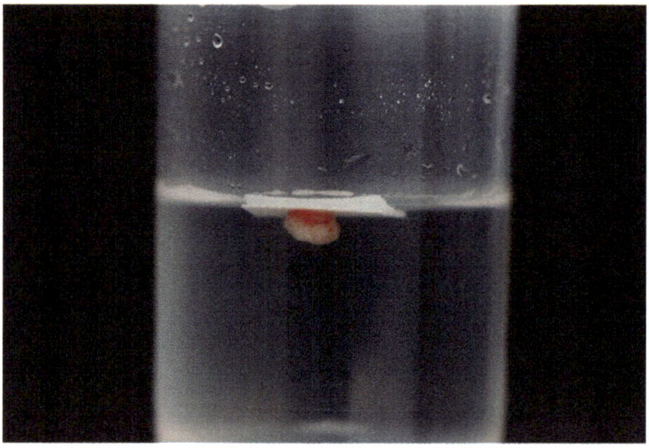

Abb. 3 Fragment von Weichgewebe in einem transparenten Probenbehälter mit einem Volumen von Formalin, das 20-mal so groß ist wie die Probe. Mit freundlicher Genehmigung von Dr. Diego Tetzner Fernandes

- Das Material zur Durchführung der Biopsie und die Wahl des am besten geeigneten Instruments hängt hauptsächlich von der Art und Lage der Läsion und der Erfahrung des Untersuchers ab.

3 Richtlinien

- Inzisionale Biopsien sind bei Verdacht auf bösartige Tumoren obligatorisch.
- Führen Sie einen Schnitt durch, der vorzugsweise elliptisch oder keilförmig ist, um das Nähen zu erleichtern, und tief genug, um genügend Gewebe für die Analyse einzuschließen.

- Periläsionales Gewebe muss enthalten sein, um sicherzustellen, dass gesundes Gewebe in die Analyse von vesikulobullösen Läsionsproben einbezogen wird.
- Beziehen Sie mehrere Bereiche bei heterogenen Läsionen (mit Leukoplakie- und Erythroplakiebereichen, zum Beispiel) ein, da histologische Merkmale in diesen Regionen variieren können.
- Vermeiden Sie Bereiche mit Nekrose.
- Teilen Sie die Probe niemals auf, um sie an zwei verschiedene Pathologen zu senden.
- Seien Sie vorsichtig bei der Handhabung der Gewebe, vermeiden Sie es, sie mit einer Pinzette und/oder Sauger zu traumatisieren (Abb. 4 und 5).

4 Chirurgische Technik

- Legen Sie das Gewebe sofort in einen Probenbehälter mit einem Volumen von Formalin, das 20-mal so groß ist wie die Probe.
- Fotografische Dokumentation der Läsion (weitere Details in Kap. 2) und Wahl des zu entfernenden Bereichs.
- Vorbereitung des Operationsfeldes.

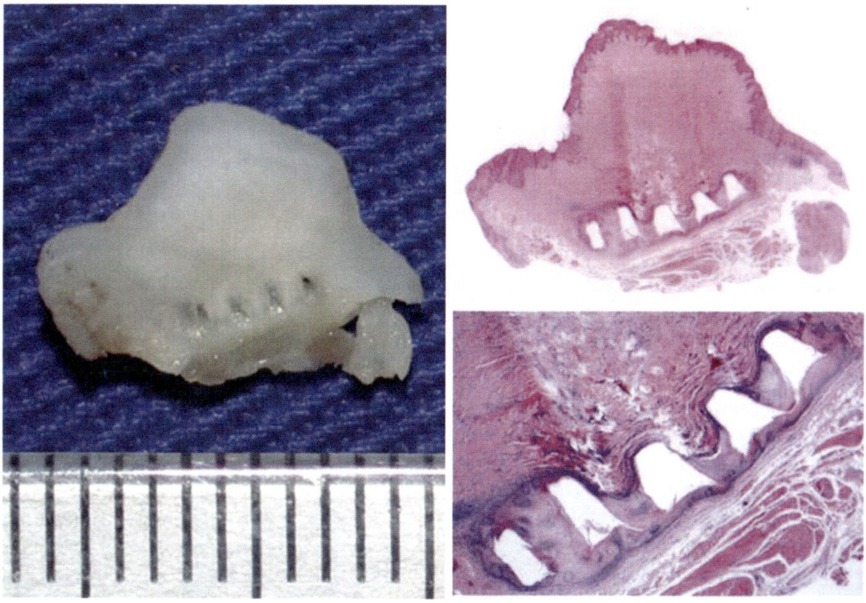

Abb. 4 Durch unsachgemäßen Gebrauch der Allis-Zange beschädigte Probe. Beachten Sie, dass die Basis der Probe durch die Form der Zange beschädigt wurde, was zu einem mikroskopischen Eindruck von Epithelgewebe in der Tiefe des Bindegewebes führt

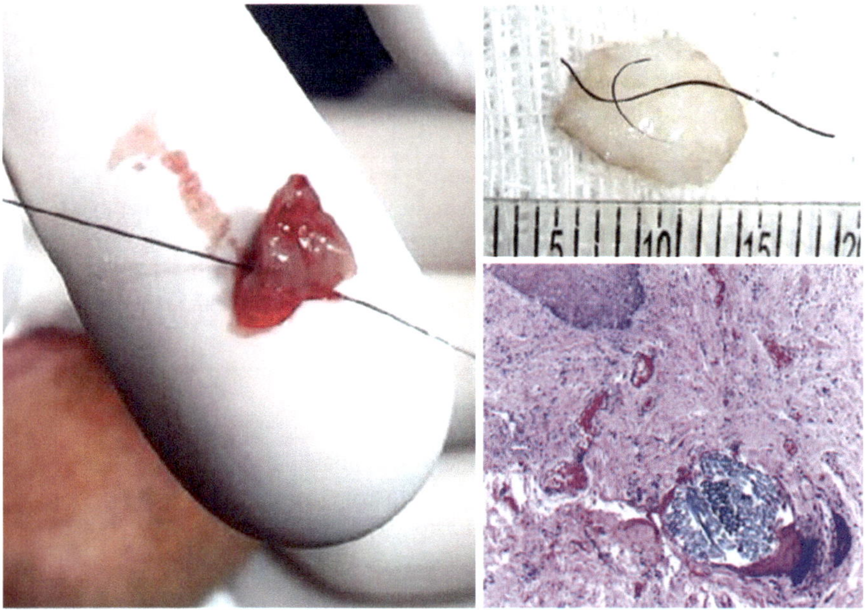

Abb. 5 Probe, die in der Klinik mit Hilfe eines Nahtfadens manipuliert wurde (links). Der Nahtfaden kann im oralen Pathologielabor (rechts) in der Makroskopie (oben) und Mikroskopie (unten) gesehen werden

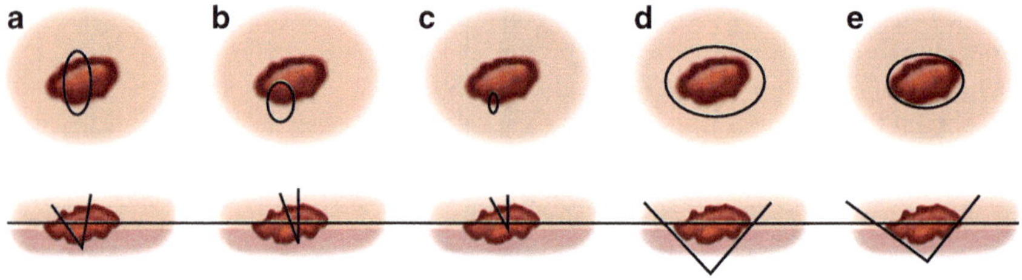

Abb. 6 Das Diagramm zeigt verschiedene chirurgische Ansätze bei einer Biopsie. (**a**) Korrekte Inzisionsbiopsie. (**b** und **c**) Inzisionsbiopsie, die zu unzureichendem Material führen wird. (**d**) Korrekte Exzisionsbiopsie. (**e**) Exzisionsbiopsie, bei der die Läsion nicht vollständig entfernt wurde

- Lokale Anästhesie.
- Schnitt und Manipulation der entnommenen Probe (Abb. 6).
- Entfernung von überschüssigem Blut mit Gaze, ohne das Gewebe zu quetschen.
- Nähen der Operationswunde.

5 Knochenbiopsie

Bei intraossären Läsionen, die keine radiologische klinische Diagnose zulassen, kann ebenfalls eine Inzisions- oder Exzisionsbiopsie durchgeführt werden (Abb. 7). Die Entscheidung hängt von der Größe der Läsion und den diagnostischen Hypothesen ab. Nach der Auswertung von Bildgebungsuntersuchungen (Röntgenaufnahmen und Computertomographie) wird der beste chirurgische Zugang gewählt (Region mit geringstem Widerstand), gefolgt von Inzision und Ablösung der Weichteile, bis das Knochengewebe freigelegt ist, Fortsetzung mit der Entfernung von verbleibendem kortikalem Knochen (der nicht im gleichen Probenbehälter wie das zu untersuchende Material enthalten sein sollte) und Entnahme von intraossärem pathologischem Gewebe, Abschluss mit Naht.

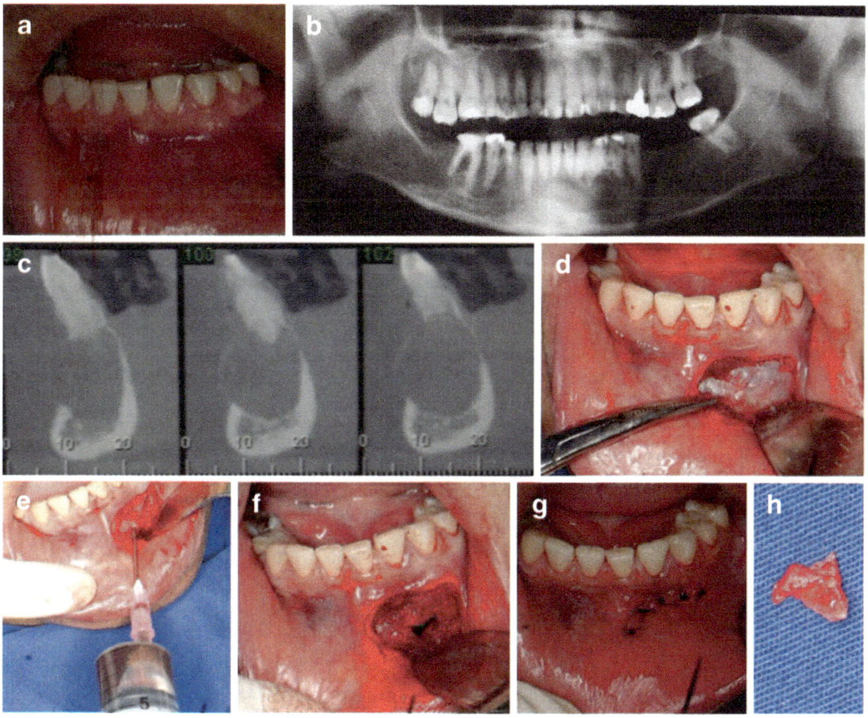

Abb. 7 (**a**) Volumenzunahme im vorderen Bereich des Unterkiefers, (**b**) Panoramaröntgenbild, radioluzentes Bild, das sich von 35 bis 43 erstreckt; (**c**) DVT, das Bild der osteolytischen Läsion, die eine Erosion der bukkalen Kortikalis verursacht; (**d**) Inzision und Exposition der Läsion; (**e**) explorative Punktion; (**f**) Entfernung des Läsionsfragments (Inzisionsbiopsie); (**g**) Naht der Schleimhaut; und (**h**) gewonnene Probe

6 Informationen, die mit dem Oralpathologen geteilt werden

Der Oralmediziner oder Mund-Kiefer-Gesichts-Chirurg muss die klinischen Informationen an das oralpathologische Labor senden, einschließlich mindestens des vollständigen Namens und des Geburtsdatums des Patienten, der Beschreibung des klinischen und/oder radiologischen Erscheinungsbilds der Läsion, der klinischen Diagnosehypothese und einer kurzen Krankengeschichte des Patienten, einschließlich des Konsums von Medikamenten, Alkohol und Tabak. Das Senden von klinischen Fotos und radiologischen Untersuchungen trägt zu einer besseren klinisch-pathologischen Korrelation bei. Die Informationen können im Anforderungsformular für die histopathologische Untersuchung zusammen mit dem Probenbehälter, der die Probe enthält, oder digital per E-Mail oder Smartphone-Apps gesendet werden.

Danksagungen Die Forschungsstiftung des Bundesstaates São Paulo (FAPESP, São Paulo, Brasilien, Zuschussnummer JFS 19/09419-0), die Forschungsstiftung des Bundesstaates Rio de Janeiro (FAPERJ, Rio de Janeiro, Brasilien, Zuschussnummer JCN 272817) und die Koordinierungsstelle für die Ausbildung von Hochschulabsolventen (CAPES, Brasilia, Brasilien, Finanzcode 001).

Literatur

Avon SL, Klieb HB. Oral soft-tissue biopsy: an overview. J Can Dent Assoc. 2012;78:c75.

Chen S, Forman M, Sadow PM, August M. The diagnostic accuracy of incisional biopsy in the Oral cavity. J Oral Maxillofac Surg. 2016;74(5):959–64.

Golden DP, Hooley JR. Oral mucosal biopsy procedures. Excisional and incisional. Dent Clin N Am. 1994;38(2):279–300.

Handlers JP. Diagnosis and management of oral soft-tissue lesions: the use of biopsy, toluidine blue staining, and brush biopsy. J Calif Dent Assoc. 2001;29(8):602–6.

Mota-Ramírez A, Silvestre FJ, Simó JM. Oral biopsy in dental practice. Med Oral Patol Oral Cir Bucal. 2007;12(7):E504–10.

Pérez-DE-Oliveira ME, Heerden WV, Motta ACF, Rodrigues-Fernandes CI, Romañach MJ, Agostini M, Gueiros LAM, Vargas PA, Lopes MA, Ribeiro ACP, Brandão TB, Almeida OP, Khurram SA, Santos-Silva AR. The need for communication between clinicians and pathologists in the context of oral and maxillofacial diseases. Braz Oral Res. 2022;36:e008. https://doi.org/10.1590/1807-3107bor-2022.vol36.0008. PMID: 35081226.

Sardiña LA, Pinto A, Elston CA, Bergfeld WF, Stojanov IJ. Oral and maxillofacial disease: a model for interprofessional education and care. Oral Surg Oral Med Oral Pathol Oral Radiol. 2020;130(5):471–2. https://doi.org/10.1016/j.oooo.2020.04.812. Epub 2020 Jun 7.

Handlungsanweisung für die Übermittlung schlechter Nachrichten

Carolina Guimarães Bonfim Alves, Alan Roger Santos-Silva, Beatriz Nascimento Figueiredo Lebre Martins und João Figueira Scarini

Kommunikation ist ein wesentliches Element der Beziehung zwischen Arzt und Patient. Mehr als nur die Übermittlung von Informationen beinhaltet der Akt der Kommunikation relationale Aspekte zwischen den Gesprächspartnern, die für das Verständnis der Botschaft grundlegend sind. In der klinischen Praxis sollte Kommunikation als Prozess und nicht als Technik verstanden werden. Ein solcher Prozess beginnt beim ersten Kontakt und muss sowohl berücksichtigen, was der Patient wissen muss, als auch sein Verständnis der Informationen, seine Fähigkeit, sie zu behalten, und vor allem die affektiven Auswirkungen, die sie für ihn mit sich bringen. Diese Aspekte der Kommunikation im Auge zu behalten, ist besonders wichtig, wenn es notwendig ist, schlechte Nachrichten zu übermitteln.

Jede Information, die das Potenzial hat, drastische und negative Veränderungen in der Wahrnehmung eines Individuums über seine Gegenwart und Zukunft zu erzeugen, kann als schlechte Nachricht charakterisiert werden. Im Gesundheitswesen kann sie durch die Offenbarung einer lebensbedrohlichen Diagnose, Behandlungsfehler, eine düstere Prognose und ungünstige Testergebnisse, unter anderem, repräsentiert werden. Diese Art von Nachrichten ist besonders häufig in der Onkologie, deren Diagnosen ein Stigma von Tod und Leiden tragen. Schlechte Nachrichten zu erhalten, wie die Diagnose von Krebs, ist nicht nur ein sehr spezieller und herausfordernder Moment für Patienten, sondern löst auch eine Reihe von negativen Gefühlen und Emotionen aus, die oft schwer zu kontrollieren sind.

C. G. B. Alves (✉) · A. R. Santos-Silva · B. N. F. L. Martins · J. F. Scarini
Department of Oral Diagnosis, Piracicaba Dental School, University of Campinas (FOP/UNICAMP), Piracicaba, SP, Brasilien
E-Mail: c228179@dac.unicamp.br

J. F. Scarini
Department of Pathology, Faculty of Medical Sciences, University of Campinas (FCM/UNICAMP), Campinas, SP, Brasilien

A. R. Santos-Silva et al. (Hrsg.), *Klinische Entscheidungsfindung in der Zahnmedizin*, https://doi.org/10.1007/978-3-031-52852-1_5

Diese Nachrichten zu überbringen, ist ebenfalls eine komplexe Aufgabe und kann für viele Gesundheitsfachleute ein stressiger Moment sein.

In unserem Bereich werden Patienten, bei denen Mundkrebs diagnostiziert wurde, mit herausfordernden Lebensstiländerungen konfrontiert. Abhängig von der verwendeten Behandlung können mehrere lebenswichtige Funktionen (Essen, Atmen und Kommunikation) betroffen sein. Das Körperbild und das Aussehen können wiederum einen anderen Teil dieser Patienten beeinflussen und sich negativ auf ihr Selbstwertgefühl und ihre Lebensqualität auswirken. Mit beeinträchtigten sozialen Interaktionen können viele Patienten Angstzustände, Depressionen und sogar Symptome einer posttraumatischen Belastungsstörung entwickeln. Darüber hinaus kann das erhöhte Auftreten von HPV-bedingtem Oropharynxkrebs, insbesondere bei jüngeren Bevölkerungsgruppen, Folgen mit sich bringen, die mit der Ursache der Krankheit (sexuell übertragbare Krankheiten) verbunden sind und erhebliche Auswirkungen nicht nur für die Patienten, sondern auch für ihre Partner haben.

In diesem Kontext ist die Art und Weise, wie schlechte Nachrichten übermittelt werden, genauso wichtig wie die Nachricht selbst und kann wichtige klinische und psychoemotionale Konsequenzen haben. Studien zeigen, dass die hohe Qualität der Kommunikation zwischen dem Arzt und dem Patienten das Verständnis der Informationen, das Ausmaß des Leidens, den psychischen Stress und sogar die Behandlungsadhärenz (Abb. 1) direkt beeinflusst. Eine angemessene Vorbereitung des Fachpersonals – theoretisch und emotional – ermöglicht sowohl eine effektivere Kommunikation mit dem Patienten als auch eine Reduzierung des Angstgrades beider während der Mitteilung schlechter Nachrichten.

Oft werden Gesundheitsfachleute direkt in die klinische Praxis eingebunden, ohne eine Ausbildung für diese Art von Kommunikation zu haben, was zu peinlichen und emotional aufgeladenen Situationen führen kann. Das Nicht-vorbereitet-Sein beginnt in der universitären Ausbildung, wo psychische Probleme im Zusammenhang mit Krankheit und der Umgang mit Grenzsituationen nur unzureichend behandelt werden. Viele entwickeln ihren Kommunikationsstil auf der Grundlage der Beobachtung anderer Mitarbeiter oder des Lernens aus Erfahrung. Obwohl die Intuition und der gesunde Menschenverstand des Fachpersonals wichtig im Prozess der Übermittlung schlechter Nachrichten sind, ist es unerlässlich, eine wissenschaftliche Grundlage zu haben, um eine größere Klarheit und Effektivität in der Kommunikation, eine größere Sicherheit des Fachpersonals in seiner täglichen Praxis und eine bessere Patientenversorgung zu erreichen. Das Überbringen schlechter Nachrichten erfordert eine sorgfältige Planung und Durchführung durch validierte Strategien. Wie andere Kompetenzen können auch diese Fähigkeiten mit Training und Praxis entwickelt und verbessert werden.

Mehrere in der wissenschaftlichen Literatur verfügbare Handlungsanweisungen sind nützliche Werkzeuge, um diese Art der Kommunikation zu erleichtern, wie zum Beispiel die SPIKES-, VOICE-, SHARE- und ABCDE-Strategien. Im Allgemeinen leiten sie den Kliniker durch den Prozess der Informationsaufnahme und -übermittlung, bieten Unterstützung und binden den Patienten in die Entwicklung eines Pflegeplans ein. Aufgrund der Komplexität zwischenmenschlicher Kom-

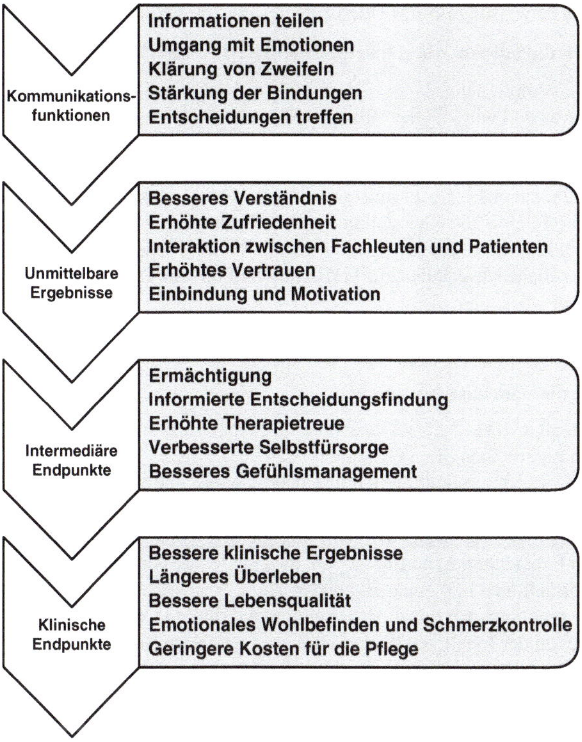

Abb. 1 Beziehung zwischen Kommunikation und Gesundheitsergebnissen

munikation handelt es sich hierbei nicht um einen linearen, sondern um einen dynamischen Prozess, der sich bei jedem neuen Kontakt anders darstellt. Zu didaktischen Zwecken werden wir nacheinander die grundlegenden Elemente für die Übermittlung schlechter Nachrichten auf der Basis weltweit etablierter Handlungsanweisungen (Tab. 1) beschreiben.

1 Planung der Beratung

Der Arzt muss sich rational und emotional auf das Treffen vorbereiten. Es ist wichtig, den klinischen Fall zu überprüfen und dabei die Krankengeschichte und allgemeine Informationen, durchgeführte Verfahren und deren Ergebnisse sowie eingeleitete Behandlungen im Auge zu behalten, also alle Informationen, die die zu übermittelnde schlechte Nachricht stützen. Das Antizipieren von Fragen und das geistige Durchspielen Ihrer Antworten kann helfen, Wörter oder Phrasen zu identifizieren, die während des Dialogs mit Patienten und ihren Familien verwendet oder vermieden werden sollten.

Tab. 1 Handlungsanweisung für das Überbringen schlechter Nachrichten

Bereiten Sie sich darauf vor, die schlechte Nachricht zu überbringen
• Bereiten Sie sich emotional vor • Ermitteln Sie, was und wie viel der Patient wissen möchte • Nehmen Sie sich ausreichend Zeit, um Informationen zu liefern und die Reaktion des Patienten zu erkunden • Stellen Sie die Privatsphäre sicher und sorgen Sie dafür, dass es keine Unterbrechungen gibt (schalten Sie Ihr Telefon aus oder stellen Sie es auf stumm) • Haben Sie so viele Informationen wie möglich, da Sie möglicherweise befragt werden, und stellen Sie schriftliche Materialien zur Verfügung, auf die der Patient nach dem Gespräch zurückgreifen kann • Prüfen Sie die Notwendigkeit einer Begleitperson, da das Vorhandensein von Familienmitgliedern oder unterstützenden Personen für den Patienten in dieser Zeit wichtig sein kann
Besprechen Sie die schlechte Nachricht
• Stellen Sie sich allen vor • Setzen Sie sich hin, bleiben Sie nicht stehen • Analysieren Sie, was der Patient/die Familie bereits weiß und was die tatsächliche Erwartung an das Gespräch ist • Finden Sie heraus, wie viele Informationen sie möchten und wie detailliert diese sein sollen • Lassen Sie den Patienten/die Familie wissen, dass schlechte Nachrichten kommen • Geben Sie Informationen in kleinen Häppchen • Verwenden Sie eine Sprache, die ehrlich, einfach und direkt, aber dennoch mitfühlend ist • Überprüfen Sie, ob der Inhalt verstanden wird, und reagieren Sie auf die Reaktionen des Patienten während des gesamten Gesprächs, ohne Euphemismen und Fachjargon • Seien Sie einfühlsam und zeigen Sie Unterstützung. Anerkennen Sie die Gefühle des Patienten und lassen Sie Stille (Pausen) und Tränen zu; verwenden Sie Berührungen, wenn es angebracht ist • Gehen Sie im Tempo des Patienten vor; erkunden Sie seine Ängste bezüglich der gegebenen Nachrichten • Geben Sie Behandlungs- und Prognoseinformationen, die Hoffnung und Beruhigung gemäß Ihren Zielen/Bedürfnissen/Realität bieten • Bieten Sie realistische Hoffnung gemäß den Zielen des Patienten • Diskutieren oder kritisieren Sie keine Kollegen. Überlegen Sie, ob Sie dem Patienten einige Kontakttelefonnummern zur Verfügung stellen • Vereinbaren Sie Nachsorgetermine • Fassen Sie das Gespräch zusammen und überprüfen Sie das Verständnis des Patienten
Überprüfen Sie die Situation
• Nehmen Sie die Auswirkungen wahr, die die schlechte Nachricht auf Sie und Ihren Patienten hatte • Reflektieren Sie, was gut gelaufen ist und was vielleicht in einer ähnlichen Situation, die wieder passieren könnte, verbessert werden sollte • Dokumentieren Sie wichtige Gespräche in der Krankenakte

Der Ort der Kommunikation sollte privat und ruhig sein. Die Reaktionen von Patienten und Familienmitgliedern auf schlechte Nachrichten sind variabel, und es ist wichtig, ihnen zu erlauben, diese privat zu zeigen. Je nach Kontext kann dies bedeuten, die Anzahl der Personen im Besprechungsraum zu reduzieren, für eine bestimmte Zeit keine Unterbrechungen zuzulassen, elektronische Geräte wie

Handys stummzuschalten, Wandschirme zur Gewährleistung der Privatsphäre in einem Krankenhaus oder in Ambulanzen mit mehreren Besuchern zu verwenden.

Stellen Sie sicher, dass Personen, die dem Patienten wichtig sind, anwesend sind, wenn dies sein Wunsch ist. Nach der Begrüßung wird empfohlen, dass der Kliniker sich mit dem Patienten hinsetzt und eine gelassene Haltung zeigt. Augenkontakt zu halten, vermittelt neben Ehrlichkeit und Integrität auch eine Verbindung während des Gesprächs und ermöglicht die Beobachtung der nonverbalen Reaktionen der Patienten.

2 Verständnis der Patientenwahrnehmung

Die Beobachtung, wie der Patient seine Diagnose auffasst, ermöglicht es dem Arzt, die schlechte Nachricht an dessen Verständnis und seine Aufnahmefähigkeit anzupassen. Was wurde ihm über seinen klinischen Zustand gesagt? Wie versteht er die Gründe, warum Tests durchgeführt wurden? Welche anderen Quellen von Informationen – professionell oder gesunder Menschenverstand – wurden genutzt? Das Verständnis der Sicht des Patienten ermöglicht es dem Kliniker, Fehlinformationen zu korrigieren, unrealistische Erwartungen zu klären und den Schock schlechter Nachrichten zu minimieren, da dessen Auswirkungen proportional zur Lücke zwischen der Wahrnehmung des Patienten und der Realität seines Zustands sind.

Schlechte Nachrichten bedeuten für verschiedene Menschen unterschiedliche Dinge. In diesem Zusammenhang gilt: Bevor Sie informieren, fragen Sie. Beginnen Sie den Dialog mit offenen Fragen, und vermeiden Sie es, die Patienten in ihren Antworten zu unterbrechen. Dies wird einige Hinweise darauf geben, wie die Patienten möglicherweise reagieren könnten, und einen Ausgangspunkt bieten, um später die Erklärung zu beginnen und Unterstützung anzubieten. Zuhören und Hören sind nicht synonym. Zuhören beinhaltet einen aktiven Prozess der Beteiligung. Der Patient kann wahrnehmen, dass der Arzt aktiv zuhört, wenn der Arzt das Gesagte paraphrasiert oder zusammenfasst. Zu Techniken zur Erleichterung, wie Nicken, Lächeln oder das Sagen von „Ja, ich verstehe", wird ermutigt. Die Beachtung der Worte, die die Patienten in ihrer Reaktion auf die Situation verwenden, hilft dem Kliniker auch, Fachjargon zum Zeitpunkt der weiteren Diskussion zu vermeiden.

3 Ermittlung des Informationswunsches des Patienten

Von den ersten Begegnungen an sollten Ärzte den Informationswunsch ihrer Patienten ermitteln. Wenn ergänzende Untersuchungen angefordert werden, wie beispielsweise bildgebende Untersuchungen oder Biopsien, ist es angebracht, die Übermittlung von Informationen über deren Ergebnisse zu besprechen. Möchte der Patient detaillierte Informationen über die Diagnose, Prognose und Behandlung? Oder bevorzugt er eine schrittweise Informationsweitergabe? Oder bevorzugt er, dass die klinischen Details seinem Begleiter mitgeteilt werden und möchte nur über die nächsten Schritte informiert werden? Die Berücksichtigung des individuellen Informationswunsches und der geteilten Verantwortung und die angemessene Reaktion auf diesen Wunsch ist Teil des personenzentrierten Versorgungsmodells, nicht des krankheitszentrierten Versorgungsmodells.

4 Übermittlung der Informationen

Um das Verständnis der Fakten zu erleichtern, kann der Arzt eine kurze evaluative Schilderung in einfacher Sprache in Bezug auf die Ereignisse bis zu diesem Zeitpunkt verwenden: die Symptome, die klinische Untersuchung, die durchgeführten Tests und deren Ergebnisse, immer bereit, alle vom Patienten geäußerten Fragen zu klären. Danach empfehlen einige Handlungsanweisungen eine sorgfältige Warnung, wie zum Beispiel „Leider habe ich keine guten Nachrichten für Sie." Diese Warnung zielt darauf ab, die Art der kommenden Informationen anzukündigen, dem Patienten Zeit zu geben, sie anzuhören, und ihn emotional auf den Schock der schlechten Nachrichten vorzubereiten.

Informationen sollten dem Patienten in einfacher und klarer Sprache vermittelt werden, wobei übermäßig technische Terminologie vermieden werden sollte. Die Verwendung von medizinischem Fachjargon schafft eine Kommunikationsbarriere, die dazu führen kann, dass der Patient Angst hat, Fragen zu stellen, die albern oder unangemessen erscheinen könnten. Der Fokus sollte jedoch darauf liegen, sicherzustellen, dass der Patient das Problem vollständig versteht und die zu treffenden Entscheidungen verstehen kann. Daher muss der Arzt die schlechten Nachrichten klar übermitteln und regelmäßig das Verständnis des Patienten von dem, was besprochen wird, überprüfen.

Der Patient sollte nicht durch große Mengen an Informationen beunruhigt werden, da diese Überlastung ein zusätzlicher Stressfaktor sein kann. Außerdem kann sie das Verständnis des Patienten für seinen Zustand beeinträchtigen. Informationen sollten in kurzen und überschaubaren Folgegesprächen weitergegeben werden, wobei die Aufnahmefähigkeit jedes Patienten respektiert wird. Das Verständnis der Nachricht durch den Empfänger spiegelt die Qualität der Art und Weise wider, wie sie übermittelt wurde.

5 Umgang mit Emotionen

Die erste Reaktion des Patienten auf schlechte Nachrichten kann negative Gefühle wie Wut, Traurigkeit, Angst und Sorge beinhalten. Sie sind Projektionen eines neuen Verständnisses der Realität. Egal, wie vorsichtig sie übermittelt werden, schlechte Nachrichten werden nicht positiv. Auf der anderen Seite können Ärzte die Fähigkeit des Patienten, seine Emotionen zu bewältigen, erleichtern, indem sie diagnostische und Behandlungsinformationen klar und ehrlich präsentieren, sorgfältig zuhören und die Gefühlsäußerungen der Patienten validieren.

Patienten sollten sich wohl fühlen, ihre Emotionen zu zeigen, was wesentlich ist, um sie empathisch zu unterstützen und zu validieren. Der Arzt muss nicht die gleichen Gefühle wie der Patient haben, aber es ist sehr wichtig, sie zu erkennen und zum Beispiel auszudrücken: „Ich weiß, dass das für Sie sehr schwierig ist", aber niemals: „Ich weiß, wie Sie sich fühlen." Auch das Zulassen von Stille, wenn sie aufkommt, hat einen immensen Wert, da es dem Patienten Zeit gibt, die emotionalen Implikationen der Nachricht kognitiv zu verarbeiten.

Nach Möglichkeit sollte der Arzt damit rechnen, dass der Patient anzeigt, dass er bereit ist fortzufahren, was geschehen kann, wenn der Patient eine Frage stellt oder den Augenkontakt wieder aufnimmt. Klare Erklärungen über die Kontinuität der Behandlung helfen den Patienten auch, ein größeres Gefühl der Kontrolle zu erlangen, mehr Hoffnung zu haben und Unsicherheit zu bewältigen. Darüber hinaus kann eine Kommunikation, die das Wertgefühl des Patienten betont, Hoffnung, Bedeutung, Motivation und die Energie vermitteln, die benötigt wird, um die Aktivitäten des täglichen Lebens auszuführen, und die es dem Patienten ermöglicht, trotz seiner neuen Situation eine höhere Lebensqualität zu genießen.

6 Zusammenfassen und Strategien entwickeln

Am Ende des Treffens muss ein Aktionsplan entwickelt werden, der den Zielen, Bedürfnissen und der Realität des Patienten entspricht. Dieser Plan gibt dem Einzelnen ein Gefühl der Kontrolle über die Situation und ermöglicht einen neuen Ausgangspunkt. Der Arzt muss den Patienten in diese Entscheidungsfindung über die nächsten Schritte einbeziehen und die Verantwortung mit ihm teilen. Man sollte in verständlicher Sprache erklären und die Planung aus der Perspektive des Patienten angehen, Erklärungen einfach und ehrlich liefern, aber übermäßige Offenheit vermeiden. Eines der Dilemmata bei der Übermittlung schlechter Nachrichten besteht darin, ehrlich zu sein, ohne die Hoffnung des Patienten zu zerstören.

Die Beurteilung des Patienten hinsichtlich seines Verständnisses der Diskussion verhindert die Tendenz, den Zweck der Planung zu überschätzen oder nicht zu verstehen. Eine Strategie zur Überprüfung seines Verständnisses besteht darin, den Patienten zu bitten, kurz zusammenzufassen, was vereinbart wurde, was dem Arzt ermöglicht, die relevantesten Punkte hervorzuheben. Praktischerweise stellt sich der Arzt nach der Beratung für die Klärung von Zweifeln zur Verfügung, indem er eine Kontakttelefonnummer und informative Begleitbroschüren bereitstellt, wenn diese verfügbar sind.

Handlungsanweisungen, die Wert auf patientenzentrierte Kommunikationsfähigkeiten legen, erzielen tendenzielle bessere Behandlungsergebnisse. Das bedeutet, dass der Arzt Erfolg haben wird, wenn er seinen Kommunikationsstil an die Art und Weise des Patienten anpasst, zu denken, zu verstehen, zu fühlen und sich zu verhalten. Kommunikationsprozesse müssen mit der ersten Konsultation beginnen und während der gesamten Behandlung/Nachbehandlung der Krankheit weitergeführt werden. Ein Patient ist mehr als ein klinischer Fall oder eine statistische Anzahl von Pathologien. Vor allem ist er eine Person, die in diesem heiklen Moment unsere Aufmerksamkeit, Mitgefühl und Empathie benötigt.

Danksagungen Die Forschungsstiftung des Bundesstaates São Paulo (FAPESP, São Paulo, Brasilien, Zuschussnummer JFS 19/09419-0) und die Koordinationsstelle für die Ausbildung von Hochschulabsolventen (CAPES, Brasilia, Brasilien, Finanzcode 001).

Literatur

Alves CGB, Treister NS, Ribeiro ACP, Brandão TB, Tonaki JO, Lopes MA, Rivera C, Santos-Silva AR. Strategies for communicating oral and oropharyngeal cancer diagnosis: why talk about it? Oral Surg Oral Med Oral Pathol Oral Radiol 2019. pii:;S2212-4403(19):31599–8. https://doi.org/10.1016/j.oooo.2019.11.014.

Baile WF, Buckman R, Lenzi R, Glober G, Beale EA, Kudelka AP. SPIKES-A six-step protocol for delivering bad news: application to the patient with cancer. Oncologist. 2000;5(4):302–11.

Bousquet G, Orri M, Winterman S, Brugière C, Verneuil L, Revah-Levy A. Breaking bad news in oncology: a Metasynthesis. J Clin Oncol. 2015;33(22):2437–43. https://doi.org/10.1200/JCO.2014.59.6759.

Buckman R. Breaking bad news: why is it still so difficult? Br Med J (Clin Res Ed). 1984;288(6430):1597–9.

Curtin S, McConnell. Teaching dental students how to deliver bad news: SPIKES model. J Dent Educ. 2012;76(3):360–5.

Fallowfield L, Jenkins V. Communicating sad, bad, and difficult news in medicine. Lancet. 2004;363(9405):312–9.

Gilligan T, Bohlke K, Baile WF. Patient-clinician communication: American Society of Clinical Oncology consensus guideline summary. J Oncol Pract. 2018;14(1):42–6. https://doi.org/10.1200/JOP.2017.027144.

Kalavrezos N, Scully C. Mouth cancer for clinicians part 13: life after mouth cancer treatment. Dent Update. 2016;43(7):672–4. 677–8, 681–2, 684–6

Maguire P, Pitceathly C. Key communication skills and how to acquire them. BMJ. 2002;325(7366):697–700. https://doi.org/10.1136/bmj.325.7366.697.

Martins BN, Migliorati CA, Ribeiro AC, Martins MD, Brandão TB, Lopes MA, Alves CG, Santos-Silva AR. The barriers dentists face to communicate cancer diagnosis: self-assessment based on SPIKES protocol. Med Oral Patol Oral Cir Bucal. 2022:25650. https://doi.org/10.4317/medoral.25650. Epub ahead of print. PMID: 36565222

Milbury K, Rosenthal DI, El-Naggar A, Badr H. An exploratory study of the informational and psychosocial needs of patients with human papillomavirus-associated oropharyngeal cancer. Oral Oncol. 2013;49(11):1067–71. https://doi.org/10.1016/j.oraloncology.2013.07.010.

Moore PM, Rivera S, Bravo-Soto GA, Olivares C, Lawrie TA. Communication skills training for healthcare professionals working with people who have cancer. Cochrane Database Syst Rev. 2018;2013(3):CD003751.

Newton JT, Fiske J. Breaking bad news: a guide for dental healthcare professionals. Br Dent J. 1999;186(6):278–81.

Patient's perceptions of oral and oropharyngeal cancer diagnosis disclosure: communication aspects based on SPIKES protocol. Oral Surg Oral Med Oral Pathol Oral Radiol. 2022. https://doi.org/10.1016/j.oooo.2022.12.008

Posluszny DM, Dougall AL, Johnson JT, Argiris A, Ferris RL, Baum A, Bovbjerg DH, Dew MA. Posttraumatic stress disorder symptoms in newly diagnosed patients with head and neck cancer and their partners. Head Neck. 2015;37(9):1282–9. https://doi.org/10.1002/hed.23760.

Sobczak K, Leoniuk K, Janaszczyk A. Delivering bad news: patient's perspective and opinions. Patient Prefer Adherence. 2018;12:2397–404. https://doi.org/10.2147/PPA.S183106.

Street RL Jr, Makoul G, Arora NK, Epstein RM. How does communication heal? Pathways linking clinician–patient communication to health outcomes. Patient Educ Couns. 2009;74(3):295–301. https://doi.org/10.1016/j.pec.2008.11.015.

The barriers dentists face to communicate cancer diagnosis: self-assessment based on SPIKES protocol. Med Oral Patol Oral Cir Bucal. 2023:e191–e198. https://doi.org/10.4317/medoral.25650

VandeKieft GK. Breaking bad news. Am Fam Physician. 2001;64(12):1975–8.

Walker TWM, Fleming C, Kerai A, Hall S, Rakhra D, Horwood JP, et al. Are dental students well-equipped to deal with difficult communication situations? Br Dent J. 2018;224(3):163. https://doi.org/10.1038/sj.bdj.2018.44.

Reactive Läsionen und nicht-neoplastische proliferative Prozesse

Traumatisches orales Ulkus

Felipe Paiva Fonseca, João Figueira Scarini
und Lara Maria Alencar Ramos Innocentini

Traumatische Geschwüre sind Läsionen, die durch äußere Faktoren (mechanisch, thermisch oder chemisch) in Verbindung mit gelegentlichen oder kontinuierlichen Traumata der Mundschleimhaut verursacht werden. Geschwüre, die durch mechanische oder thermische Faktoren verursacht werden, sind häufiger und bilden sich nur zurück, wenn der traumatische Faktor entfernt wird. Andererseits sind Geschwüre, die durch chemische Faktoren verursacht werden, weniger häufig.

Traumatische Geschwüre aufgrund von mechanischen Faktoren sind in der Regel mit ständigen Traumata durch vollständig herausnehmbare Prothesen verbunden, insbesondere bei älteren Patienten, können aber auch als eosinophile Geschwüre der Mundschleimhaut auftreten, was eine seltene, gutartige und selbstlimitierende Erkrankung ist und oft mit bösartigen Geschwüren verwechselt werden kann. In diesen Fällen können histopathologische Befunde nach einer Inzisionsbiopsie die Diagnose bestätigen.

Es ist jedoch wichtig zu beachten, dass diese Läsionen bei Neugeborenen als Riga-Fede-Krankheit bezeichnet werden. Sie treten auf der Zunge von Säuglingen mit (neonatalen) Zähnen auf und entstehen durch ständigen Kontakt zwischen

F. P. Fonseca (✉)
Department of Oral Surgery and Pathology, School of Dentistry, Universidade Federal de Minas Gerais (UFMG), Belo Horizonte, MG, Brasilien

J. F. Scarini
Department of Oral Diagnosis, Piracicaba Dental School, University of Campinas (FOP/UNICAMP), Piracicaba, SP, Brasilien

Department of Pathology, School of Medical Sciences, University of Campinas (FCM/UNICAMP), Campinas, SP, Brasilien

L. M. A. R. Innocentini
Dentistry and Stomatology Division, Ophthalmology, Otolaryngology and Head and Neck Surgery Department, Clinical Hospital of Ribeirão Preto, School of Medicine, University of São Paulo (USP), Ribeirão Preto, SP, Brasilien

A. R. Santos-Silva et al. (Hrsg.), *Klinische Entscheidungsfindung in der Zahnmedizin*, https://doi.org/10.1007/978-3-031-52852-1_6

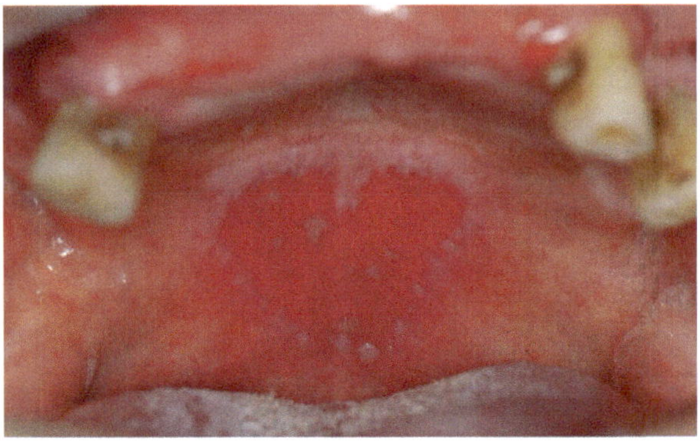

Abb. 1 Traumatische Ulzeration. Ulzeration der Schleimhaut des weichen Gaumens mit dem hyperkeratotischen Halo

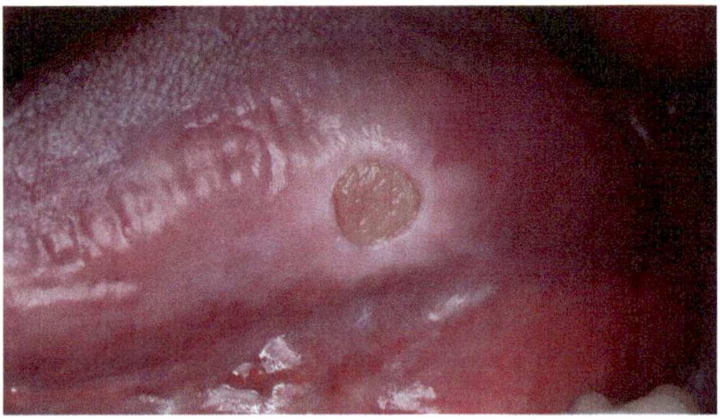

Abb. 2 Traumatische Ulzeration. Ulzeration der seitlichen Zungenkante mit dem hyperkeratotischen Halo. Mit freundlicher Genehmigung von Dr. Diego Tetzner Fernandes

Zunge und Zähnen während physiologischer Aktivitäten wie Stillen und Schlucken. Sie erfordern eine Intervention, da sie die Qualität der Ernährung beeinträchtigen und ein Risiko für Ernährungsdefizite beim Neugeborenen darstellen können.

1 Klinische Merkmale

1.1 Traumatische Geschwüre

- Erythematöse Ränder.
- Ein zentraler Bereich mit fibrinopurulenter Membran (Abb. 1 und 2).
- Symptomatisch.

- Vorhanden in Bereichen, die mit direkten traumatischen Faktoren in Verbindung stehen.
- Die Dauer der Entwicklung hängt von der Intensität und Häufigkeit dieser Faktoren ab.

1.2 Eosinophiles Geschwür

- Erhöhte und verhärtete Ränder.
- Weiß-gelblicher Hintergrund.
- Normalerweise asymptomatisch.
- Es kann über Wochen bis Monate bestehen bleiben.
- Häufig auf der Zunge, obwohl einige Fälle auf der Lippe, dem Gaumen (Abb. 3), der bukkalen Gingivaschleimhaut und dem Mundboden beobachtet werden können.

1.3 Riga-Fede-Krankheit

- Prominent erhöhter Geschwürrand.
- Persistierend.
- Oft auf der vorderen Zungenunterseite.
- Kann sich zu einer vergrößerten fibrösen Masse entwickeln.

2 Diagnose

- Klinische Merkmale sind das primäre Mittel zur Diagnosestellung.
- Einige Patienten klagen über eine veränderte Wahrnehmung vor der Entwicklung des Geschwürs.

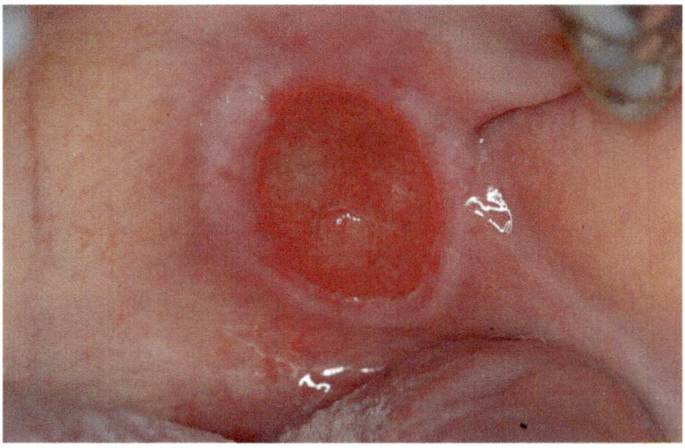

Abb. 3 Eosinophiles Geschwür. Ausgedehnte Ulzeration der Schleimhaut des weichen Gaumens links

- Ermitteln Sie die Anwendung von Medikamenten, die eine Ulzeration in der Mundschleimhaut induzieren können:
  - Betablocker (Labetalol).
  - Immunsuppressiva (Mycophenolat).
  - Anticholinerge Bronchodilatatoren (Tiotropium).
  - Thrombozytenaggregationshemmer (Clopidogrel).
  - Vasodilatatoren (Nicorandil).
  - Bisphosphonate (Alendronat).
  - Proteaseinhibitoren.
  - Antibiotika.
  - Nichtsteroidale entzündungshemmende Medikamente.
  - Antirheumatika.
  - Antiretrovirale Medikamente.
  - Antihypertensiva (Captopril, Enalapril).
- Anämie, Blutdyskrasien, Autoimmunerkrankungen und Diabetes wurden ausgeschlossen.

3 Behandlung

- Bekräftigen Sie die Entfernung von herausnehmbaren Prothesen.
- Eine Inzisionsbiopsie ist angezeigt, um die Möglichkeit von bösartigen Tumoren bei Fällen von eosinophilen Geschwüren zweifelhafter Erscheinung und nicht offensichtlichen Ursachen auszuschließen.
- Restauration und Politur von Zähnen, die mit Traumata in Verbindung stehen (besondere Aufmerksamkeit, wenn sie Milchzähne sind und nicht überzählig, bei Riga-Fede-Krankheit).
- Photobiomodulation.

Danksagungen Die Forschungsstiftung des Bundesstaates São Paulo (FAPESP, São Paulo, Brasilien, Zuschussnummer JFS 19/09419-0) und die Koordinationsstelle für die Ausbildung von Hochschulabsolventen (CAPES, Brasilia, Brasilien, Finanzcode 001).

Literatur

Chatzistamou I, Doussis-Anagnostopoulou I, Georgiou G. Traumatic ulcerative granuloma with stromal eosinophilia: report of a case and literature review. J Oral Maxillofac Surg. 2012;2:349–53.

Gilvetti C, Porter SR, Fedele S. Traumatic chemical oral ulceration: a case report and review of the literature. Br Dent J. 2010;208(7):297–300.

Mandali G, Sener D, Turker SB. Factors affecting the distribution and prevalence of oral mucosal lesions in complete denture wearers. Gerodontology. 2011;28:97–103.

Muñoz-Corcuera M, Esparza-Gómez G, González-Moles MA. Oral ulcers: clinical aspects. A tool for dermatologists. Part II. Chronic ulcers. Clin Exp Dermatol. 2009;34:456–61.

Padmanabhan MY, Pandey RK, Aparna R. Neonatal sublingual traumatic ulceration–case report and review of the literature. Dent Traumatol. 2010;26:490–5.

van der Meij Erik H, et al. Traumatic lingual ulceration in a newborn: Riga-Fede disease. Ital J Pediatr. 2012;38(1):20–8. https://doi.org/10.1186/1824-7288-38-20.

Rezidivierende aphthöse Stomatitis

César Rivera, Felipe Paiva Fonseca, João Figueira Scarini und Lara Maria Alencar Ramos Innocentini

Die rezidivierende aphthöse Stomatitis (RAS) ist die häufigste Erkrankung der Mundschleimhaut. Das klinische Bild der RAS ist gekennzeichnet durch wiederkehrende Episoden von schmerzhaften, einzelnen oder mehrfachen Ulzerationen, ohne Assoziation mit systemischen Erkrankungen. Da aphthöse Ulzerationen (oder RAS-ähnliche Ulzerationen) eine systemische Ätiologie haben, sollten sie als separate medizinische Störung betrachtet werden. Bevölkerungsbasierte Studien zeigen Prävalenzraten von RAS zwischen 0,9 und 78 % in verschiedenen untersuchten Gruppen. Aufgrund des episodischen Charakters der RAS kann ihre wahre Prävalenz unterberichtet sein. Der Beginn der RAS tritt zwischen 10 und 19 Jahren auf, und ihre Häufigkeit nimmt mit dem Alter ab.

Obwohl die klinischen Merkmale der RAS gut definiert sind, bleibt die Ätiologie unklar. Mehrere Faktoren sind mit dem Auftreten von RAS assoziiert (alle

C. Rivera (✉)
Department of Stomatology, Faculty of Dentistry, Universidad de Talca, Talca, Chile
E-Mail: cerivera@utalca.cl

F. P. Fonseca
Department of Oral Surgery and Pathology, School of Dentistry, Universidade Federal de Minas Gerais (UFMG), Belo Horizonte, MG, Brasilien

J. F. Scarini
Department of Oral Diagnosis, Piracicaba Dental School, University of Campinas (FOP/UNICAMP), Piracicaba, SP, Brasilien

Department of Pathology, School of Medical Sciences, University of Campinas (FCM/UNICAMP), Campinas, SP, Brasilien

L. M. A. R. Innocentini
Dentistry and Stomatology Division, Ophthalmology, Otolaryngology and Head and Neck Surgery Department, Clinical Hospital of Ribeirão Preto, School of Medicine, University of São Paulo (USP), Ribeirão Preto, SP, Brasilien

A. R. Santos-Silva et al. (Hrsg.), *Klinische Entscheidungsfindung in der Zahnmedizin*, https://doi.org/10.1007/978-3-031-52852-1_7

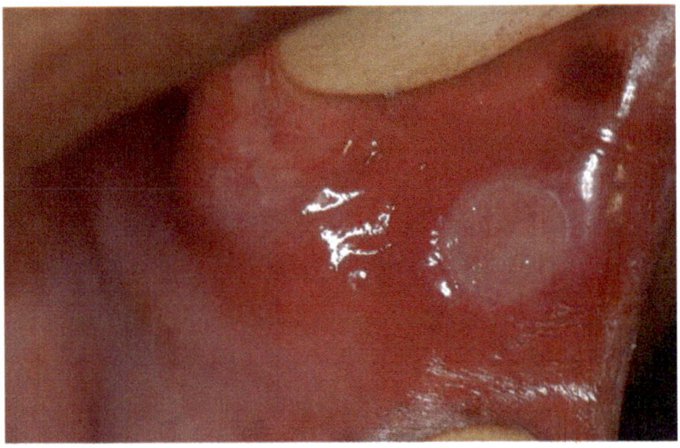

Abb. 1 Minor-RAS. Die Ulzeration ist umgeben von einem erythematösen Halo in der jugalen Schleimhaut, nahe der Lippenkommissur

verändern die Zusammensetzung der auf der Mundschleimhaut lebenden Mikrobiota), einschließlich Familienanamnese, Nahrungsmittelüberempfindlichkeit, Raucherentwöhnung, psychischem Stress und immunologischen Störungen. Für diese Beweise fehlt jedoch oft eine statistische Risikoanalyse, und trotz einer großen Anzahl untersuchter Faktoren bleibt die auslösende Ursache von Ulzerationsepisoden zu klären.

Die Stadien der RAS-Progression sind wie folgt: präulzerativ (Erythem und leichte Ödeme), ulzerativ (aktive Ulzeration), Heilung (Abnahme der Symptome und fortschreitende Heilung) und Remission (es gibt keine Anzeichen von Ulzerationen). Derzeit werden drei klinische Varianten der aphthösen Stomatitis anerkannt: 1) minor (am häufigsten), 2) major (chronischer Prozess) und 3) herpetiform (die nicht mit dem Herpesvirus in Verbindung steht).

1 Klinische Merkmale

1.1 Minor-RAS

- Ulzerationen kleiner als 1 cm im Durchmesser.
- Rund oder oval.
- Normalerweise mit dem Vorhandensein von gelblich-weißen Pseudomembranen.
- Es kann ein erythematöser Halo vorhanden sein (Abb. 1 und 2).
- Selten auf keratinisierten Oberflächen (Zahnfleisch, harter Gaumen oder Zungenrücken).
- Regression in bis zu 2 Wochen, ohne eine Narbe zu hinterlassen.

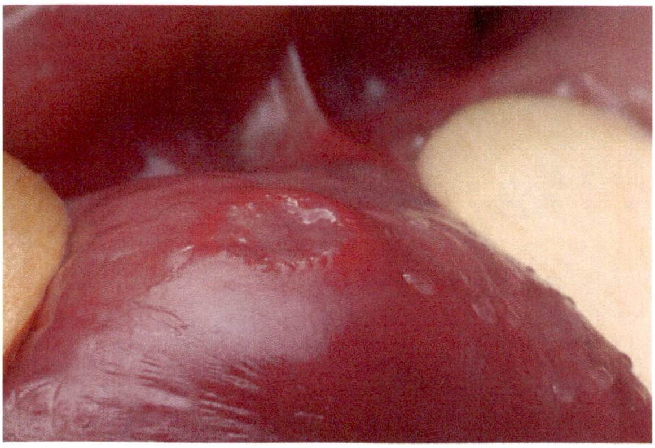

Abb. 2 Minor-RAS. Tiefe Ulzeration auf der labialen Schleimhaut. Mit freundlicher Genehmigung von Dr. Diego Tetzner Fernandes

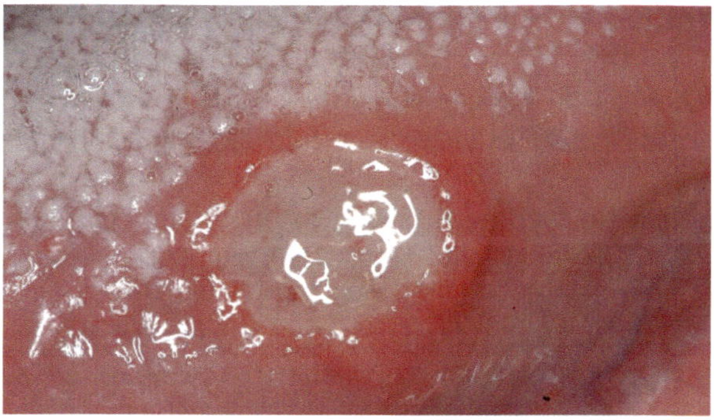

Abb. 3 Major-RAS. Tiefe Ulzeration am seitlichen Rand der Zunge

1.2 Major-RAS

- Sie können mehr als 1 cm im Durchmesser sein (Abb. 3).
- Sie treten auf den Lippen, dem weichen Gaumen und den Tonsillenpfeilern auf.
- Sie können länger als 3 Wochen bestehen und eine Narbe hinterlassen.

1.3 Herpetiforme Ulzeration

- Mehrere kleine (2–3 mm) Ulzerationen, die zusammenfließen und größere Ulzerationsbereiche bilden können (Abb. 4).
- Disseminiert.
- Schmerzhaft.

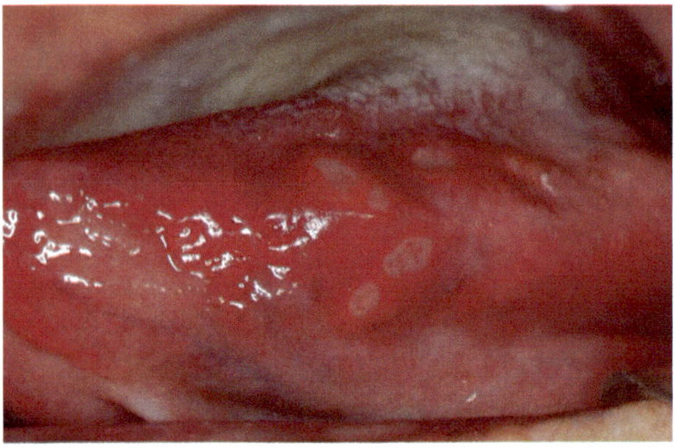

Abb. 4 Herpetiforme Ulzeration. Zahlreiche Ulzerationen am seitlichen Rand der Zunge, von denen einige zusammenfließen, um größere Läsionen zu bilden

2 Diagnose

- Klinische Merkmale sind das primäre Mittel zur Diagnosestellung.
- Führen Sie eine Biopsie bei kleineren Geschwüren durch, die länger als 2 Wochen anhalten.
- Führen Sie Kulturen und spezifische Tests durch, um eine Infektion mit Herpes-simplex-Virus, Zytomegalievirus und HIV auszuschließen.
- Erheben Sie die klinische Vorgeschichte und die körperliche Untersuchung, um eine Nahrungsmittelallergie auszuschließen, in welchem Fall spezifische serologische Tests für IgE und für das Antigen des vermuteten Nahrungsmittels sowie Hauttests durchgeführt werden.
- Untersuchen Sie auf einen Mangel an Eisen (Eisenmangelanämie), Folsäure und den Vitaminen B und C sowie Absorptionsprobleme.
- Systemische Erkrankungen wie Morbus Crohn, Zöliakie, zyklische Neutropenie, HIV-Infektion, Behçet-Syndrom und periodisches Fiebersyndrom, herpetische Gingivostomatitis, Pharyngitis und Adenitis müssen ausgeschlossen werden.

3 Behandlung

- Im Falle von Nahrungsmittelallergien sollten bestimmte Lebensmittel unter der Aufsicht von Ernährungsberatern ersetzt werden. Die topische und systemische Anwendung von Kortikoiden wird erwogen.
- Rezidivierende Geschwüre:
  Erste Behandlungslinie
  - Triamcinolon-0,1%-Mundsalbe – Tragen Sie eine kleine Menge auf die betroffene Stelle auf, bis zu 4-mal am Tag, bis die Geschwüre abklingen,

zusätzlich Lidocain 2 % als viskose Lösung, maximal 8 Dosen pro Tag, und als Adjuvans alkoholfreies Chlorhexidin 0,12 %, 15 ml als Mundspülung 2-mal täglich.

Zweite Behandlungslinie

– Systemische Kortikoidtherapie mit oralem Prednison (20 mg/Tag) für 7 Tage verabreichen. Danach den Patienten erneut untersuchen.[1]

Dritte Behandlungslinie

– *Photobiomodulation zur Wundheilung:* Eine einzige Sitzung mit einem Diodenlaser (Wellenlänge 810 nm, Leistung 0,5 W) 2–3 mm vom Rand der ulzerativen Läsion entfernt (4-mal mit einem Intervall von 30–40 s zwischen jeder Anwendung im Dauerbetrieb).

– *Photobiomodulation zur Schmerzlinderung:* Laser (Wellenlänge 810 nm, Leistung 0,06 W) einmal täglich für 2 Tage im gepulsten Modus und direkter Kontakt mit der Läsion (80 s pro Anwendung).

Danksagungen Die Chilenische Nationale Agentur für Forschung und Entwicklung (ANID / FONDECYT) Iniciación Nummer 11180170 (an C.R.); der Wettbewerb für hochrangige Forschungsprojekte in der Zahnmedizin, Staatliches Netzwerk für Zahnmedizin Nummer #REO19-012 (an C. R.); die Forschungsstiftung des Bundesstaates São Paulo (FAPESP, São Paulo, Brasilien, Zuschussnummer 19/09419-0); und die Koordination für die Ausbildung von Hochschulabsolventen Stiftung (CAPES, Brasília, Brasilien, Finanzcode 001).

Literatur

Akintoye SO, Greenberg MS. Recurrent aphthous stomatitis. Dent Clin N Am. 2014;58(2):281–97. https://doi.org/10.1016/j.cden.2013.12.002.

Alkhateeb A, Karasneh J, Abbadi H, Hassan A, Thornhill M. Association of cell adhesion molecule gene polymorphisms with recurrent aphthous stomatitis. J Oral Pathol Med. 2013;42(10):741–6. https://doi.org/10.1111/jop.12100.

Amorim Dos Santos J, Normando AGC, de Toledo IP, Melo G, de Luca CG, Santos-Silva AR, Guerra ENS. Laser therapy for recurrent aphthous stomatitis: an overview. Clin Oral Investig. 2020;24(1):37–45. https://doi.org/10.1007/s00784-019-03144-z. Epub 2019 Nov 12

BMJ best practice: aphthous ulcers 2018. Apr 26, 2018. https://bestpractice.bmj.com/topics/en-us/564/guidelines. Zugegriffen: 10 Mar 2019.

Chavan M, Jain H, Diwan N, Khedkar S, Shete A, Durkar S. Recurrent aphthous stomatitis: a review. J Oral Pathol Med. 2012;41(8):577–83. https://doi.org/10.1111/j.1600-0714.2012.01134.x.

Edgar NR, Saleh D, Miller RA. Recurrent Aphthous stomatitis: a review. J Clin Aesthet Dermatol. 2017;10(3):26–36.

Gallo Cde B, Mimura MA, Sugaya NN. Psychological stress and recurrent aphthous stomatitis. Clinics (Sao Paulo). 2009;64(7):645–8. https://doi.org/10.1590/s1807-59322009000700007.

[1] Diese Therapie ist effektiver gegen Schmerzen und beschleunigt die Heilung von Geschwüren. Langzeit- und wiederholte Anwendung sollte vermieden werden, um eine Suppression der Nebennieren zu verhindern.

Guimaraes AL, de Fátima Correia-Silva J, Sa AR, Victoria JM, Diniz MG, de Oliveira Costa F, et al. Investigation of functional gene polymorphisms IL-1beta, IL-6, IL-10 and TNF-alpha in individuals with recurrent aphthous stomatitis. Arch Oral Biol. 2007;52(3):268–72.

Karakus N, Yigit S, Rustemoglu A, Kalkan G, Bozkurt N. Effects of interleukin (IL)-6 gene polymorphisms on recurrent aphthous stomatitis. Arch Dermatol Res. 2014;306(2):173–80. https://doi.org/10.1007/s00403-013-1406-x.

Karasneh J, Bani-Hani M, Alkhateeb A, Hassan A, Alzoubi F, Thornhill M. TLR2, TLR4 and CD86 gene polymorphisms in recurrent aphthous stomatitis. J Oral Pathol Med. 2015;44(10):857–63. https://doi.org/10.1111/jop.12298.

Rivera C. Essentials of recurrent aphthous stomatitis (review). Biomed Rep. 2019;11(2):47–50. https://doi.org/10.3892/br.2019.1221.

Slezakova S, Borilova Linhartova P, Masopustova L, Bartova J, Petanova J, Kuklinek P, et al. Association of the NOD-like receptor 3 (NLRP3) gene variability with recurrent aphthous stomatitis in the Czech population. J Oral Pathol Med. 2018;47(4):434–9. https://doi.org/10.1111/jop.12694.

Desquamative Gingivitis

Lara Maria Alencar Ramos Innocentini,
Felipe Paiva Fonseca und João Figueira Scarini

Der Begriff desquamative Gingivitis, erstmals 1932 von Prinz beschrieben und ursprünglich mit hormonellen Störungen in Verbindung gebracht, bezieht sich auf eine klinische Manifestation, die durch eine Vielzahl von Störungen ausgelöst wird, einschließlich vesikulobullöser Krankheiten bis hin zu unerwünschten Reaktionen auf eine Vielzahl von Chemikalien oder Allergenen, die sich durch das Vorhandensein von Erythem, epithelialer Schälung und Erosion des marginalen und befestigten Zahnfleisches auszeichnet, unabhängig von der beteiligten Ätiopathogenese.

Die ätiologischen Agenzien, die für die Aktivierung der verschiedenen Mechanismen verantwortlich sind, die im Auftreten von desquamativer Gingivitis bei genetisch prädisponierten Patienten gipfeln, sind nicht bekannt. Es gibt keine Beweise dafür, dass desquamative Gingivitis per se den Verlust von alveolarem Knochen und parodontaler Insertion verursacht; jedoch könnte es die Fähigkeit der Patienten beeinträchtigen, eine angemessene Mundhygiene durchzuführen, was potenziell zur Entwicklung von chronischer Parodontitis aufgrund der Ansammlung von Biofilm und Zahnstein führen könnte.

L. M. A. R. Innocentini (✉)
Dentistry and Stomatology Division, Ophthalmology, Otolaryngology and Head and Neck Surgery Department, Clinical Hospital of Ribeirão Preto School of Medicine, University of São Paulo (USP), Ribeirão Preto, SP, Brasilien

F. P. Fonseca
Department of Oral Surgery and Pathology, School of Dentistry, Universidade Federal de Minas Gerais (UFMG), Belo Horizonte, MG, Brasilien

J. F. Scarini
Department of Oral Diagnosis, Piracicaba Dental School, University of Campinas (FOP/UNICAMP), Piracicaba, SP, Brasilien

Department of Pathology, Faculty of Medical Sciences, University of Campinas (FCM/UNICAMP), Campinas, SP, Brasilien

A. R. Santos-Silva et al. (Hrsg.), *Klinische Entscheidungsfindung in der Zahnmedizin*, https://doi.org/10.1007/978-3-031-52852-1_8

Da die meisten Fälle von desquamativer Gingivitis mit systemischen Zuständen in Verbindung stehen, verursachen ihre oralen und extraoralen Manifestationen schließlich eine große Morbidität bei betroffenen Patienten. Darüber hinaus erhöht die breite Variation in therapeutischen Ansätzen unter den verschiedenen zugrunde liegenden Bedingungen die Bedeutung einer genauen Diagnose. Zu den am häufigsten mit dem Auftreten von desquamativer Gingivitis in Verbindung gebrachten Erkrankungen gehören Lichen planus (45–70 %) und das Schleimhautpemphigoid (14–48 %), und diese Erkrankungen können neben Pemphigus vulgaris (13–24 %) die einzige klinische Manifestation sein.

1 Klinische Merkmale

- Eine Präferenz für das weibliche Geschlecht mit einem Höhepunkt der Inzidenz zwischen dem fünften und sechsten Lebensjahrzehnt spiegelt die Epidemiologie der assoziierten Krankheiten wider.
- Das obere vordere befestigte Zahnfleisch ist die am stärksten betroffene Stelle.
- Erythematöse, erosive und selten ulzerierte Bereiche (Abb. 1 und 2).
- Brennendes Gefühl und Schmerzen in einem erheblichen Teil der Fälle.
- Sehr selten kann das Vorhandensein von leicht rupturierenden Blasen und Vesikeln beobachtet werden.

2 Diagnose

- Identifikation der desquamativen Gingivaläsion.
- Klinische Anamnese (Beginn, Hauptbeschwerde, Infektionen, Anwendung von topischen Substanzen, Medikamenteneinnahme, allgemeiner Gesundheitszustand des Patienten).
- Intraorale klinische Untersuchung (Vorhandensein anderer Läsionen außerhalb der Gingivabereiche).

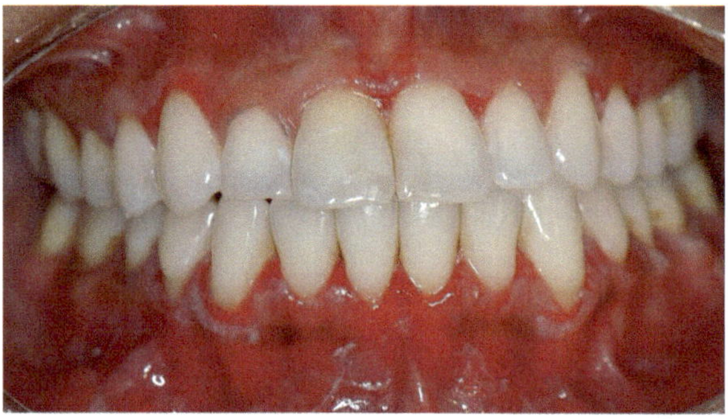

Abb. 1 Gingivale Läsionen, die sich als „desquamative Gingivitis" präsentieren

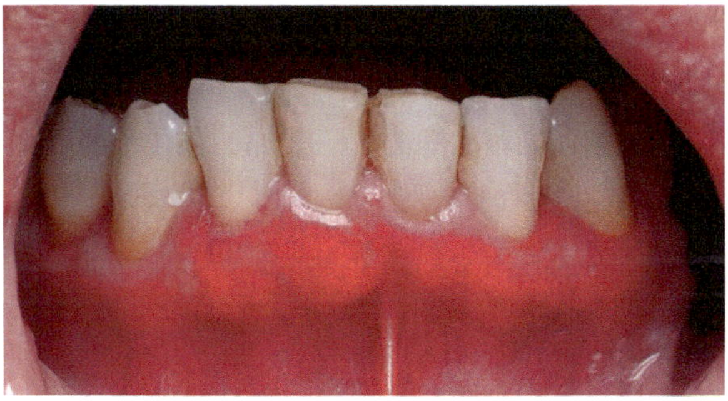

Abb. 2 Gingivale Läsion im Unterkiefer, die sich als erythematöse Fläche präsentiert. Mit freundlicher Genehmigung von Dr. Diego Tetzner Fernandes

- Beurteilung der extraoralen Beteiligung (andere Schleimhäute, Haut, innere Organe).
- Inzisionsbiopsie und histopathologische Bewertung (entzündliches Infiltrat, epitheliale Modifikation). Die Biopsie dieser Läsionen ist herausfordernd, und die bevorzugte Stelle liegt normalerweise neben dem abgeschuppten Bereich.
- Immunpathologische Entwicklung (direkte Immunfluoreszenz für Gewebebeteiligung, indirekte Immunfluoreszenz für serologische Beurteilung).
- Differenzialdiagnosen:
  - Lichen planus.
  - Schleimhautpemphigoid.
  - Pemphigus vulgaris.
  - Paraneoplastischer Pemphigus.
  - Erythema multiforme.
  - Graft-versus-Host-Krankheit.
  - Systemischer/diskoider Lupus erythematodes.
  - Chronische ulzerative Stomatitis.
  - Plasmazelluläre Gingivitis.
  - Lineare IgA-Krankheit.
  - Dermatitis herpetiformis.
  - Angeborene Dyskeratose.
  - Dermatomyositis.
  - Erworbene Epidermolysis bullosa.
  - Psoriasis.
  - Ulzerative Kolitis.
  - Fremdkörpergingivitis.
  - Durch Medikamente oder Chemikalien induzierte Gingivitis (Natriumlaurylsulfat, Magnesiummonoperoxyphthalat).
- Feststellung der endgültigen Diagnose und Behandlung.

3 Behandlung

Die geeignete Behandlung für desquamative Gingivitis hängt von der genauen Diagnose der zugrunde liegenden Krankheit ab, und die Beschreibung ihrer therapeutischen Vorgehensweisen findet sich in den jeweiligen Kapiteln.

Danksagungen Die Forschungsstiftung des Bundesstaates São Paulo (FAPESP, São Paulo, Brasilien, Zuschussnummer JFS 19/09419-0) und die Koordinierungsstelle für die Ausbildung von Hochschulabsolventen (CAPES, Brasilia, Brasilien, Finanzcode 001).

Literatur

Arduino PG, Farci V, D'Aiuto F, Carcieri P, Carbone M, Tanteri C, et al. Periodontal status in mucous membrane pemphigoid: initial results of a case–control study. Oral Dis. 2011;17:90–4.

Endo H, Rees TD, Kuyama K, Matsue M, Yamamoto H. Use of oral exfoliative cytology to diagnose desquamative gingivitis: a pilot study. Quintessence Int. 2008;39:350.e 152–61.

Leão JC, Ingafou M, Khan A, Scully C, Porter S. Desquamative gingivitis: retrospective analysis of disease associations of a large cohort. Oral Dis. 2008;14:556–60.

Lo Russo L, Fedele S, Guiglia R, Ciavarella D, LoMuzio L, Gallo P, et al. Diagnostic pathways and clinical significance of desquamative gingivitis. J Periodontol. 2008;79:4–24.

Lo Russo L, Fierro G, Guiglia R, Compilato D, Testa NF, LoMuzio L, et al. Epidemiology of desquamative gingivitis: evaluation of 125 patients and review of the literature. Int J Dermatol. 2009;48:1049–52.

Prinz H. Chronic diffuse desquamative gingivitis. Dental. Cosmos. 1932;74:332–3.

Sciuca AM, Toader MP, Stelea CG, Maftei GA, Ciurcanu OE, Stefanescu OM, Onofrei BA, Popa C. Desquamative gingivitis in the context of autoimmune bullous dermatoses and lichen planus-challenges in the diagnosis and treatment. Diagnostics (Basel). 2022;12(7):1754. https://doi.org/10.3390/diagnostics12071754. PMID: 35885656; PMCID: PMC9322493

Suresh L, Neiders ME. Definitive and differential diagnosis of desquamative gingivitis through direct immunofluorescence studies. J Periodontol. 2012;83(10):1270–8. https://doi.org/10.1902/jop.2012.110627.

Yih WY, Richardson L, Kratochvil FJ, Avera SP, Zieper MB. Expression of estrogen receptors in desquamative gingivitis. J Periodontol. 2000;71:482–7.

Nichtneoplastische proliferative Prozesse

Felipe Paiva Fonseca, Glauco Issamu Miyahara, Hercílio Martelli Junior, João Figueira Scarini und Lara Maria Alencar Ramos Innocentini

Die Mundhöhle ist ständig Reizen ausgesetzt und stellt eine umfangreiche biologische Umgebung dar, die günstig für die Entwicklung von Veränderungen und Krankheiten ist. Die Anwesenheit von Schleimhäuten zusammen mit den Zähnen und die intensive und ständige Beteiligung verschiedener Kategorien von Mikroorganismen machen den Stoffwechsel dieser anatomischen Region einzigartig. Neben lokalen Interaktionen ist dieses komplexe biologische System anfällig für systemische Bedingungen, wie endokrine, genetische, hämatologische und immunologische Zustände.

F. P. Fonseca (✉)
Department of Oral Surgery and Pathology, School of Dentistry, Universidade Federal de Minas Gerais (UFMG), Belo Horizonte, MG, Brasilien

G. I. Miyahara
Oral Oncology Center, Department of Diagnosis and Surgery, School of Dentistry, São Paulo State University (UNESP), Araçatuba, SP, Brasilien

H. M. Junior
Stomatology Clinic, Dental School, State University of Montes Claros (UNIMONTES), Montes Claros, MG, Brasilien

Center for Rehabilitation of Craniofacial Anomalies, Dental School, University of José Rosario Vellano (UNIFENAS), Alfenas, MG, Brasilien

J. F. Scarini
Department of Oral Diagnosis, Piracicaba Dental School, University of Campinas (FOP/UNICAMP), Piracicaba, SP, Brasilien

Department of Pathology, Faculty of Medical Sciences, University of Campinas (FCM/UNICAMP), Campinas, SP, Brasilien

L. M. A. R. Innocentini
Dentistry and Stomatology Division, Ophthalmology, Otolaryngology and Head and Neck Surgery Department, Clinical Hospital of Ribeirão Preto School of Medicine, University of São Paulo (USP), Ribeirão Preto, SP, Brasilien

A. R. Santos-Silva et al. (Hrsg.), *Klinische Entscheidungsfindung in der Zahnmedizin,* https://doi.org/10.1007/978-3-031-52852-1_9

Die Mundschleimhaut ist insbesondere ständig lokalen Reizfaktoren ausgesetzt und kann auf solche Aggressionen mit der Entwicklung verschiedener reaktiver Läsionen reagieren, die gutartig und nichtneoplastisch sind. Diese Zustände sind häufig in der täglichen klinischen Praxis und sind leicht während der Munduntersuchung zu visualisieren. In dieser Gruppe von Läsionen stechen das pyogene Granulom, peripheres ossifizierendes Fibrom, fibröse Hyperplasie und Riesenzellläsion (die in einem separaten Kapitel besprochen werden) hervor. Obwohl alle diese Läsionen eine signifikante klinische Häufigkeit aufweisen, ist es wichtig, auf Differenzialdiagnosen zu achten, einschließlich maligner Zustände, die die klinischen Präsentationen der genannten Gruppe imitieren.

Nichtneoplastische proliferative Prozesse entstehen häufig als Folge von häufigen und chronischen Reizen, wie bakteriellen Biofilmen, Zahnstein, Geräten und Prothesen mit Anpassungsmängeln, und haben eine ausgeprägte anatomische Präferenz für das Zahnfleischgewebe. Bei der körperlichen Untersuchung der Läsion können nichtneoplastische proliferative Prozesse gutartige Neoplasien imitieren, die sich als Knoten präsentieren. Es ist bemerkenswert, dass die Interaktion von Reizfaktor(en) mit der Mundschleimhaut durch Zellproliferation den Abbau von extrazellulären Matrixproteinen ermöglicht, mit der Vermittlung von Zytokinen und dem Auftreten von klinischen Läsionen, die in der Regel langsam wachsend und asymptomatisch sind, mit ähnlicher Färbung wie die Schleimhaut, oder hyperchrom, wie dunkelrot und purpurn.

Das pyogene Granulom ist eine überwiegend noduläre Läsion mit möglichen morphologischen Variationen und überschießenden vaskulären Komponenten. Entgegen dem, was man annehmen könnte, gibt es in dieser Läsion keine Produktion von eitrigem Infiltrat oder Hinweise auf einen granulomatösen Zustand. Die Mehrheit (75 %) der pyogenen Granulome befinden sich im Zahnfleisch, aber auch andere Bereiche, wie die Zunge und die Lippen, können betroffen sein. Sie sind in der Regel gestielt, asymptomatisch und kommen überwiegend bei weiblichen Patienten vor. Sie treten häufiger bei jungen Erwachsenen auf, und neben der offensichtlichen Beteiligung von lokalen Reizstoffen sticht die Beteiligung von hormonellen Veränderungen hervor, zum Beispiel während der Schwangerschaft, durch orale Kontrazeptiva und hormonelle Umstellungen. Wenn es bei schwangeren Frauen auftritt, aufgrund der vaskulären Effekte weiblicher Hormone, wird der Name Granuloma gravidarum verwendet. Wenn die Östrogen- und Progesteronspiegel nach dem Ende der Schwangerschaft wieder normal werden, kann eine Abnahme der entzündlichen Komponente oder sogar eine Rückbildung der Läsion auftreten. Molekulare Studien wurden durchgeführt, aber die biologischen Ereignisse und die tatsächlichen Mechanismen, die an der Ätiologie der Läsion beteiligt sind, bleiben ungewiss. Es gibt auch Studien, die die Möglichkeit in Betracht ziehen, dass das pyogene Granulom klinische Stadien der Entwicklung der fibrösen Hyperplasie (Fibrom) darstellt.

Schwangerschaftstumor oder Granuloma gravidarum

- Ein pyogenes Granulom, das während der Schwangerschaft entsteht.
- Besonders im dritten Trimester der Schwangerschaft.
- Die steigenden Östrogen- und Progesteronspiegel während der Schwangerschaft haben einen direkten Einfluss auf seine Pathogenese.

Die fibröse Hyperplasie stellt die häufigste exophytische Veränderung der Mundschleimhaut dar und betrifft Patienten in einem breiten Altersbereich. Dabei besteht keine Präferenz für ein Geschlecht, und sie variieren in der Größe. Sie resultieren aus chronischen lokalen Reizen, insbesondere Traumata durch schlecht sitzende Prothesen oder gebrochene Zähne. Wenn sie mit schlecht sitzenden Prothesen assoziiert sind, stimulieren die Ränder der Zahnprothesen die Bildung von entzündlicher Hyperplasie im bukkalen Fornix des Alveolarkamms, auch als fissurierte Epulis bezeichnet. Sie sind asymptomatisch, aber wenn Ulzerationen vorhanden sind, können sie Schmerzen verursachen.

Das periphere ossifizierende Fibrom ist eine gutartige mesenchymale Läsion mit der Fähigkeit zur Kollagenablagerung und einer verkalkten Komponente in seinem Stroma. Die Entstehung dieser Läsion beinhaltet wahrscheinlich Modifikationen in undifferenzierten Zellen des Periosts und/oder des parodontalen Ligaments. Das periphere ossifizierende Fibrom tritt im Zahnfleisch auf, mit einer Präferenz für den vorderen Bereich des Oberkiefers, bei jugendlichen und jungen weiblichen Patienten. In ähnlicher Weise deuten bestimmte Studien weiterhin darauf hin, dass die Läsion das Ergebnis einer Reifung eines lang anhaltenden pyogenen Granuloms sein könnte und daher ein weiteres Stadium der fibrösen Hyperplasie darstellt. Die erste Behandlungslinie ist die Entfernung möglicher lokaler Reizstoffe, wie bakterieller Plaque und falscher Zahnpositionierung, totale Exzision der Läsion in Verbindung mit Scaling und koronaradikulärem Glätten zur Entfernung des parodontalen Ligaments, das an der Bildung der Läsion beteiligt ist.

Es lohnt sich, unermüdlich zu betonen, dass alle genannten Zustände nur eine Reaktion auf chronische Reize darstellen und somit keine wahren neoplastischen Prozesse sind. Außerdem wird betont, dass die Diagnose dieser Läsionen immer die Summe der klinisch-epidemiologischen Merkmale und radiologischen und histopathologischen Befunde ist.

1 Klinische Merkmale

1.1 Pyogenes Granulom

- Asymptomatischer Knoten mit einer sessilen Basis und rötlich-violetter Färbung (Abb. 1 und 2).
- Sekundäre oberflächliche Ulzerationen können vorhanden sein.
- Tendenz zur Blutung bei Kontakt.
- Eine weißlich-gelbe Pseudomembran kann vorhanden sein.

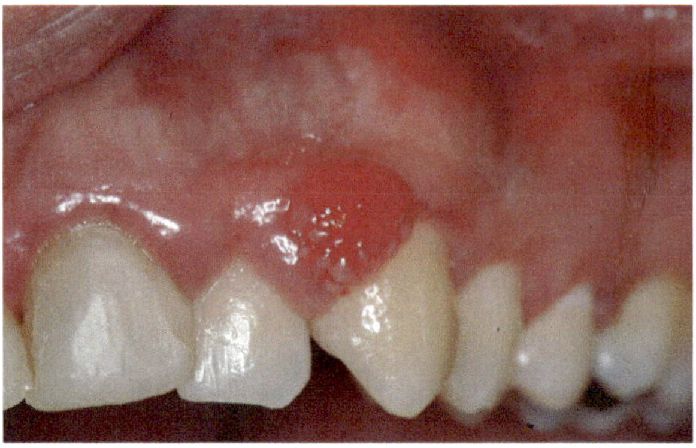

Abb. 1 Pyogenes Granulom. Erythematöse und hämorrhagische Volumenzunahme im Zahnfleisch des vorderen Bereichs des Oberkiefers

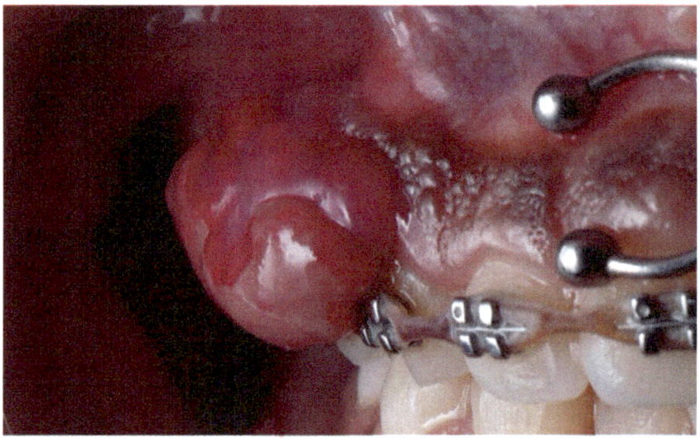

Abb. 2 Pyogenes Granulom. Erythematöse und hämorrhagische Volumenzunahme im Zahnfleisch des vorderen Bereichs des Oberkiefers. Beachten Sie die weißlich-gelbe Pseudomembran auf der Oberfläche

- Es befindet sich hauptsächlich auf dem Zahnfleisch, kann aber auch auf der Unterlippe, der Wangenschleimhaut und der Zunge gesehen werden.

1.2 Fibröse Hyperplasie

- Ein normochromer oder rosaroter, sessiler oder gestielter Knoten.
- Rund, länglich oder eiförmig.
- Die Oberfläche kann hyperkeratotisch oder ulzeriert sein aufgrund von sekundärem Trauma.
- Normalerweise asymptomatisch.

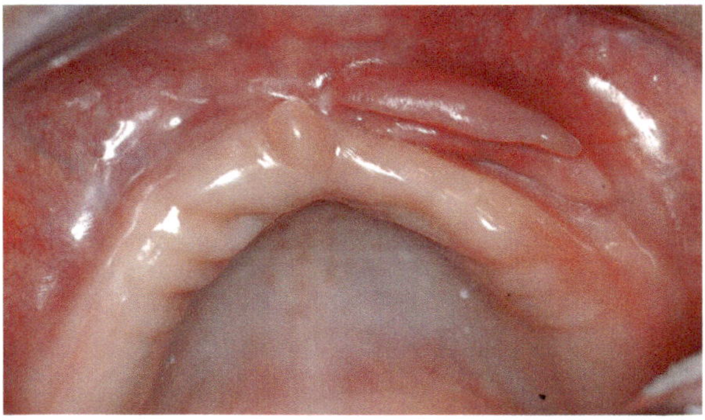

Abb. 3 Falten von hyperplastischem Gewebe im vorderen Oberkiefervestibulum in Verbindung mit einer herausnehmbaren Totalprothese

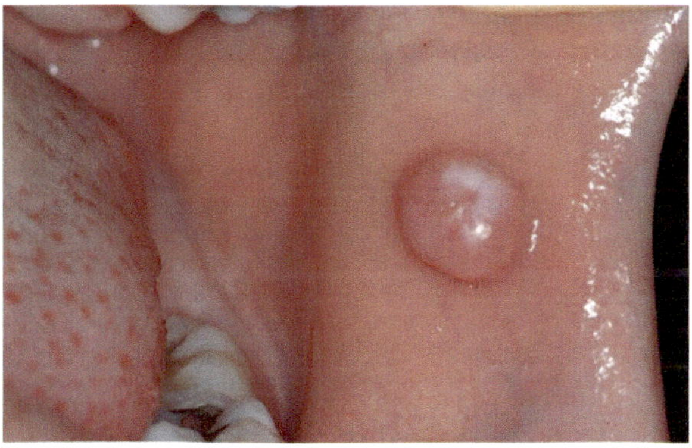

Abb. 4 Fibröse Hyperplasie. Rosa Knoten im vorderen Bereich der Wangenschleimhaut, nahe der Lippenkommissur und auf Höhe der Okklusionslinie

- Es ist hauptsächlich auf dem Alveolarkamm (Abb. 3) und der Wangenschleimhaut (Abb. 4) lokalisiert.

1.3 Peripheres ossifizierendes Fibrom

- Rötlich-violetter oder normochromer sessiler oder gestielter Knoten (Abb. 5 und 6).
- Die Oberfläche kann ulzeriert sein.
- Es kann einen beeindruckenden Durchmesser erreichen.
- Ausschließlich des Zahnfleisches.
- Es entsteht oft in der Interdentalpapille.

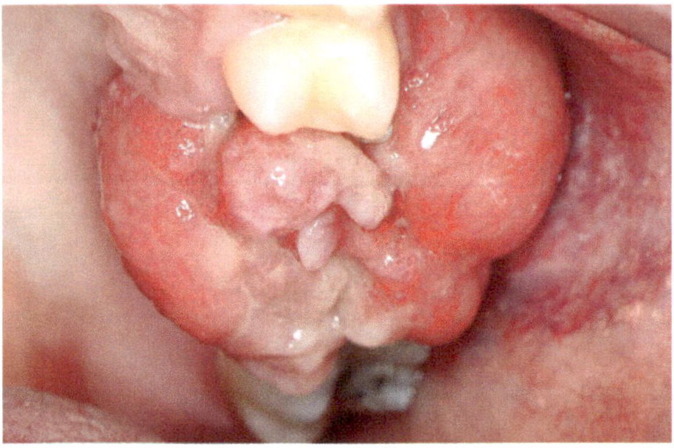

Abb. 5 Peripheres ossifizierendes Fibrom. Ulzerierte und normochrome Läsion mit Entstehung im Oberkieferzahnfleisch

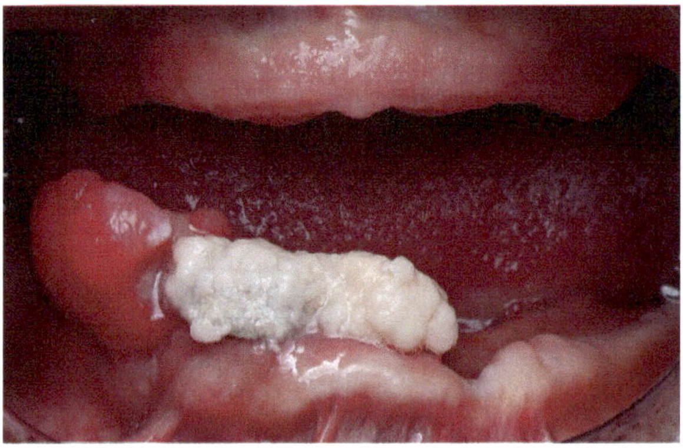

Abb. 6 Peripheres ossifizierendes Fibrom. Ulzerierte und normochrome Läsion mit Entstehung im Oberkieferzahnfleisch. Beachten Sie den ausgedehnten Bereich der Nekrose

1.4 Diagnose

- Klinische Beurteilung.
- Radiologische Beurteilung.
- Inzisions- oder Exzisionsbiopsie.

1.5 Behandlung

- Entfernung des lokalen Reizstoffes.
- Chirurgische Entfernung.

- Grundlegende parodontale Behandlung (Scaling und Wurzelglättung) bei peripherem ossifizierendem Fibrom.
- Patientenaufklärung und klinische Nachsorge weisen eine günstige Prognose auf.
- Aufrechterhaltung der Mundhygiene mit der Vermittlung der Zahnputztechnik.

Danksagungen Die Forschungsstiftung des Bundesstaates São Paulo (FAPESP, São Paulo, Brasilien, Zuschussnummer JFS 19/09419-0) und die Koordinierungsstelle für die Ausbildung von Hochschulabsolventen (CAPES, Brasilia, Brasilien, Finanzcode 001).

Literatur

Cavalcante IL, Barros CC, Cruz VM, Cunha JL, Leão LC, Ribeiro RR, Turatti E, Andrade BA, Cavalcante RB. Peripheral ossifying fibroma: A 20-year retrospective study with focus on clinical and morphological features. Med Oral Patol Oral Cir Bucal. 2022;27(5):e460–7. https://doi.org/10.4317/medoral.25454. PMID: 35717619; PMCID: PMC9445604

Chapple ILC, Mealey BL, Van Dyke TE, Bartold PM, Dommisch H, Eickholz P, Geisinger ML, Genco RJ, Glogauer M, Goldstein M, Griffin TJ, Holmstrup P, Johnson GK, Kapila Y, Lang NP, Meyle J, Murakami S, Plemons J, Romito GA, Shapira L, Tatakis DN, Teughels W, Trombelli L, Walter C, Wimmer G, Xenoudi P, Yoshie H. Periodontal health and gingival diseases and conditions on an intact and a reduced periodontium: Consensus report of workgroup 1 of the 2017 World Workshop on the Classification of Periodontal and Peri-Implant Diseases and Conditions. J Periodontol. 2018;89(Suppl 1):S74–84. https://doi.org/10.1002/JPER.17-0719.

de Santana ST, Martins-Filho PR, Piva MR, de Souza Andrade ES. Focal fibrous hyperplasia: A review of 193 cases. J Oral Maxillofac Pathol. 2014;18(Suppl 1):S86–9. https://doi.org/10.4103/0973-029X.141328. PMID: 25364187; PMCID: PMC4211246; Kadeh H, Saravani S, Tajik M. Reactive hyperplastic lesions of the oral cavity. Iran J Otorhinolaryngol. 2015;27(79):137–44.

Leonardi DK, et al. Incidence of reactive hyperplastic lesions in the oral cavity: a 10 year retrospective study in Santa Catarina, Brazil. Braz J Otorhinolaryngol. 2018;85(4):399–407.

Maymone MBC, Greer RO, Burdine LK, Dao-Cheng A, Venkatesh S, Sahitya PC, Maymone AC, Kesecker J, Vashi NA. Benign oral mucosal lesions: Clinical and pathological findings. J Am Acad Dermatol. 2019;81(1):43–56. https://doi.org/10.1016/j.jaad.2018.09.061. Epub 2018 Nov 14

Ribeiro JL, Moraes RM, Carvalho BFC, Nascimento AO, Milhan NVM, Anbinder AL. Oral pyogenic granuloma: An 18-year retrospective clinicopathological and immunohistochemical study. J Cutan Pathol. 2021;48(7):863–9. https://doi.org/10.1111/cup.13970. Epub 2021 Feb 15

Sangle VA, Pooja VK, Holani A, Shah N, Chaudhary M, Khanapure S. Reactive hyperplastic lesions of the oral cavity: a retrospective survey study and literature review. Indian J Dent Res. 2018;29(1):61–6.

Yehoshua K, Amos B, Hansen Louis S. Reactive Lesions of the Gingiva: A Clinicopathological Study of 741 Cases. J Periodontol. 1980;51(11):655–61.

Riesenzellgranulom

André Caroli Rocha, Felipe Paiva Fonseca, João Figueira Scarini
und Lara Maria Alencar Ramos Innocentini

Periphere Riesenzellgranulome sind eine relativ häufige hyperplastische Bindegewebsreaktion auf chronische und lokale Reizstoffe niedriger Intensität in parodontalem Gewebe und stellen einen überschießenden Reparaturprozess dar. Sie weisen mikroskopische Merkmale auf, die denen der zentralen Riesenzellläsion sehr ähnlich sind, einer gutartigen nichtneoplastischen Erkrankung, die fast ausschließlich in gnathischen Knochen auftritt und etwa 7 % der in diesen anatomischen Bereichen diagnostizierten gutartigen Knochenläsionen ausmacht.

A. C. Rocha (✉)
Oral and Maxillofacial Surgery and Traumatology Service, Medical School, Clinical Hospital, University of São Paulo (USP), São Paulo, SP, Brasilien

F. P. Fonseca
Department of Oral Surgery and Pathology, School of Dentistry, Universidade Federal de Minas Gerais (UFMG), Belo Horizonte, MG, Brasilien

J. F. Scarini
Department of Oral Diagnosis, Piracicaba Dental School, University of Campinas (FOP/UNICAMP), Piracicaba, SP, Brasilien

Department of Pathology, School of Medical Sciences, University of Campinas (FCM/UNICAMP), Campinas, SP, Brasilien

L. M. A. R. Innocentini
Dentistry and Stomatology Division, Ophthalmology, Otolaryngology and Head and Neck Surgery Department, Clinical Hospital of Ribeirão Preto, School of Medicine, University of São Paulo (USP), Ribeirão Preto, SP, Brasilien

A. R. Santos-Silva et al. (Hrsg.), *Klinische Entscheidungsfindung in der Zahnmedizin*, https://doi.org/10.1007/978-3-031-52852-1_10

1 Klinische Merkmale

1.1 Peripheres Riesenzellgranulom

- Diskrete Dominanz im weiblichen Geschlecht.
- Breites Altersspektrum.
- Ausschließlich in der Gingiva lokalisiert.
- Normalerweise zwischen Molaren oder Inzisiven.
- Asymptomatischer Knoten mit einer sessilen Basis und purpurner Färbung (Abb. 1).
- Sekundäre oberflächliche Ulzerationen können vorhanden sein.
- Mögliche „tassenförmige Resorption" des darunter liegenden Knochens.

1.2 Zentrales Riesenzellgranulom

- Junge Erwachsene vor dem Alter von 30 Jahren.
- Eine Präferenz für das weibliche Geschlecht.
- Vorderer Mandibularbereich (Abb. 2).
- Überschreitet gelegentlich die Mittellinie.
- Multilokuläres radioluzentes Bild mit gut definierten Rändern.
- Gelegentlich unilokulär.
- Nichtaggressive Variante:
  - Langsame, schmerzlose Knochenexpansion und Schwellung.
  - Fehlen von kortikaler Perforation.
  - Fehlen von Wurzelresorption.
  - Niedrige Rückfallrate.

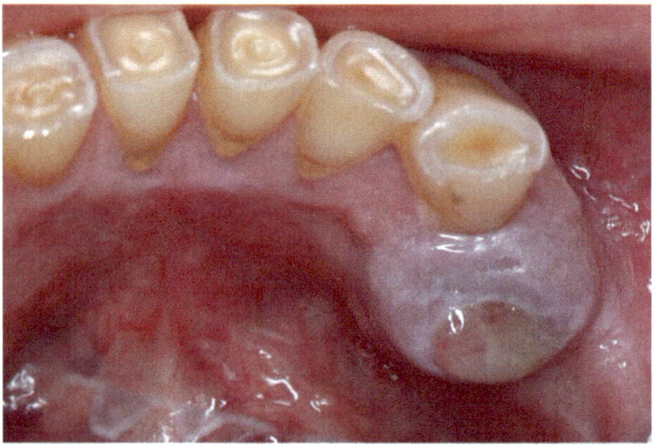

Abb. 1 Peripheres Riesenzellgranulom. Noduläre, ulzerierte, purpur-blaue Läsion in der mandibularen Gingiva

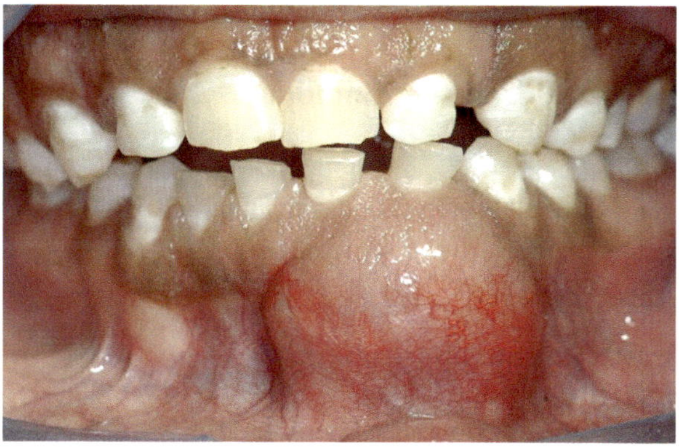

Abb. 2 Zentrales Riesenzellgranulom. Noduläre Läsion im vorderen Bereich des Unterkiefers

- Aggressive Variante:
  - Schnelle Knochenexpansion.
  - Kortikale Knochenruptur.
  - Offensichtliche Wurzelresorption.
  - Hohe Rückfallrate.

2 Diagnose

- Klinische Beurteilung.
- Radiologische Beurteilung.
- Inzisionsbiopsie.
- Ergänzende Untersuchungen im Falle von zentralen Riesenzellgranulomen, um braune Tumoren von Hyperparathyreoidismus auszuschließen:
  - Parathormonwert.
  - Serum-Calcium-Wert.
  - Serum-Phosphor-Wert.
  - Alkalische-Phosphatase-Wert.

3 Differentialdiagnosen

Bei Vorhandensein von zwei oder mehr gleichzeitigen Läsionen, sollten mögliche Assoziationssyndrome oder andere Zustände in Betracht gezogen werden:

- Cherubismus.
- Brauner Tumor des Hyperparathyreoidismus.
- Noonan-Syndrom.
- Neurofibromatose.

4 Behandlung

4.1 Peripheres Riesenzellgranulom

- Chirurgische Entfernung.
- Grundlegende parodontale Behandlung (Scaling und Wurzelglättung) oder Exodontie.

4.2 Zentrales Riesenzellgranulom

- Chirurgische Entfernung: Kürettage oder Resektion.
- Oder intraläsionale Injektion von Kortikosteroid:
  - Triamcinolon (Theracort 40 mg/ml) und Lidocain 2 % (Epinephrin 1:200.000), kombiniert in einem 1:1-Verhältnis, insgesamt 0,3 ml oder kompatibel mit der Größe der radioluzenten Läsion, angewendet alle 2 Wochen für 12 Wochen oder abhängig von der beobachteten klinischen Reaktion.
  - Triamcinolon (Theracort 40 mg/ml) und Ethamolin 5 %, kombiniert in einem 1:1-Verhältnis, insgesamt 0,3 ml oder kompatibel mit der Größe der radioluzenten Läsion, angewendet nach lokaler Anästhesie alle 2 Wochen für 12 Wochen oder abhängig von der beobachteten klinischen Reaktion.

Danksagungen Die Forschungsstiftung des Bundesstaates São Paulo (FAPESP, São Paulo, Brasilien, Zuschussnummer JFS 19/09419-0) und die Koordinierungsstelle für die Ausbildung von Hochschulabsolventen (CAPES, Brasilia, Brasilien, Finanzcode 001).

Literatur

Abdo EN, Alves LCF, Rodrigues AS, Mesquita RA, Gomez RS. Treatment of a central giant cell granuloma with intralesional corticosteroid. Br J Oral Maxillofac Surg. 2005;43:74–6.

Adornato MC, Paticoff KA. Intralesional corticosteroid injection for treatment of central giant-cell granuloma. J Am Dent Assoc. 2001;132:186–90.

Body JJ, Jortay AM, de Jager R, Ardichvili D. Treatment with steroids of a giant cell granuloma of the maxilla. J Surg Oncol. 1981;16:7–13.

Carlos R, Sedano HO. Intralesional corticosteroids as an alternative treatment for central giant cell granuloma. Oral Surg Oral Med Oral Pathol Oral Radiol Endod. 2002;93:161–6.

Comert E, Turanli M, Ulu S. Oral and intralesional steroid therapy in giant cell granuloma. Acta Otolaryngol. 2006;126:664–6.

Ferretti C, Muthray E. Management of central giant cell granuloma of mandible using intralesional corticosteroids: case report and review of the literature. J Oral Maxillofac Surg. 2013;71(4):721–2.

Graham RM, Foster ME, Richardson D. An unusual presentation of a central giant cell granuloma and initial treatment with intralesional corticosteroids: a case report and review of the literature. J Oral Health Comm Dent. 2008;2:65.

Jacoway JR, Howell FV, Terry BC. Central giant cell granuloma–an alternative to surgical therapy. Oral Surg Oral Med Oral Pathol. 1988;66:572.

Kermer C, Millesi W, Watzke LM. Local injection of corticosteroids for central giant cell granuloma. A case report. Int J Oral Maxillofac Surg. 1994;23:366–8.

Khafif A, Krempl G, Medina JE. Treatment of giant cell granuloma of the maxilla with intralesional injection of steroids. Head Neck. 2000;22:822–5.

Kurtz M, Mesa M. Treatment of a central giant cell lesion of the mandible with intralesional glucocorticosteroids. Oral Surg Oral Med Oral Pathol Oral Radiol Endod. 2001;91:636–7.

Mariz BALA, Migliorati CA, Alves FA, Penteado FM, Filho CNP, Santos-Silva AR, Rocha AC. Successful denosumab treatment for central giant cell granuloma in a 9-year-old child. Spec Care Dentist. 2021;41(4):519–25. https://doi.org/10.1111/scd.12588. Epub 2021 Mar 24

Mohanty S, Jhamb A. Central giant cell lesion of mandible managed by intralesional triamcinolone injections. A report of two cases and literature review. Med Oral Patol Oral Cir Bucal. 2009;14:E98–102.

Nogueira RLM, Teixeira RC, Cavalcante RB, Ribeiro RA, Rabenhosrt SHB. Intralesional injection of triamcinolone hexacetonide as an alternative treatment for central giant-cell granuloma in 21 cases. Int J Oral Maxillofac Surg. 2010;39:1204–10.

Platt JC, Rodgers SF, Davidson D, Nelson CL. Fine-needle aspiration biopsy in oral and maxillofacial surgery. Oral Surg Oral Med Oral Pathol. 1993;75:152–5.

Rajeevan NS, Soumithran CS. Intralesional corticosteroid injection for central giant cell granuloma. A case report. Int J Oral Maxillofac Surg. 1998;27:303–4.

Sezer B, Koyuncu B, Gomel M, Gunbay T. Intralesional corticosteroid injection for central giant cell granuloma: a case report and review of the literature. Turk J Pediatr. 2005;47:75–81.

Shirani G, Abbasi AJ, Mohebbi SZ, Shirinbak I. Management of a locally invasive central Giant cell granuloma (CGCL) of mandible: report of an extraordinary large case. J Craniomaxillofac Surg. 2011;39(7):530–3.

Terry BC, Jacoway JR. Management of central giant cell lesions: an alternative to surgical therapy. Oral Maxillofac Surg Clin N Am. 1994;6:579–601.

Vargas PA, Prado FO, Fregnani ER, Perez DEC, Lopes MA, Moraes M, et al. Fine needle aspiration biopsy in central giant cell lesion. A report of 3 cases. Acta Cytol. 2006;50:449–54.

Wendt FP, Torriani MA, Gomes APN, Araujo LMA, Torriani DD. Intralesional corticosteroid injection for central Giant cell granuloma: an alternative treatment for children. J Dent Child. 2009;76:229–32.

Häufige Mundinfektionen

Orale Candidiasis

Manoela Domingues Martins, Felipe Paiva Fonseca,
João Figueira Scarini und Lara Maria Alencar Ramos Innocentini

Candidiasis ist eine Krankheit, die hauptsächlich durch den Pilz *Candida albicans* verursacht wird und bei oralen Infektionen von besonderer klinischer Bedeutung ist. Die Mikroorganismen nutzen schlechte Mundhygiene oder Immundefizienz aus, um sich zu vermehren und über normale Werte hinaus zu verbreiten (Tab. 1). Trotz relativer therapeutischer Fortschritte in der Behandlung von opportunistischen Pilzinfektionen der Mundschleimhaut hat die Prävalenz dieser Läsionen zugenommen, insbesondere bei Trägern von Totalprothesen und Patienten mit schlechter Mundhygiene, transienten Immundefizienzen und chronischen Krankheiten, Polypharmazie, Onkologiepatienten und Trägern anderer systemischer Faktoren. Die Einführung neuer medizinischer Praktiken, wie Immunsuppressiva, der Einsatz von Breitspektrum-Antibiotika und invasive chirurgische Eingriffe wie die

M. D. Martins (✉)
Department of Oral Pathology, Faculdade de Odontologia, School of Dentistry, Universidade Federal do Rio Grande do Sul (UFRGS), Porto Alegre, RS, Brasilien

F. P. Fonseca
Department of Oral Surgery and Pathology, School of Dentistry, Universidade Federal de Minas Gerais (UFMG), Belo Horizonte, MG, Brasilien

J. F. Scarini
Department of Oral Diagnosis, Piracicaba Dental School, University of Campinas (FOP/UNICAMP), Piracicaba, SP, Brasilien

Department of Pathology, School of Medical Sciences, University of Campinas (FCM/UNICAMP), Campinas, SP, Brasilien

L. M. A. R. Innocentini
Dentistry and Stomatology Division, Ophthalmology, Otolaryngology and Head and Neck Surgery Department, Clinical Hospital of Ribeirão Preto, School of Medicine, University of São Paulo (USP), Ribeirão Preto, SP, Brasilien

A. R. Santos-Silva et al. (Hrsg.), *Klinische Entscheidungsfindung in der Zahnmedizin,* https://doi.org/10.1007/978-3-031-52852-1_11

Tab. 1 Prädisponierende Faktoren des Wirts

Lokale prädisponierende Faktoren
Prothesenträger
Verwendung von inhalativen/topischen Steroiden
Hyposalivation
Systemische prädisponierende Faktoren
Ältere Menschen
Endokrine Störungen (Diabetes)
Immunsuppression (HIV, transplantiert)
Kortikosteroide
Breitspektrum-Antibiotika
Onkologische Patienten

Transplantation solider Organe und von Knochenmark, hat ebenfalls zu diesem Anstieg beigetragen.

1 Klinische Merkmale

1.1 Pseudomembranöse Candidiasis

- Weiße Pseudomembranen, die durch Abkratzen entfernt werden können und eine darunter liegende erythematöse Schleimhaut freilegen (Abb. 1 und 2).
- Auf Lippen- und Wangenschleimhaut, Zahnfleisch, Zunge, hartem und weichem Gaumen und Oropharynx.
- Prädisponierende Faktoren:
  - Alter (Neugeborene/Säuglinge/Ältere).
  - Diabetes mellitus.
  - Patienten mit HIV/AIDS.

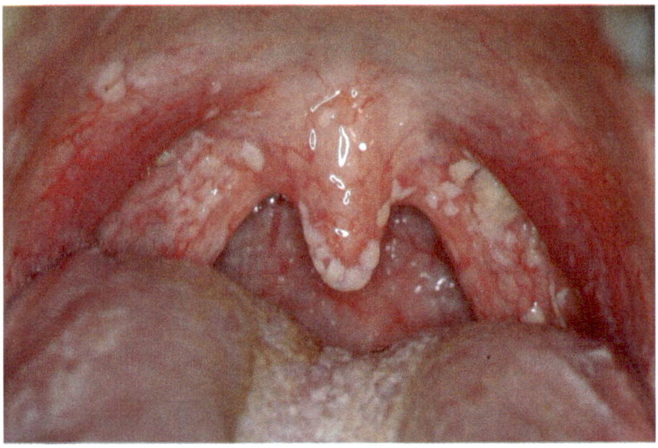

Abb. 1 Pseudomembranöse Candidiasis: ablösbare weiße Plaques auf dem weichen Gaumen und Tonsillenpfeiler

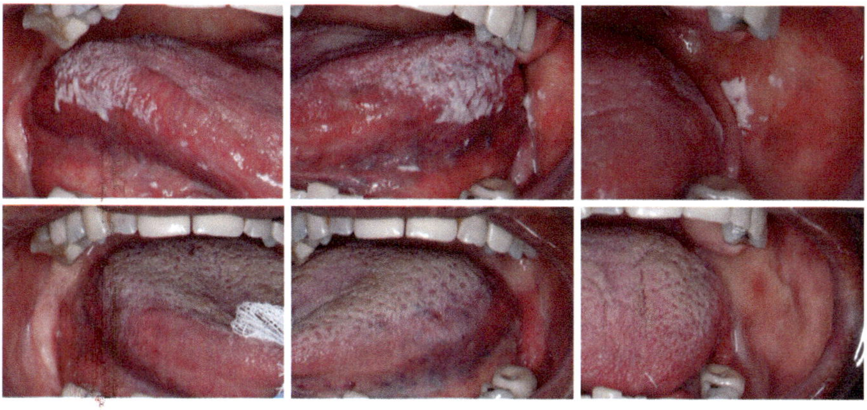

Abb. 2 Pseudomembranöse Candidiasis vor und nach der Behandlung. Mit freundlicher Genehmigung von Dr. Diego Tetzner Fernandes

- Leukämie.
- Benutzer von Steroid-Aerosol-Inhalatoren.
- Systemische Kortikosteroide.
- Breitspektrum-Antibiotika und psychotrope Medikamente.
- Schwerkranke Patienten.

1.2 Erythematöse Candidiasis

1.2.1 Akute Atrophische Candidiasis

- Nach einem langen Verlauf einer Breitspektrum-Antibiotikatherapie.
- Kann bei Patienten mit Xerostomie auftreten.
- Häufig verbunden mit einem Brennen im Mund oder auf der Zunge.
- Die Zunge erscheint hellrot und mit Depapillation.

1.2.2 Chronische Atrophische Candidiasis

- Auch bekannt als „Prothesenstomatitis".
- Chronisches Erythem, begleitet von petechialer Blutung (Abb. 3 und 4).
- In palatalen und gingivalen Geweben.

1.2.3 Rhomboid Median Glossitis

- Ein chronischer symmetrischer Bereich auf der Zunge (Abb. 3).
- Vor den Papillae circumvallatae.
- Bestehend aus atrophischen Papillae filiformes.
- Häufig verbunden mit Rauchen und der Anwendung von inhalativen Steroiden.

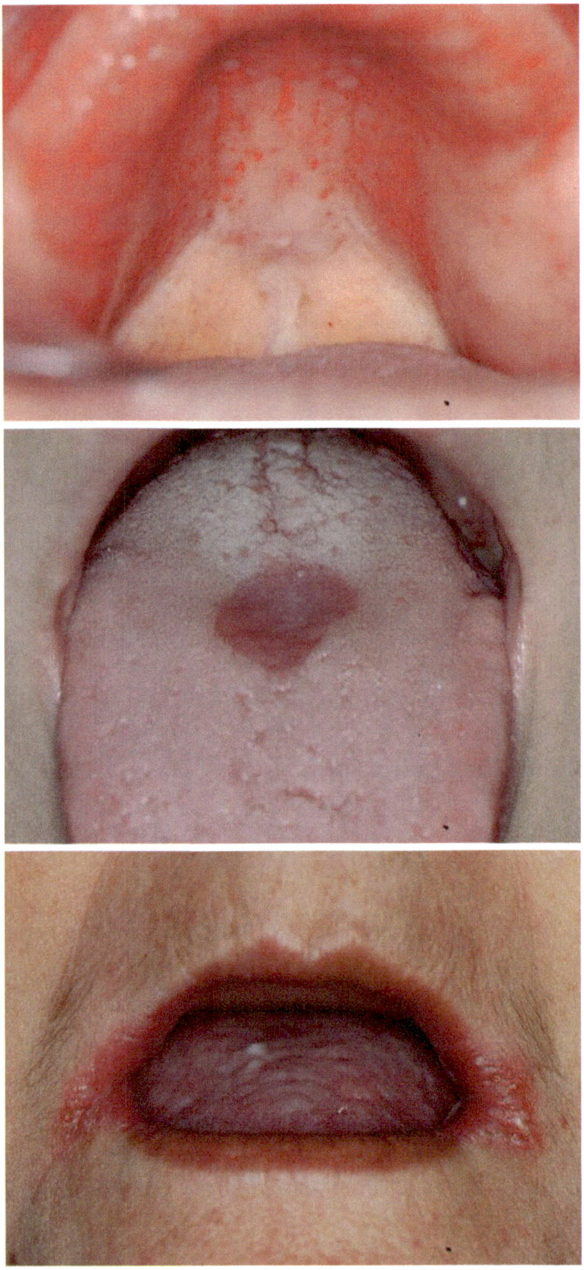

Abb. 3 Beispiele für erythematöse Candidiasis: chronische atrophische Candidiasis, mediane rhomboide Glossitis und Cheilitis angularis

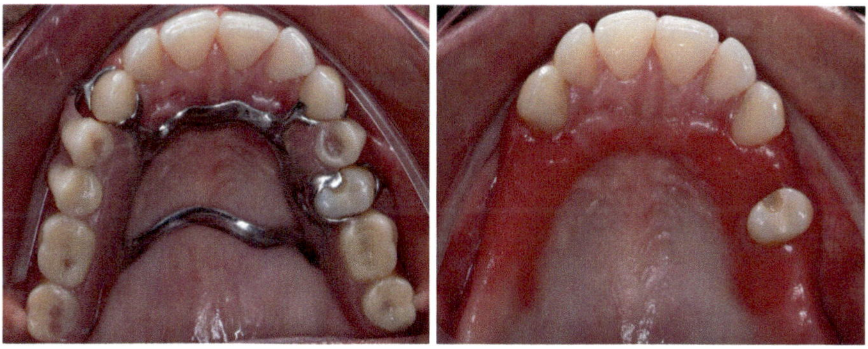

Abb. 4 Chronische atrophische Candidiasis in Verbindung mit Prothese: chronisches Erythem, begleitet von petechialer Blutung. Mit freundlicher Genehmigung von Dr. Diego Tetzner Fernandes

1.2.4 Anguläre Cheilitis

- Erythematöse Fissur in einer oder beiden Lippenwinkeln (Abb. 3).
- Normalerweise verbunden mit einer intraoralen *Candida*-Infektion.
- Gesichtsfalten, insbesondere bei älteren Menschen mit Verlust der vertikalen Dimension, können zu einer ständig feuchten Umgebung führen, die zum Auftreten der Läsion prädisponiert.

1.3 Chronische Hyperplastische Candidiasis

- Bekannt als Candida-Leukoplakie.
- Zwei Typen:
  - *Homogen:* glatte weiße Läsionen.
  - *Heterogen:* Bereiche von Erythemen, die zu einem gesprenkelten nodulären Aussehen führen.
- Häufig in der Lippenkommissur und auf dem Zungenrücken.
- In Verbindung mit Rauchgewohnheiten.

1.4 Mukokutane Candidiasis

- Seltene Erkrankung.
- Immunkomponente vorhanden.
- Das Ausmaß der Infektion korreliert mit der Schwere des Immundefekts.
- Verschiedene klinische Formen sind auf Schleimhäuten, Haut und Nägeln zu sehen (Abb. 5).

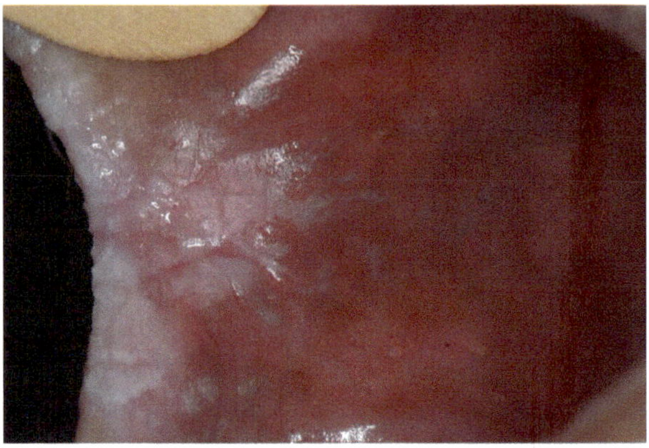

Abb. 5 Chronische hyperplastische Candidiasis: Läsion auf der vorderen Wangenschleimhaut, klinisch ähnlich einer Leukoplakie

2 Diagnose

- Klinische Merkmale sind das primäre Mittel zur Diagnosestellung.
- Führen Sie eine Zytologie oder eine Inzisionsbiopsie durch bei Fällen von nichtablösbaren weißen Plaques.

3 Behandlung

3.1 Erste Behandlungslinie

- In allen Fällen von oraler Candidiasis verstärken Sie die Aufrechterhaltung der Mundhygiene und/oder Zahnprothesen bei Prothesenstomatitis.
- Bei Prothesenstomatitis sollten Patienten ohne die Prothese schlafen. Bei alten Prothesen (4–5 Jahre oder älter) sollte der Patient zum Austausch angeleitet werden.
- Korrektur von zugrunde liegenden Bedingungen (HIV, Diabetes, Hyposalivation usw.).
- Fälle von disseminierter oder nichtansprechender Candidiasis: Untersuchung auf Anämie, Diabetes oder Immunsuppression.

3.2 Zweite Behandlungslinie

Vor der systemischen Verabreichung sollte eine topische Behandlung durchgeführt werden.

- *Nystatin:* Orale Suspension (100.000 IE), 4-mal täglich für 7–14 Tage. Nystatin ist in 50-ml-Fläschchen erhältlich. Berechnen Sie, wie viele Fläschchen der Patient benötigt für die gewünschte Behandlungsdauer. In der Regel wird empfohlen, den Mundraum 4-mal täglich mit 10 ml zu spülen, was 40 ml pro Tag entspricht.
- *Miconazol:* Orales Gel (20 mg/ml), 5 (1 Teelöffel) bis 10 ml auf einmal, 4-mal täglich für einen Zeitraum von 7–14 Tagen. Bei chronischer atrophischer Candidiasis am Gaumen, an der Basis der Prothese auftragen (wenn der Patient eine Prothese verwendet). Auf diese Weise wird ein lang anhaltender Kontakt des Medikaments mit der Mundschleimhaut garantiert.

Anweisungen zum Betupfen mit Nystatin

Hinweis 1: Instruktionen zur Entfernung von Prothesen vor dem Spülen.
Hinweis 2: Erinnern Sie den Patienten daran, dass es wichtiger ist, als die Lösung „zu spülen", sie lange Zeit mit dem Läsionsbereich in Kontakt zu lassen, da dies die Wirkung des Medikaments verstärkt. Da die Behandlung topisch ist, sollte der Patient 30 min nach der Anwendung des Medikaments nichts essen oder trinken.
Hinweis 3: Wenn sich die Candidiasis auf den Oropharynx ausdehnt, sollte der Patient das Nystatin schlucken. Es wird nicht absorbiert. Da seine Zusammensetzung jedoch Zucker enthält, sollte es bei *diabetischen* Patienten mit Vorsicht angewendet oder vermieden werden.

3.2.1 Dritte Behandlungslinie

Die systemische Verabreichung sollte bei Fällen verwendet werden, die nicht auf die topische Behandlung ansprechen. In einigen Fällen sollten Labortests zur systemischen Untersuchung des Patienten durchgeführt werden (komplettes Blutbild, Nüchternglukose, Thrombozytenzahl, Serum-Eisen, Folsäure, Vitamin B2 und Anti-HIV):

- *Ketoconazol*: 200–400 mg täglich für 7–14 Tage. Ketoconazol sollte während einer der täglichen Mahlzeiten für maximale Absorption verabreicht werden. Darreichungsform – Ketoconazol 200 mg Tablette in einer Packung mit 10 und 30 Tabletten. Kontraindikationen – Es sollte nicht bei Patienten mit akuter oder chronischer Leberpathologie oder bei Patienten mit bekannter Überempfindlichkeit gegen das Medikament verabreicht werden.
- *Fluconazol*: Bei oropharyngealer Candidiasis beträgt die übliche Dosis 50–100 mg als Einzeldosis täglich für 7–14 Tage. Bei Bedarf kann die Behandlung bei Patienten mit stark beeinträchtigter Immunfunktion über längere Zeiträume fortgesetzt werden.

Desinfektion von Total- oder teilweise herausnehmbaren Prothesen

Prothese ohne Metallkomponente: Legen Sie die Prothese über Nacht in ein Glas Wasser mit einem Esslöffel Natriumhypochlorit. Spülen Sie die Prothese morgens vor Gebrauch gründlich mit Leitungswasser ab.
Prothese mit Metallkomponente: Legen Sie die Prothese über Nacht in ein Glas mit 0,2%-Chlorhexidindigluconat-Lösung. Spülen Sie die Prothese morgens vor Gebrauch gründlich mit Leitungswasser ab.
Hinweis: Die Chlorhexidindigluconat-Lösung ist konzentrierter als die für die chemische Biofilmkontrolle verwendete, da *Candida* in das Acryl eindringt. Aus diesem Grund muss diese Lösung verändert werden.

Danksagungen Die Forschungsstiftung des Bundesstaates São Paulo (FAPESP, São Paulo, Brasilien, Zuschussnummer JFS 19/09419-0) und die Koordinationsstelle für die Ausbildung von Hochschulabsolventen (CAPES, Brasilia, Brasilien, Finanzierungscode 001). MDM und FPF sind Forschungsstipendiaten, die vom brasilianischen Nationalrat für wissenschaftliche und technologische Entwicklung (CNPq) finanziert werden.

Literatur

Akpan A. Oral candidiasis. Postgraduate Medical Journal. 2002;78(922):455–9.

Bensadoun RJ, Patton LL, Lalla RV, Epstein JB. Oropharyngeal candidiasis in head and neck cancer patients treated with radiation: update. Support Care Cancer. 2011;19:737–44.

Campisi G, Panzarella V, Matranga D, Calvino F, Lo Muzio L, Porter S. Risk factors for oral candidiasis: a twofold approach of study by fuzzy logic and traditional statistics. Arch Oral Biol. 2008;53:388–97.

Sitheeque MA, Samaranayake P. Chronic hyperplastic candidiasis/candidiasis (Candidal leukoplakia). Crit Rev Oral Biol Med. 2003;14(4):253–67.

Wiseman M. The treatment of oral problems in the palliative patient. J Can Dent Assoc. 2006;72:453–8.

Williams DK, Kuriyama T, Silva S, Malic S, Lewis MA. Candida biofilms and oral candidiasis: treatment and prevention. Periodontol 2000. 2011;55:250–65.

Williams David W, et al. Candida biofilms and oral candidiasis: treatment and prevention. Periodontol 2000. 2011;55(1):250–65.

Oraler Herpes

João Figueira Scarini, Felipe Paiva Fonseca und
Lara Maria Alencar Ramos Innocentini

Die Infektion mit dem menschlichen Herpes-simplex-Virus (HSV) ist eine häufige Erkrankung, die typischerweise in der Kindheit erworben wird und deren Prävalenz mit dem Alter zunimmt. Obwohl die Infektion traditionell durch HSV-1 verursacht wird, hat die Epidemiologie dieser Läsion in den letzten Jahren eine Veränderung gezeigt, mit einer Zunahme der Fälle von labialem und oropharyngealem Herpes, die durch HSV-2 verursacht werden, typischerweise im Zusammenhang mit genitalen Infektionen. Klinisch schreiten labiale Läsionen schnell nach Symptombeginn fort, Zunahme der Läsionsgröße und Schmerzen sind innerhalb der ersten 24 h am deutlichsten.

Reaktivierungsepisoden des Virus können durch ultraviolette Strahlung, Fieber, psychischen Stress und die Menstruation ausgelöst werden. Die meisten Läsionen schreiten innerhalb von 48 h von der Vesikelstufe zu Geschwüren fort, mit dem Auftreten von Krusten nach 2 oder 3 Tagen. Von den Patienten, die eine Behandlung wegen Rezidiven suchen, geben etwa 80 % Schmerzen oder Unbehagen und

J. F. Scarini
Department of Oral Diagnosis, Piracicaba Dental School, University of Campinas (FOP/UNICAMP), Piracicaba, SP, Brasilien

J. F. Scarini (✉)
Department of Pathology, School of Medical Sciences, University of Campinas (FCM/UNICAMP), Campinas, SP, Brasilien
E-Mail: j209700@dac.unicamp.br

F. P. Fonseca
Department of Oral Surgery and Pathology, School of Dentistry, Universidade Federal de Minas Gerais (UFMG), Belo Horizonte, MG, Brasilien

L. M. A. R. Innocentini
Dentistry and Stomatology Division, Ophthalmology, Otolaryngology and Head and Neck Surgery Department, Clinical Hospital of Ribeirão Preto, School of Medicine, University of São Paulo (USP), Ribeirão Preto, SP, Brasilien

A. R. Santos-Silva et al. (Hrsg.), *Klinische Entscheidungsfindung in der Zahnmedizin,* https://doi.org/10.1007/978-3-031-52852-1_12

60 % soziale Stigmata als ihre Hauptbeschwerde an. Schwierigkeiten beim Essen, Flüssigkeitsaufnahme und Scham vor sozialer Interaktion können bei betroffenen Patienten erheblichen psychosozialen Stress verursachen. Obwohl eine HSV-1-Infektion nicht geheilt werden kann, kann sie episodisch behandelt werden, sobald die Läsionen beginnen, um die Dauer und Symptome zu verringern.

1 Klinische Merkmale

1.1 Primäre Herpetische Gingivostomatitis

- Symptomatische, primäre Manifestation der HSV-Infektion.
- Selbstlimitierender klinischer Verlauf.
- Prodromale Zeichen:
  - Hohes Fieber und Unwohlsein.
  - Lokale Adenopathie.
  - Pharyngeale Erytheme.
  - Kopfschmerzen.
  - Reizbarkeit.
  - Appetitverlust.
- Nach 3 oder 4 Tagen:
  - Schmerzhafte generalisierte Gingivitis (gerötetes und geschwollenes Zahnfleisch).
  - Normalerweise sind nicht mehrere Vesikel auf der oralen Mukosa zu sehen.
  - Schmerzhafte, oberflächliche Erosionen, die an rezidivierende aphthöse Stomatitis erinnern (Abb. 1 und 2).
  - Abheilung in 10–14 Tagen ohne Narbenbildung.

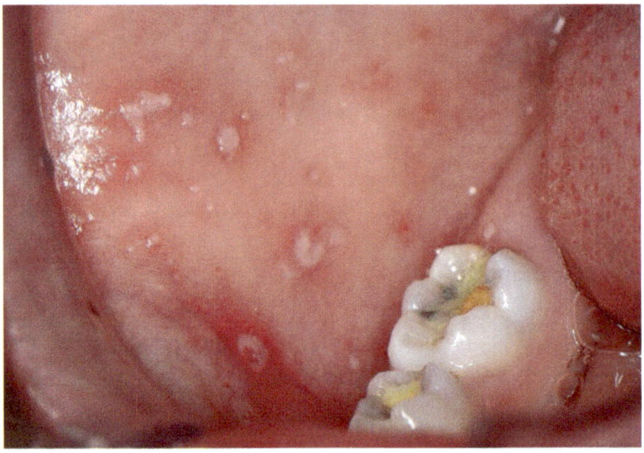

Abb. 1 Primäre herpetische Gingivostomatitis bei einem pädiatrischen Patienten. Zahlreiche unregelmäßige Ulzerationen auf der Wangenschleimhaut

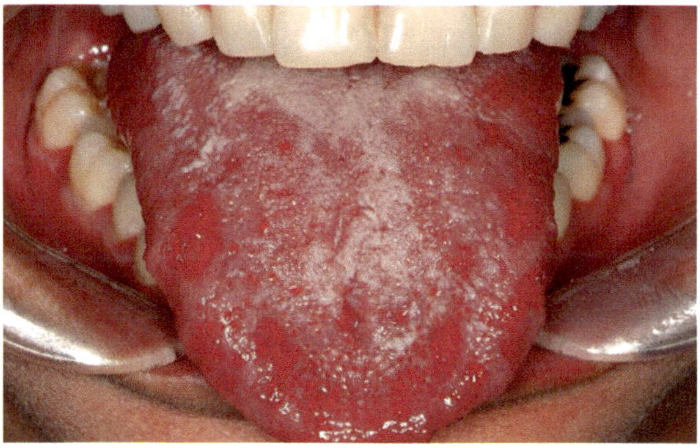

Abb. 2 Primäre herpetische Gingivostomatitis bei einer 38-jährigen Frau. Zahlreiche unregelmäßige Ulzerationen auf der Zunge

1.2 Rezidivierender Herpes

- Lippenrot (90 %), Gaumen (5 %) (Abb. 3 und 4) und andere (5 %).
- Prodromale Zeichen:
  - Brennen.
  - Juckreiz.
  - Parästhesie.
- Klinische Zeichen und Symptome:
  - Makuläre Läsion.
  - Mehrere vesikuläre Läsionen.
  - Pustel.
  - Ulzeration.

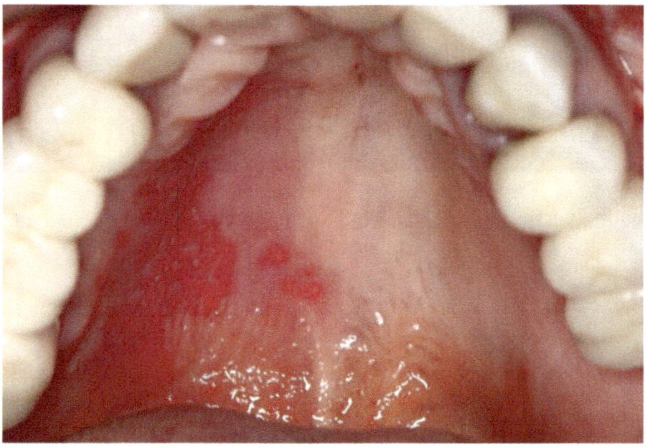

Abb. 3 Rezidivierende intraorale herpetische Infektion. Mehrere Ulzerationen am harten Gaumen

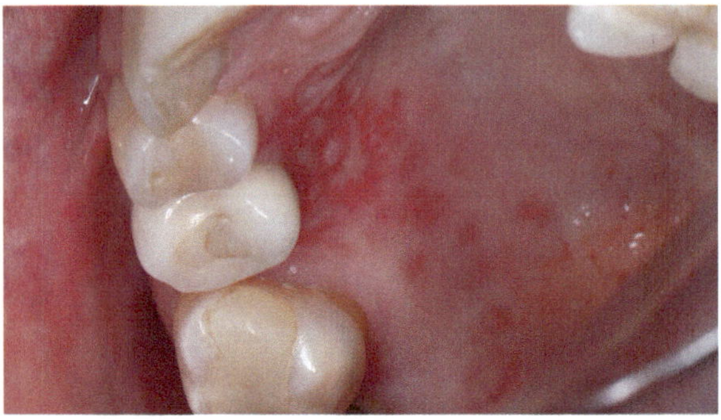

Abb. 4 Rezidivierende intraorale herpetische Infektion. Mehrere Ulzerationen am harten Gaumen. Mit freundlicher Genehmigung von Dr. Diego Tetzner Fernandes

  - Kruste.
  - Abheilung in 8–15 Tagen ohne Narbenbildung.
- Viruslastspitze 24 h nach Beginn der Läsion (vesikuläres Stadium).
- Klassischer Verlauf von rezidivierendem Herpes labialis: Prodromale Zeichen und Symptome, Erythem Papel, Vesikel, Ulzeration oder erweichte Kruste, verhärtete Kruste, verbleibende Anomalien (verbleibende Schwellung oder leichtes Erythem), Reepithelialisierung und Heilung (Abb. 5 und 6).

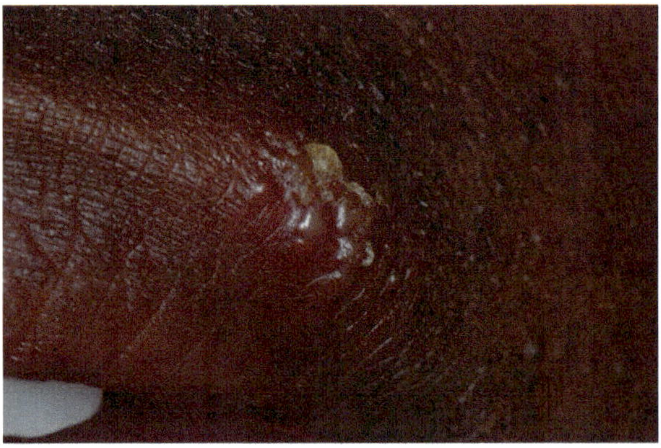

Abb. 5 Rezidivierender Herpes labialis. Eine Läsion in verschiedenen Stadien der Progression

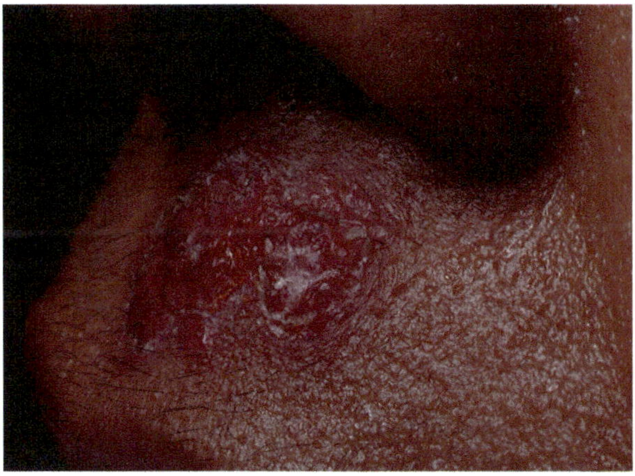

Abb. 6 Rezidivierender Herpes labialis. Eine Läsion im Endstadium der Progression. Mit freundlicher Genehmigung von Dr. Diego Tetzner Fernandes

2 Diagnose

- Klinische Untersuchung.
- Exfoliative Zytologie.
- Serologische Bestimmung der Viruslast.

3 Behandlung

Das Ziel der antiviralen Behandlung besteht darin, die Virusreplikation zu blockieren, um die Dauer der Symptome zu verkürzen und die Abheilung der Läsionen zu beschleunigen. Um den größtmöglichen therapeutischen Nutzen zu erzielen, wird empfohlen, die antivirale Intervention so schnell wie möglich zu beginnen. In den meisten Fällen besteht die Behandlung jedoch nur aus diagnostischer Anleitung und Patientenaufklärung und klinischer Nachsorge aufgrund des selbstlimitierenden Verlaufs der Erkrankung.

- Bei Fällen von herpetischer Gingivostomatitis:
  - Photobiomodulation.
  - Ausreichende Hydratation.
  - Symptomatische Behandlung mit topischen Anästhetika (Lidocain 2 %).
  - Ausreichende Mundhygiene.
  - Aciclovir, 5 Dosen von 200 mg pro Tag, solange die Läsionen bestehen.
  - Bei seropositiven Patienten: orales Aciclovir 2000–4000 mg pro Tag, während Läsionen vorhanden sind, oder intravenöse Verabreichung von 8 mg/kg alle 8 h.

- Bei Fällen mit häufigen oder schweren Rezidiven:
  Topische Anwendung
  - Aciclovir-Creme 5 %, Anwendung 5-mal täglich für 5 Tage.
  - Penciclovir-Creme 1 %, Anwendung 2/2 h für 4 Tage.
  - AHC-Creme (Aciclovir 5 % + Hydrocortison 1 %), Anwendung 5-mal täglich für 5 Tage.

  Orale Anwendung
  - Aciclovir, 5 Dosen von 200–400 mg täglich für 5 Tage.
  - Valaciclovir, 2 Dosen von 2 g alle 12 h für 1 Tag.
  - Famciclovir, eine Einzeldosis von 1500 mg zum Zeitpunkt des Auftretens des ersten Anzeichens/Symptoms von rezidivierendem Lippenherpes.

  Photobiomodulation
  - Eine Sitzung/Tag in den frühen Stadien (Makulaphase), bevor die Vesikel ausbrechen. Die Wellenlängen betragen 632,5–870 nm, mit einer Fluenz von 4 J/cm^2 und einer Leistung von 5 W, mit einer Bestrahlung von 40 s/pro Spot.

Danksagungen Die Forschungsstiftung des Bundesstaates São Paulo (FAPESP, São Paulo, Brasilien, Zuschussnummer JFS 19/09419-0) und die Koordinierungsstelle für die Ausbildung von Hochschulabsolventen (CAPES, Brasilia, Brasilien, Finanzcode 001).

Literatur

Bagán J, Sculy C. Medicina y patología oral. 1st ed. Valencia: Medicina Ora; 2006.
Block SL, Yogev R, Waldmeier F, Hamed K. Safety and pharmacokinetics of a single 1500-mg dose of famciclovir in adolescents with recurrent herpes labialis. Pediatr Infect Dis J. 2011;30(6):525–8.
Cernik C, Gallina K, Brodell RT. The treatment of herpes simplex infections: an evidence-based review. Arch Intern Med. 2008;168(11):1137–44.
Cunninghan A, Griffiths P, Leone P, Mindel A, Patel R, Stanberry L, et al. Current management and recommendations for access to antiviral therapy of herpes labialis. J Clin Virol. 2012;53(1):6–11.
Fatahzadeh M, Schwartz RA. Human herpes simplex labialis. Clinic Dermathol. 2007;32:625–30.
Harmenberg J, Öberg B, Spruance S. Prevention of ulcerative lesions by episodic treatment of recurrent herpes labialis: a literature review. Acta Derm Venereol. 2010;90:122–30.
Hull CM, Harmenberg J, Arlander E, Aoki F, Bring J, Darpö B, et al. Early treatment of cold sores with topical ME-609 decreases the frequency of ulcerative lesions: a randomized, double-blind, placebo-controlled, patient-initiated clinical trial. J Am Acad Dermatol. 2011;64(696):e1–11.
Strand A, Böttiger D, Gever LN, Wheeler W. Safety and tolerability of combination acyclovir 5% and hydrocortisone 1% cream in adolescents with recurrent herpes simplex labialis. Pediatr Dermatol. 2012;29(1):105–10.

Speicheldrüsenerkrankungen und Tumoren

Xerostomie (Trockener Mund)

Luiz Alcino Monteiro Gueiros, Felipe Paiva Fonseca, João Figueira Scarini und Lara Maria Alencar Ramos Innocentini

Xerostomie ist das subjektive Gefühl eines trockenen Mundes, nicht unbedingt verbunden mit Hyposalivation, das bei etwa 30 % der erwachsenen Bevölkerung in der Befragung vorhanden ist, und seine häufigste Ursache ist die Einnahme bestimmter Medikamente und Polypharmazie. Diese Beschwerde ist häufiger bei Frauen (33 % der Frauen) in den Altersgruppen 41–60 und 81–90 Jahre. Andere Ursachen sind hohe Strahlendosen und entzündliche Krankheiten wie das Sjögren-Syndrom (SS). Bei Patienten, die im Kopf- und Halsbereich bestrahlt wurden, beginnt die Hyposalivation (gefolgt von Xerostomie) in den ersten Tagen der Strahlentherapie und ist nach Dosen von 20 Gy deutlicher. In diesen Fällen wird der Speichel zunächst zähflüssiger, und die Drüsensekretionsrate verringert sich.

L. A. M. Gueiros (✉)
Department of Clinic and Preventive Dentistry, School of Dentistry, Federal University of Pernambuco (UFPE), Recife, PE, Brasilien
E-Mail: luiz.mgueiros@ufpe.br

F. P. Fonseca
Department of Oral Surgery and Pathology, School of Dentistry, Universidade Federal de Minas Gerais (UFMG), Belo Horizonte, MG, Brasilien

J. F. Scarini
Department of Oral Diagnosis, Piracicaba Dental School, University of Campinas (FOP/UNICAMP), Piracicaba, SP, Brasilien

Department of Pathology, Faculty of Medical Sciences, University of Campinas (FCM/UNICAMP), Campinas, SP, Brasilien

L. M. A. R. Innocentini
Dentistry and Stomatology Division, Ophthalmology, Otolaryngology and Head and Neck Surgery Department, Clinical Hospital of Ribeirão Preto School of Medicine, São Paulo University (USP), Ribeirão Preto, SP, Brasilien

A. R. Santos-Silva et al. (Hrsg.), *Klinische Entscheidungsfindung in der Zahnmedizin*, https://doi.org/10.1007/978-3-031-52852-1_13

1 Klinische Merkmale

- Objektive klinische Merkmale basieren auf diagnostischen Methoden der Hyposalivation.
- Schaumiger Speichel (Abb. 1).
- Das trockene, trübe Aussehen der gesamten Schleimhaut und der Zungenfissuren.
- Mundgeschwüre, die durch Traumata der Schleimhaut entstehen.
- Mundinfektionen (hauptsächlich Candidiasis) mit hoher Rezidivrate.
- Erhöhtes Volumen der Parotis (häufiger bei primärem SS).
- Dysphagie, Dysgeusie und Sprechschwierigkeiten.

2 Diagnose

- Messung der angeregten und ruhenden Speichelflussraten (Tab. 1).
- Das Xerostomia Inventory ist ein Fragebogen, der die Schwere der Hyposalivation und ihre Auswirkungen auf die tägliche Routine des Einzelnen bewertet. Die reduzierte Version besteht aus fünf Fragen, ist einfach anzuwenden und sehr nützlich, um sowohl den Anfangszustand als auch die Reaktion auf die Behandlung zu beurteilen.
- Bei weiblichen Patienten über 50 Jahre, die über Augenbeschwerden oder Brennen und Trockenheit im Genitalbereich klagen, suchen Sie nach SS gemäß

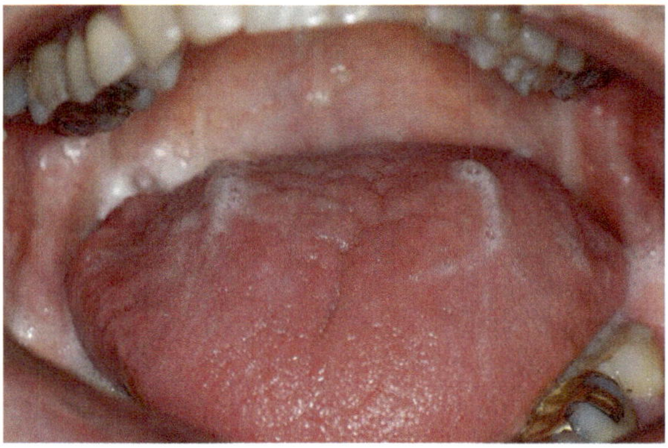

Abb. 1 Trübes Aussehen der Schleimhaut mit dickem, schaumigem Speichel

Tab. 1 Referenzwerte für die Messung des Speichelflusses

	Normaler Speichelfluss	Hyposalivation
Angeregt	1,5–2,0 ml/min	≤0,5–0,7 ml/min
Ruhend	0,3–0,4 ml/min	≤0,1 ml/min

Tab. 2 Klassifikationskriterien für SS ACR/EULAR, 2016. Nach Überprüfung der Ausschlusskriterien führen Punktzahlen ≥4 zur Klassifikation von primärem SS

Element	Gewicht/Punktzahl
Labiale Speicheldrüse mit fokaler lymphozytischer Sialadenitis und Fokusscore ≥1 Fokus/4 mm^2	3
Anti-Ro/SSA-positiv	3
Okulare Färbung: Score ≥5 (oder Bijsterveld-Score ≥4) in mindestens einem Auge	1
Schirmer-Test ≤5/5 min in mindestens einem Auge	1
Gesamter unangeregter Speichelfluss	1

den Klassifikationskriterien, die vom American College of Rheumatology und der European League Against Rheumatism (ACR/EULAR) vorgeschlagen wurden (Tab. 2).

- Die Drüsenfunktion kann auch durch die Speicheldrüsenszintigraphie beurteilt werden, die Veränderungen im Aufnahme- und Ausscheidungsmuster der Drüsen aufzeigt, noch bevor deutliche Veränderungen in der Sialometrie beobachtet werden.
- Die Ultraschalluntersuchung der Speicheldrüsen hat eine enge Verbindung zu den Ergebnissen der Sialometrie und der Biopsie von kleinen Speicheldrüsen und ist nützlich bei der Beurteilung von Patienten mit Verdacht auf Sjögren-Syndrom.
- Ausschlusskriterien für SS:
  - Kopf- und Halsstrahlentherapie in der Anamnese.
  - Aktive Hepatitis-C-Infektion (PCR-Bestätigung).
  - AIDS.
  - Sarkoidose.
  - Amyloidose.
  - Graft-versus-Host-Krankheit.
  - IgG4-assoziierte Erkrankungen.

3 Behandlung

- Kontrolle der Ernährung (Zucker vermeiden).
- Häufig Wasser trinken.
- Tägliche Verwendung von Fluorid-Zahnpasta.
- Zuckerfreie Kaugummis auf Basis von Sorbitol oder Xylitol.
- Mundbefeuchtende pH-ausgleichende Gele, Mundspülungen, Sprays und Speichelsubstitute (Pharmakin® Kin Care, KinHidrat®, BioXtra®) zur Linderung der Beschwerden durch Mundtrockenheit.

- Cholinerge Wirkstoffe wie Pilocarpin und Cevimelin werden ebenfalls verwendet und zeigen gute Ergebnisse bei der Drüsenstimulation. Eine bessere Reaktion wird erwartet, wenn der stimulierte Speichelfluss erhalten oder nur leicht reduziert ist.
- Elektrostimulationsgeräte (SaliPen® Saliwell) sind nützlich in Fällen von intensiver Hyposalivation.
- Die Sialoendoskopie wurde kürzlich als mögliche Alternative zur Behandlung schwerer Fälle von Speicheldrüsenhypofunktion beschrieben.
- Patienten mit intensiver Hyposalivation haben ein hohes Kariesrisiko und sollten über Strategien zur intensiven Mundpflege informiert werden. Fluoridgel in Schienen, prophylaktischer Einsatz von Antimykotika und regelmäßige Zahnarztbesuche sind nützliche Alternativen und häufig erforderlich, zusammen mit den anderen oben aufgeführten Vorsichtsmaßnahmen.
- Bei Verdacht auf SS ist eine gemeinsame Patientenaufklärung und Nachsorge mit der Rheumatologie und der Augenheilkunde notwendig.

Danksagungen Die Forschungsstiftung des Bundesstaates São Paulo (FAPESP, São Paulo, Brasilien, Zuschussnummer JFS 19/09419-0) und die Koordinierungsstelle für die Ausbildung von Hochschulabsolventen (CAPES, Brasilia, Brasilien, Finanzcode 001).

Literatur

Aliko A, Wolff A, Dawes C, Aframian D, Proctor G, Ekström J, Narayana N, Villa A, Sia YW, Joshi RK, McGowan R, Beier Jensen S, Kerr AR, Lynge Pedersen AM, Vissink A. World Workshop on Oral Medicine VI: clinical implications of medication-induced salivary gland dysfunction. Oral Surg Oral Med Oral Pathol Oral Radiol. 2015;120(2):185–206. https://doi.org/10.1016/j.oooo.2014.10.027. Epub 2015 Mar 7

Berk L. Systemic pilocarpine for treatment of xerostomia. Expert Opin Drug Metab Toxicol. 2008;4:1333–40.

Cassolato SF, Turnbull RS. Xerostomia: clinical aspects and treatment. Gerodontology. 2003;20:64–77.

Gueiros LA, France K, Posey R, Mays JW, Carey B, Sollecito TP, Setterfield J, Woo SB, Culton D, Payne AS, Lodi G, Greenberg MS, De Rossi S. World Workshop on Oral Medicine VII: Immunobiologics for salivary gland disease in Sjögren's syndrome: A systematic review. Oral Dis. 2019;25(Suppl 1):102–10. https://doi.org/10.1111/odi.13062. PMID: 31140693; PMCID: PMC6544171

Hahnel S, Behr M, Handel G, Burgers R. Saliva substitutes for the treatment of radiation-induced xerostomia–a review. Support Care Cancer. 2009;17:1331–4133.

Humphrey SP, Williamson RT. A review of saliva: normal composition, flow, and function. J Prosthet Dent. 2001;85:162–9.

Mercadante V, Jensen SB, Smith DK, Bohlke K, Bauman J, Brennan MT, Coppes RP, Jessen N, Malhotra NK, Murphy B, Rosenthal DI, Vissink A, Wu J, Saunders DP, Peterson DE. Salivary gland hypofunction and/or xerostomia induced by nonsurgical cancer therapies: ISOO/MASCC/ASCO Guideline. J Clin Oncol. 2021;39(25):2825–43. https://doi.org/10.1200/JCO.21.01208. Epub 2021 Jul 20

Villa A, Wolff A, Aframian D, Vissink A, Ekström J, Proctor G, McGowan R, Narayana N, Aliko A, Sia YW, Joshi RK, Jensen SB, Kerr AR, Dawes C, Pedersen AM. World Workshop on Oral Medicine VI: a systematic review of medication-induced salivary gland dysfunction: prevalence, diagnosis, and treatment. Clin Oral Investig. 2015;19(7):1563–80. https://doi.org/10.1007/s00784-015-1488-2. Epub 2015 May 22

Villa A, Wolff A, Narayana N, Dawes C, Aframian DJ, Lynge Pedersen AM, Vissink A, Aliko A, Sia YW, Joshi RK, McGowan R, Jensen SB, Kerr AR, Ekström J, Proctor G. World Workshop on Oral Medicine VI: a systematic review of medication-induced salivary gland dysfunction. Oral Dis. 2016;22(5):365–82. https://doi.org/10.1111/odi.12402. Epub 2016 Jan 20

Vissink A, Jansma J, Spijkervet FK. Oral sequelae of head and neck radiotherapy. Crit Rev Oral Biol Med. 2003;14:199–212.

Vitali C, Bonbardieri S, Jonsson R, Moutsopoulos HM, Alexander EL, Carsons SE, et al. Classification criteria for Sjogren's syndrome: a revised version of the European criteria proposed by the American-European consensus group. Ann Rheum Dis. 2002;61(6):554–8.

Wolff A, Joshi RK, Ekström J, Aframian D, Pedersen AM, Proctor G, Narayana N, Villa A, Sia YW, Aliko A, McGowan R, Kerr AR, Jensen SB, Vissink A, Dawes C. A guide to medications inducing salivary gland dysfunction, xerostomia, and subjective sialorrhea: A systematic review sponsored by the World Workshop on Oral Medicine VI. Drugs R D. 2017;17(1):1–28. https://doi.org/10.1007/s40268-016-0153-9. PMID: 27853957; PMCID: PMC5318321

World Workshop on Oral Medicine VIII: Development of a core outcome set for dry mouth: the patient perspective. Oral Surg Oral Med Oral Pathol Oral Radiol. 2023. https://doi.org/10.1016/j.oooo.2023.01.015.

Schleimextravasation und -retentionsphänomene

Ricardo Alves Mesquita, Felipe Paiva Fonseca, João Figueira Scarini, José Alcides Almeida de Arruda und Lara Maria Alencar Ramos Innocentini

Eine Mukozele ist eine häufige gutartige Läsion der Mundschleimhaut, die sich aufgrund von Extravasation (Extravasationsphänomene) oder Retention (Retentionsphänomene) von Speichel aus Speicheldrüsen, insbesondere kleineren Drüsen, entwickelt. Jedoch kann die Läsion an jedem Ort, an dem sich eine Speicheldrüse befindet, entstehen.

Eine Mukozele betrifft Kinder, Jugendliche und junge Erwachsene ohne Geschlechtspräferenz. Bei pädiatrischen Patienten (0–10 Jahre) ist es die häufigste Läsion unter reaktiven/entzündlichen Läsionen und macht 64 % aus. Die Inzidenz beträgt 2,5 Läsionen pro 1000 Patienten. Über eine Vorgeschichte von Traumata an der Stelle wurde in etwa 72 % der Fälle berichtet, ebenso wie über parafunktionale Gewohnheiten. Eine Mukozele kann sich auch entwickeln, wenn es eine Aggression gegen die kleinen Speicheldrüsen bei Personen gibt, die kieferorthopädische Geräte tragen, oder während der chirurgischen Manipulation von Weichgewebe der Mundschleimhaut.

Eine im Mundboden gelegene Mukozele wird als Ranula bezeichnet. Die Ranula entsteht häufig aus dem Körper der Unterzungendrüse und gelegentlich aus dem Rivinus- oder Wharton-Gang. Sie leitet sich vom lateinischen Wort *rana*

R. A. Mesquita (✉) · F. P. Fonseca · J. A. A. de Arruda
Department of Oral Surgery and Pathology, School of Dentistry, Universidade Federal de Minas Gerais (UFMG), Belo Horizonte, MG, Brasilien
E-Mail: ramesquita@ufmg.br

J. F. Scarini
Department of Oral Diagnosis, Piracicaba Dental School, University of Campinas (FOP/UNICAMP), Piracicaba, SP, Brasilien

L. M. A. R. Innocentini
Dentistry and Stomatology Division, Ophthalmology, Otolaryngology and Head and Neck Surgery Department, Clinical Hospital of Ribeirão Preto, School of Medicine, University of São Paulo (USP), Ribeirão Preto, SP, Brasilien

A. R. Santos-Silva et al. (Hrsg.), *Klinische Entscheidungsfindung in der Zahnmedizin,* https://doi.org/10.1007/978-3-031-52852-1_14

(bedeutet „Frosch“) ab, weil man glaubt, dass die Läsion dem Bauch dieser Amphibien ähnelt.

1 Klinische Merkmale

1.1 Mukozele

- Die Mukozele betrifft hauptsächlich die Schleimhaut der Unterlippe (81,9 %), gefolgt vom Mundboden (5,8 %), der Mitte der Zunge (5,0 %), der Wangenschleimhaut (4,8 %) (Abb. 1 und 2), dem Gaumen (1,3 %) und der retromolaren Region (0,5 %).
- Das Phänomen der Schleimextravasation ist häufiger und wird normalerweise bei pädiatrischen/jungen Patienten an der Unterlippe gefunden, während das Phänomen der Schleimretention häufiger bei erwachsenen/älteren Patienten an der Oberlippe lokalisiert ist.
- Die Farbe der Mukozele kann von bläulichen, violetten oder grauen Läsionen (29,2 %) über normale Schleimhautfärbung oder rosa (24,8 %), weißlich (12,1 %), erythematös (5,3 %) bis zu gelblich (2,6 %) variieren. Es handelt sich um eine kleine Läsion von etwa 0,8 cm Größe, die eine weiche oder feste Konsistenz aufweisen kann.

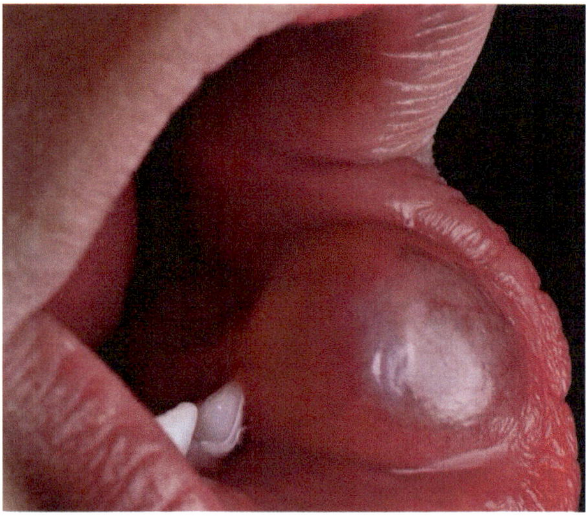

Abb. 1 Mukozele in der Schleimhaut der Unterlippe. Mit freundlicher Genehmigung von Dr. Diego Tetzner Fernandes

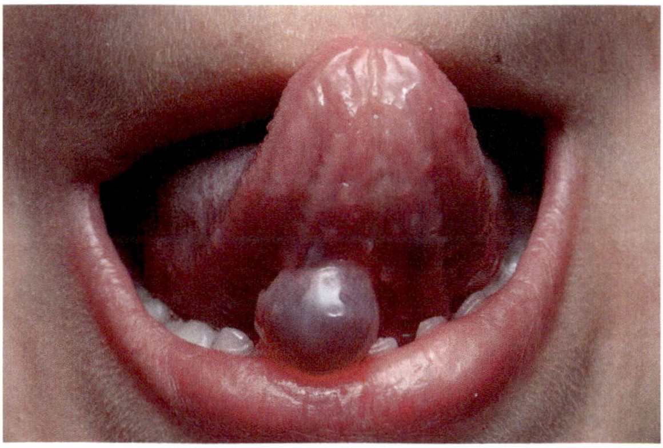

Abb. 2 Mukozele in der Mitte der Zunge. Mit freundlicher Genehmigung von Dr. Diego Tetzner Fernandes

- Etwa 83,4 % der Läsionen mit dem klinischen Erscheinungsbild einer Mukozele wiesen eine Übereinstimmung mit der histopathologischen Diagnose auf. Allerdings können auch einige Läsionen, wie fibrotische Hyperplasie, Papillom, pyogenes Granulom, Lipom, amelanotischer Nävus, lymphoepitheliale Zyste, Lymphangiom und Sialolithiasis, in die Differenzialdiagnose der Mukozele einbezogen werden.

1.2 Ranula

- Klinische Merkmale sind die wichtigsten Angaben, die für die Diagnose von Ranulae verwendet werden, und sie werden klassifiziert als oral oder zervikal (abgetaucht), abhängig von der Lage.
- Die Ranula präsentiert sich als normal oder bläulich gefärbte, schwebende, kuppelförmige Schwellung im Mundboden. Normalerweise befindet sich die Zyste seitlich der Mittellinie (Abb. 3).
- Palpation und Inspektion helfen bei der Differenzialdiagnose zwischen tiefer Ranula und fibrotischer Hyperplasie, Dermoidzyste, mesenchymalen Läsionen und Speicheldrüsenneoplasien. Das Mukoepidermoidkarzinom, zum Beispiel, kann die Ranula imitieren, wenn es gut umschrieben ist und keine Schmerzen vorhanden sind. Es ist jedoch wichtig zu beachten, dass das Mukoepidermoidkarzinom bei der Palpation fibrös erscheint.

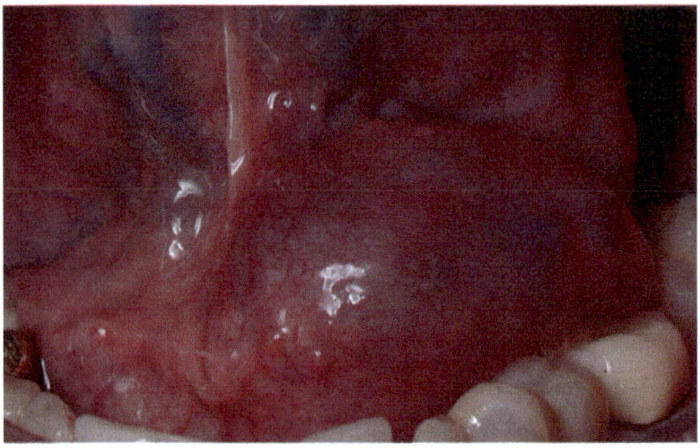

Abb. 3 Ranula im Mundboden, seitlich der Mittellinie. Mit freundlicher Genehmigung von Dr. Diego Tetzner Fernandes

1.3 Mukozele und Ranula im Zusammenhang mit systemischen Störungen

- Das Auftreten einer Mukozele oder Ranula in Verbindung mit einer HIV-Infektion kann im Kontext von HIV-bezogenen Speicheldrüsenerkrankungen beobachtet werden. Darüber hinaus wurde auch über das Auftreten von mehreren oberflächlichen Mukozelen bei Personen mit Autoimmunerkrankungen, hauptsächlich oralem Lichen planus und Graft-versus-Host-Krankheit, berichtet.

1.4 Läsionen ähnlich einer Ranula

- *Retentionszysten der Rivinus- oder Wharton-Gänge:* Diese sind klein (0,5–1,5 cm), oberflächlich und befinden sich posterior entlang des Verlaufs der Ausführungsgänge der Unterzungendrüsen (Wharton- oder Rivinus-Gänge). Diese Läsionen zeigen eine teilweise oder vollständige Obstruktion dieser Ausführungsgänge, was zu einer Retention von Speichel und einer Dilatation des Gangs führt. Schwellung, Schmerzen bei Palpation und eitrige Sekretion können beobachtet werden. Aufgrund der anatomischen Lage ist bei der Differenzialdiagnose die Sialolithiasis zu berücksichtigen. Beispielsweise ist die Okklusalröntgenaufnahme eine grundlegende ergänzende Methode zur Diagnose von Sialolithen im Mundboden.
- *Inzisaldrüsen-Mukozele:* Die inzisalen Drüsen sind eine kleine Gruppe von Schleimdrüsen, die sich im Mundboden in der lingualen Region der unteren Schneidezähne befinden. Die Ranula in dieser Region hat eine schleimhautartige oder weißliche Färbung. Sie sind kleine Läsionen, die kleiner als 0,5 cm sind, eine regelmäßige Form haben, gut umschrieben sind und sich als diskrete asymptomatische Schwellung präsentieren.

2 Behandlung

2.1 Mukozele/Ranula

- Die Behandlungsformen für diese Läsionen sind die vollständige Exzision mit einem Skalpell oder einem hochleistungsfähigen Laser, Makro- oder Mikromarsupialisierung, Kryochirurgie oder Injektion von OK-432. Oberflächliche Mukozelen platzen oft und weisen eine klinische Spontanheilung auf.
- Die chirurgische Behandlung erfolgt durch elliptische Inzision mit einem Skalpell bis zu den tiefen Schichten, gefolgt von der vollständigen Entfernung der Läsion und der kleinen Speicheldrüsen in der Nähe der Läsion (Abb. 4 und 5). Allerdings sollten das Alter des Patienten, die Größe und die anatomische Lage bei der Wahl der Behandlung berücksichtigt werden. Zum Beispiel bei Kindern oder ästhetisch relevanten Standorten – eher die obere Lippenmukosa –, um Traumata (Anästhesie bei Kindern) oder mögliche Narbenbildung an einer ästhetisch relevanten Stelle zu vermeiden.
- Eine andere chirurgische Technik besteht darin, einen linearen Schnitt in den zentralen Teil der Läsion zu setzen, und das Deckgewebe wird für die vollständige Entfernung der Läsion durchtrennt. Bei dieser Technik sollten alle Speicheldrüsen in der Nähe der Läsion ebenfalls entfernt werden, bevor genäht wird. Die Entfernung der Speicheldrüsen in der Nähe der Läsion zielt darauf ab, das Auftreten zu reduzieren oder einem Rezidiv vorzubeugen.

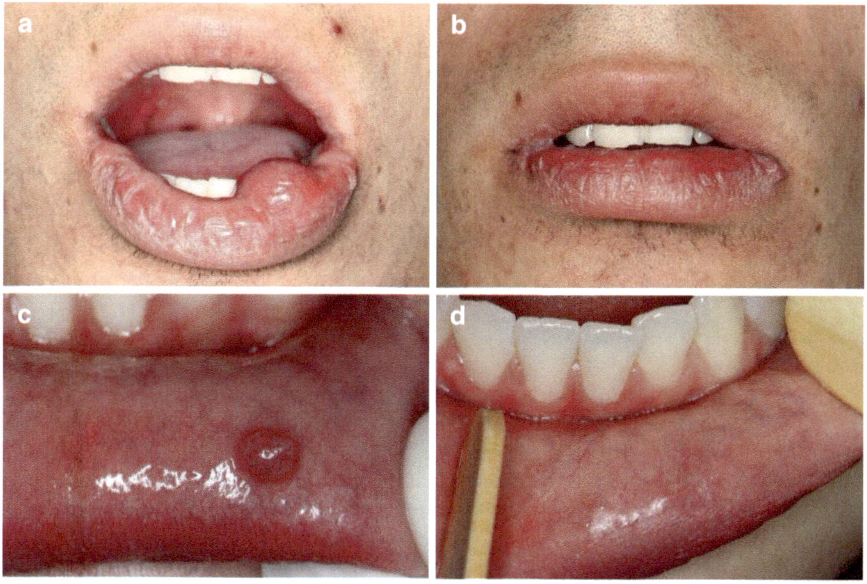

Abb. 4 Präoperativer Zustand (**a** und **c**) und vollständige Abheilung (**b** und **d**) von Mukozelen der unteren Lippe bei pädiatrischen/jungen Patienten, behandelt durch chirurgische Entfernung mit dem Skalpell

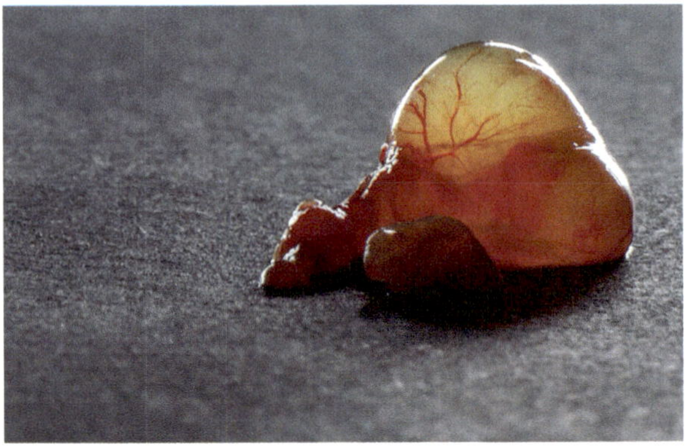

Abb. 5 Mukozele vollständig entfernt. Beachten Sie die oberflächliche Vaskularisation und Transluzenz der Läsion. Mit freundlicher Genehmigung von Dr. Lara Eunice Cândido Soares

- Die Mikromarsupialisierungstechnik ist eine effektive und effiziente Alternative, die oft für Ranulae angezeigt ist. Es handelt sich um eine einfache, wenig traumatische, minimal-invasive Technik, die unter lokaler Anästhesie durchgeführt wird. Eine Transfixation eines Seidenfadens (3.0) wird entlang der Achse der Läsion durchgeführt, gefolgt von einer Naht (Abb. 6).

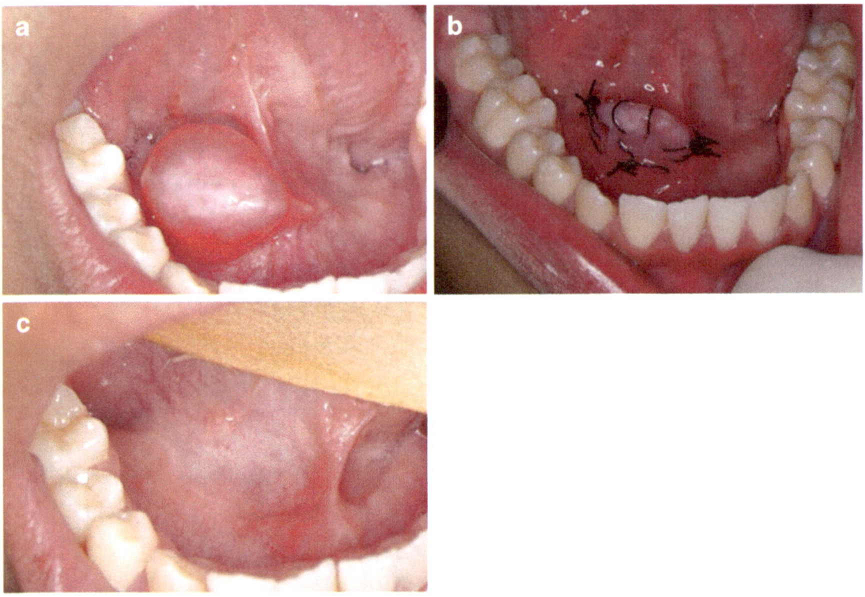

Abb. 6 (**a**) Eine Ranula ist eine Zyste, gut abgegrenzt, glatt und glänzend, ähnlich in der Farbe wie die Schleimhaut und misst etwa 2,5 cm. (**b**) Vorhandensein von 8 Nähten entlang des größten Durchmessers der Läsion. (**c**) Nachuntersuchung des Patienten nach 3 Monaten, keine klinischen Anzeichen eines Rezidivs

Danksagungen Die Forschungsstiftung des Bundesstaates São Paulo (FAPESP, São Paulo, Brasilien, Zuschussnummer JFS 19/09419-0), die Forschungsstiftung des Bundesstaates Minas Gerais (FAPEMIG, Belo Horizonte, Brasilien, Zuschussnummer APQ 03166-17), der Nationalrat für wissenschaftliche und technologische Entwicklung (CNPq, Brasilia, Brasilien, Zuschussnummern 305493/2018-3 und 407364/2021-8), und die Koordination zur Verbesserung des Hochschulpersonals (CAPES, Brasília, Brasilien, Finanzcode 001).

Literatur

Amaral MB, de Freitas JB, Mesquita RA. Upgrading of the micromarsupialisation technique for the management of mucus extravasation or retention phenomena. Int J Oral Maxillofac Surg. 2012b2012a;41(12):1527–31.

Bansal S, Verma DK, Goyal S, Rai M. Comparison of micromarsupialization and modified micromarsupialization for the management of mucocoele of lower lip: a prospective randomized clinical trial. J Maxillofac Oral Surg. 2017b2017a;16(4):491–6.

Baurmash HD. Mucoceles and ranulas. J Oral Maxillofac Surg. 2003b2003a;61(3):369–78.

Bezerra TM, Monteiro BV, Henriques ÁC, de Vasconcelos CM, Nonaka CF, da Costa Miguel MC. Epidemiological survey of mucus extravasation phenomenon at an oral pathology referral center during a 43 year period. Braz J Otorhinolaryngol. 2016b2016a;82(5):536–42.

Chi AC, Lambert PR 3rd, Richardson MS, Neville BW. Oral mucoceles: a clinicopathologic review of 1,824 cases, including unusual variants. J Oral Maxillofac Surg. 2011b2011a;69(4):1086–93.

Chung YS, Cho Y, Kim BH. Comparison of outcomes of treatment for ranula: a proportion meta-analysis. Br J Oral Maxillofac Surg. 2019b2019a;57(7):620–6.

de Arruda JAA, Jácome-Santos H, Kato CNAO, de Noronha MS, MBF d A, Silva TA, Mesquita RA. Micro-marsupialization technique with suture thread modification for improving the management of oral mucoceles and ranulas: a case series. Oral Surg. 2021b2021a;14:241–5.

Hayashida AM, Zerbinatti DC, Balducci I, Cabral LA, Almeida JD. Mucus extravasation and retention phenomena: a 24-year study. BMC Oral Health. 2010b2010a;10:15.

Huang IY, Chen CM, Kao YH, Worthington P. Treatment of mucocele of the lower lip with carbon dioxide laser. J Oral Maxillofac Surg. 2007b2007a;65(5):855–8.

Lv K, Liu J, Ye W, Wang G, Yao H. Multiple superficial mucoceles concomitant with oral lichen planus: a case series. Oral Surg Oral Med Oral Pathol Oral Radiol. 2019b2019a;127(4):e95–e101.

Minguez-Martinez I, Bonet-Coloma C, Ata-Ali-Mahmud J, Carrillo-García C, Peñarocha-Diago M, Peñarocha-Diago M. Clinical characteristics, treatment, and evolution of 89 Mucoceles in children. J Oral Maxillofac Surg. 2010b2010a;68(10):2468–71.

Silva LVO, Arruda JAA, Martelli SJ, Kato CNAO, Nunes LFM, Vasconcelos ACU, Tarquinio SBC, Gomes APN, Gomez RS, Mesquita RA, Silveira MMFD, Sobral APV. A multicenter study of biopsied oral and maxillofacial lesions in a Brazilian pediatric population. Braz Oral Res. 2018b2018a;32:e20.

Syebele K, Bütow KW. Oral mucoceles and ranulas may be part of initial manifestations of HIV infection. AIDS Res Hum Retrovir. 2010b2010a;26(10):1075–8.

Tumoren der kleinen Speicheldrüsen

Fernanda Viviane Mariano, Danyel Elias da Cruz Perez, Fabio Ramoa Pires, Felipe Paiva Fonseca, João Figueira Scarini und Lara Maria Alencar Ramos Innocentini

Unabhängig vom Standort stellen Speicheldrüsentumoren eine Gruppe von Läsionen mit komplexer Morphologie und herausfordernder Diagnose dar. Die Parotis ist der bevorzugte Standort dieser Tumoren, und die Beteiligung der kleineren Speicheldrüsen ist weniger häufig.

Speicheldrüsentumoren können gutartig oder bösartig sein. Betrachtet man alle Standorte, sind gutartige Tumoren häufiger und machen 75–85 % dieser Neoplasien aus, aber wenn wir nur die kleineren Speicheldrüsen analysieren, ist die Häufigkeit gutartiger Tumoren ähnlich der von bösartigen Tumoren. Die neu-

F. V. Mariano (✉) · J. F. Scarini
Department of Pathology, Faculty of Medical Sciences, University of Campinas (FCM/UNICAMP), Campinas, SP, Brasilien
E-Mail: fmariano@unicamp.br

D. E. da Cruz Perez
Oral Pathology Unit, Department of Clinic and Preventive Dentistry, Universidade Federal de Pernambuco (UFPE), Recife, PE, Brasilien

F. R. Pires
Oral Pathology, Dental School, Universidade do Estado do Rio de Janeiro (UERJ), Rio de Janeiro, RJ, Brasilien

F. P. Fonseca
Department of Oral Surgery and Pathology, School of Dentistry, Universidade Federal de Minas Gerais (UFMG), Belo Horizonte, MG, Brasilien

J. F. Scarini
Department of Oral Diagnosis, Piracicaba Dental School, University of Campinas (FOP/UNICAMP), Piracicaba, SP, Brasilien

L. M. A. R. Innocentini
Dentistry and Stomatology Division, Ophthalmology, Otolaryngology and Head and Neck Surgery Department, Clinical Hospital of Ribeirão Preto School of Medicine, University of São Paulo (USP), Ribeirão Preto, SP, Brasilien

A. R. Santos-Silva et al. (Hrsg.), *Klinische Entscheidungsfindung in der Zahnmedizin,* https://doi.org/10.1007/978-3-031-52852-1_15

este Klassifikation der Speicheldrüsentumoren der Weltgesundheitsorganisation (WHO) hat einige Entitäten überprüft und neu klassifiziert und hebt, basierend auf der Topographie der kleineren Speicheldrüsen, unter den gutartigen Tumoren das pleomorphe Adenom und das kanalikuläre Adenom und unter den bösartigen das Mukoepidermoidkarzinom, das adenoid-zystische Karzinom und das polymorphe Adenokarzinom hervor.

1 Klinische Merkmale

Speicheldrüsentumoren sind im Allgemeinen gut abgegrenzte noduläre Massen, die langsam wachsen und asymptomatisch sind und mehr Frauen betreffen, wobei die Spitzeninzidenz im fünften und siebten Lebensjahrzehnt auftritt. Im Allgemeinen sind Patienten, die bösartige Tumoren entwickeln, älter als diejenigen, die gutartige Tumoren entwickeln. Bösartige Tumoren werden selten bei Kindern und Jugendlichen beobachtet.

1.1 Pleomorphes Adenom

- Es ist der häufigste Speicheldrüsentumor an jeder Lokalisation.
- Es ist der häufigste gutartige Tumor der kleineren Speicheldrüsen bei jungen Patienten.
- In den kleineren Speicheldrüsen betrifft es hauptsächlich den Gaumen (Abb. 1), gefolgt von der Wangenschleimhaut und der Oberlippe.
- In seltenen Fällen kann es zu einer bösartigen Transformation zu einem Karzinom und zu einem pleomorphen Adenom kommen.

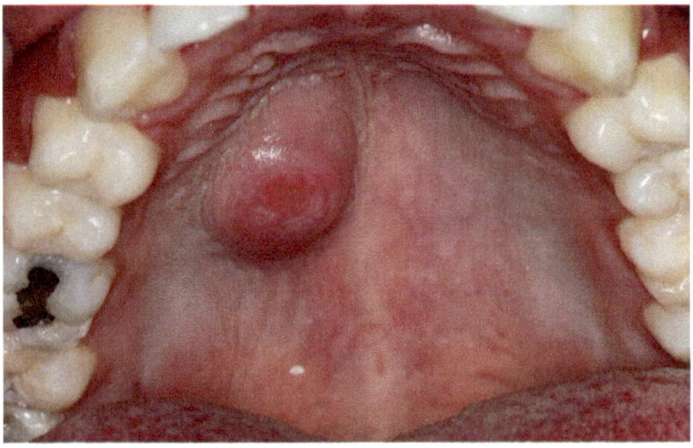

Abb. 1 Pleomorphes Adenom. Masse von fester Konsistenz auf dem harten Gaumen, seitlich der Mittellinie

1.2 Kanalikuläres Adenom

- Es handelt sich um einen relativ seltenen gutartigen Tumor.
- Sie überschreiten im Allgemeinen nicht 1–2 cm im Durchmesser.
- Etwa 9 % der Tumoren sind multifokal.
- Es tritt bevorzugt in der Oberlippe auf, obwohl auch die Wangenschleimhaut und der Gaumen betroffen sein können.

1.3 Mukoepidermoidkarzinom

- Zweithäufigster Tumor der kleineren Speicheldrüsen.
- Unter den Malignomen ist es die häufigste Neoplasie.
- Es ist der häufigste bösartige Speicheldrüsentumor bei jungen Patienten.
- Der Knoten kann fluktuieren; das Vorhandensein von zystischen Bereichen ist häufig.
- Wenn es sich in den kleineren Speicheldrüsen befindet, betrifft es hauptsächlich den Gaumen (Abb. 2); es kann auch die Wangenschleimhaut, den retromolaren Bereich, die Lippen und die Zunge betreffen; es ist der häufigste intraossäre Speicheldrüsentumor.
- Es handelt sich im Allgemeinen um niedriggradige bösartige Tumoren.

1.4 Adenoid-zystisches Karzinom

- Zweithäufigster bösartiger Speicheldrüsentumor in der Häufigkeit, aggressiv.
- Im Allgemeinen ist es mit mehreren lokalen Rezidiven und Metastasen verbunden.
- Meist symptomatisch; Schmerzen sind ein häufiger Befund.

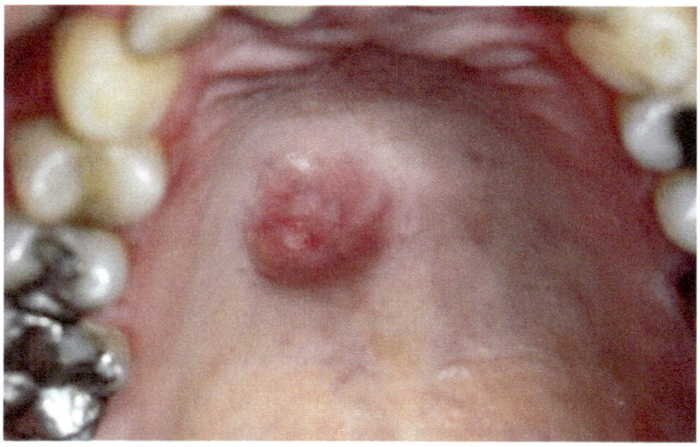

Abb. 2 Mukoepidermoidkarzinom. Gut abgegrenzte Schwellung des harten Gaumens mit oberflächlicher Teleangiektasie

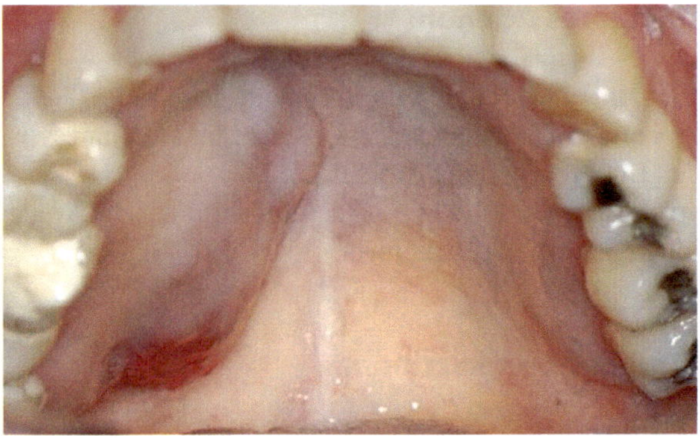

Abb. 3 Adenoid-zystisches Karzinom. Masse auf dem harten/weichen Gaumen mit deutlicher oberflächlicher Teleangiektasie

- Normalerweise eine infiltrative Läsion mit neuraler Beteiligung und Invasion des darunterliegenden Knochens.
- Häufigster bösartiger Speicheldrüsentumor der Nasennebenhöhlen.
- Es ist am häufigsten auf dem Gaumen (Abb. 3) zu finden, kann aber auch andere Regionen wie die Wangenschleimhaut, den Mundboden und die Lippen betreffen.

1.5 Polymorphes Adenokarzinom

- Selten, fast ausschließlich bei kleinen Speicheldrüsen.
- Im Allgemeinen von harter Konsistenz, ohne Bereiche von Nekrose und Blutung (Abb. 4).
- Gelegentliche Schmerzen und Ulzeration können auftreten.
- Am häufigsten betrifft es den Gaumen, obwohl auch die Wangenschleimhaut und die Oberlippe betroffen sein können.

2 Diagnose

- *Klinische Diagnose:* Anzeichen wie mangelnde Verschieblichkeit, Schmerzen, unregelmäßige Oberfläche, bläuliche/lila Färbung, Ulzeration und Teleangiektasie sind Indikatoren für Malignität. Zur weiteren Hilfe bei der Bestimmung der Dignität (gutartig oder bösartig) kann der Untersucher eine Feinnadelaspiration oder eine Inzisionsbiopsie durchführen. Bildgebende Untersuchungen (insbesondere zur Beurteilung angrenzender und tiefer Strukturen, Nebenhöhlen und Knocheninvasion), wie Computertomographie-Scans, können wichtige Informationen liefern und bei der Diagnose und chirurgischen Planung helfen.

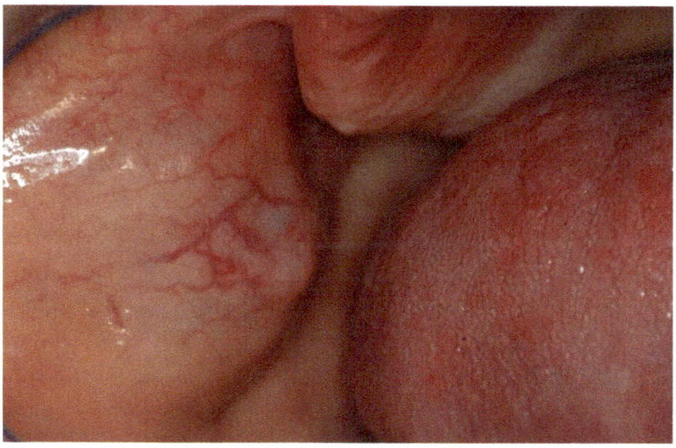

Abb. 4 Polymorphes Adenokarzinom. Schwellung in der Wangenschleimhaut in Verbindung mit Teleangiektasie

- *Anatomisch-pathologische Diagnose:* Die Diagnose kann nach Analyse des Materials, das bei der Inzisionsbiopsie oder Feinnadelaspiration (FNA) für große Speicheldrüsentumoren gewonnen wurde, gestellt werden. Es ist zu beachten, dass mehrere Speicheldrüsentumoren zystische Komponenten aufweisen können, und es ist unerlässlich, ihre Tumordignität zu bestätigen, um die am besten geeignete Behandlung zu bestimmen. Bei Bestätigung einer Speicheldrüsenneoplasie muss der Patient an einen Kopf- und Halschirurgen überwiesen werden. In jedem Fall wird die endgültige Diagnose erst nach anatomisch-pathologischer Untersuchung des chirurgischen Präparats festgestellt.

3 Behandlung

Für gutartige Tumoren ist die hauptsächliche Behandlungsmethode die chirurgische Entfernung. Angesichts des Potenzials für Rezidive und maligne Transformation von pleomorphen Adenomen wird eine langfristige Nachsorge der betroffenen Patienten empfohlen.

Bei bösartigen Tumoren ist die vollständige chirurgische Resektion mit einem Sicherheitsabstand (der bei Tumoren auf dem Gaumen auch Knochengewebe einschließen kann) die erste Behandlungslinie. In einigen Fällen kann, abhängig von dem histologischen Grad des Tumors, der Beteiligung der chirurgischen Ränder, in Bezug auf neoplastische Zellen positiven Lymphknoten, neoplastischen Emboli und neuraler Invasion, eine adjuvante Strahlentherapie in Kombination mit der chirurgischen Behandlung angezeigt sein. In jedem Fall wird eine multidisziplinäre Aufklärung und Nachsorge dieser Patienten notwendig.

Die Prognose der Patienten hängt hauptsächlich von der Lage (weniger günstig in der Glandula sublingualis oder den kleinen Speicheldrüsen), dem histologischen Typ (hochgradige Tumoren neigen zu einer schlechteren Prognose), dem klinischen Stadium des Tumors und der durchgeführten Behandlung ab.

Danksagungen Die Forschungsstiftung des Bundesstaates São Paulo (FAPESP, São Paulo, Brasilien, Zuschussnummern FVM 15/07304-0 und JFS 19/09419-0) und die Koordinierungsstelle für die Ausbildung von Hochschulabsolventen (CAPES, Brasilia, Brasilien, Finanzcode 001).

Literatur

Abrahão AC, Santos Netto Jde N, Pires FR, Santos TC, Cabral MG. Clinicopathological characteristics of tumors of the intraoral minor salivary glands in 170 Brazilian patients. Br J Oral Maxillofac Surg. 2016;54(1):30–4.

Alsanie I, Rajab S, Cottom H, Adegun O, Agarwal R, Jay A, Graham L, James J, Barrett AW, van Heerden W, de Vito M, Canesso A, Adisa AO, Akinshipo AO, Ajayi OF, Nwoga MC, Okwuosa CU, Omitola OG, Orikpete EV, Soluk-Tekkesin M, Bello IO, Qannam A, Gonzalez W, Pérez-de-Oliveira ME, Santos-Silva AR, Vargas PA, Toh EW, Khurram SA. Distribution and frequency of salivary gland tumours: An international multicenter study. Head Neck Pathol. 2022; https://doi.org/10.1007/s12105-022-01459-0. Epub ahead of print

Badlani J, et al. Primary salivary gland malignancies: a review of Clinicopathological evolution, molecular mechanisms and management. ANZ J Surg. 2018;88(3):152–7.

Bhaskar SN, Weinmann JP. Tumors of the minor salivary glands; a study of twenty-three cases. Oral Surg Oral Med Oral Pathol. 1955;8(12):1278–97.

Buchner A, Merrell PW, Carpenter WM. Relative frequency of intra-Oral minor salivary gland tumors: a study of 380 cases from northern California and comparison to reports from other parts of the world. J Oral Pathol Med. 2007;36(4):207–14.

Chatura K. Polymorphous Low Grade Adenocarcinoma. J Oral Maxillofac Pathol. 2015;19(1):77–82.

da Cruz Perez DE, Pires FR, Alves FA, Almeida OP, Kowalski LP. Salivary gland tumors in children and adolescents: a clinicopathologic and immunohistochemical study of fifty-three cases. Int J Pediatr Otorhinolaryngol. 2004;68(7):895–902.

da Cruz Perez DE, Pires FR, Lopes MA, de Almeida OP, Kowalski LP. Adenoid cystic carcinoma and mucoepidermoid carcinoma of the maxillary sinus: report of a 44-year experience of 25 cases from a single institution. J Oral Maxillofac Surg. 2006;64(11):1592–7.

Dos Santos ES, Normando AGC, Scarini JF, Crescencio LR, de Lima-Souza RA, Mariano FV, Leme AFP. Diagnostic and prognostic value of miRNAs on salivary gland tumors: a systematic review and meta-analysis. Oral Maxillofac Surg. 2021;25(4):445–56. https://doi.org/10.1007/s10006-021-00952-0. Epub 2021 Mar 5

Egal ESA, Scarini JF, de Lima-Souza RA, Lavareze L, Fernandes PM, Emerick C, Gonçalves MT, Helms MN, Altemani A, Mariano FV. Tumor microenvironment in salivary gland carcinomas: An orchestrated state of chaos. Oral Oncol. 2022;127:105777. https://doi.org/10.1016/j.oraloncology.2022.105777. Epub 2022 Feb 18

He S, et al. Clinicopathologic and prognostic factors in adenoid cystic carcinoma of head and neck minor salivary glands: a clinical analysis of 130 cases. Am J Otolaryngol. 2017;38(2):157–62.

Alsanie I, Rajab S, Cottom H, Adegun O, Agarwal R, Jay A, Graham L, James J, Barrett AW, van Heerden W, de Vito M, Canesso A, Adisa AO, Akinshipo A-WO, Ajayi OF, Nwoga MC, Okwuosa CU, Omitola OG, Orikpete EV, Soluk-Tekkesin M, Bello IO, Qannam A, Gonzalez W, Pérez-de-Oliveira ME, Santos-Silva AR, Vargas PA, Toh E-W, Khurram SA. Distribution and frequency of salivary gland tumours: an international multicenter study abstract. Head Neck Pathol. 2022;16(4):1043–1054. https://doi.org/10.1007/s12105-022-01459-0.

Jones AV et al. The range and demographics of salivary gland tumors diagnosed in a UK population. Oral Oncol, 44(4), 407–417, Abr. 2008.

Jorge J, et al. Juvenile intraoral pleomorphic adenoma: report of five cases and review of the literature. Int J Oral Maxillofac Surg. 2002;31(3):273–5.

Lavareze L, Scarini JF, de Lima-Souza RA, Emerick C, Sales de Sá R, Aquino IG, Fernandes PM, Gonçalves MT, Helms MN, Altemani A, Egal ESA, Mariano FV. Salivary gland cancer in the setting of tumor microenvironment: Translational routes for therapy. Crit Rev Oncol Hematol. 2022;171:103605. https://doi.org/10.1016/j.critrevonc.2022.103605. Epub 2022 Jan 22

Lewis AG, Tong T, Maghami E. Diagnosis and management of malignant salivary gland tumors of the parotid gland. Otolaryngol Clin North Am. 2016;49(2):343–80.

Mariano FV, da Silva SD, Chulan TC, de Almeida OP, Kowalski LP. Clinicopathological factors are predictors of distant metastasis from major salivary gland carcinomas. Int J Oral Maxillofac Surg. 2011;40(5):504–9. https://doi.org/10.1016/j.ijom.2010.12.002.

Mariz BALA, do Socorro Queiroz Feio P, Roza ALOC, de Andrade BAB, Agostini M, Romañach MJ, Fonseca FP, Pontes HAR, Ribeiro ACP, Brandão TB, Rocha AC, Vargas PA, Lopes MA, Santos-Silva AR. Clinical predictors of malignancy in palatal salivary gland tumors. Oral Dis. 2019;25(8):1919–24. https://doi.org/10.1111/odi.13181. Epub 2019 Sep 11

Netto Jde N, Miranda AM, da Silveira HM, dos Santos TC, Pires FR. Fine-needle aspiration biopsy as an auxiliary diagnostic tool on intraoral minor salivary gland adenoid cystic carcinoma. Oral Surg Oral Med Oral Pathol Oral Radiol Endod. 2008;106(2):242–5.

Perez DE, Pires FR, Alves Fde A, Lopes MA, de Almeida OP, Kowalski LP. Juvenile intraoral mucoepidermoid carcinoma. J Oral Maxillofac Surg. 2008;66(2):308–11.

Pires FR, de Almeida OP, de Araújo VC, Kowalski LP. Prognostic factors in head and neck mucoepidermoid carcinoma. Arch Otolaryngol Head Neck Surg. 2004;130(2):174–80.

Pires FR, Pringle GA, de Almeida OP, Chen SY. Intraoral minor salivary gland tumors: a clinicopathological study of 546 cases. Oral Oncol. 2007;43(5):463–70.

Seethala Raja R, et al. Data set for the reporting of carcinomas of the major salivary glands: explanations and recommendations of the guidelines from the international collaboration on cancer reporting. Arch Pathol Lab Med, 143, N. 5, 578–586, Maio 2019.

Skálová A, Hyrcza MD, Leivo I. Update from the 5th Edition of the World Health Organization Classification of Head and Neck Tumors: Salivary Glands. Head Neck Pathol. 2022;16(1):40–53. https://doi.org/10.1007/s12105-022-01420-1. Epub 2022 Mar 21. PMID: 35312980; PMCID: PMC9018948

Thompson Lester DR, et al. Canalicular adenoma: a clinicopathologic and immunohistochemical analysis of 67 cases with a review of the literature. Head Neck Pathol. 2014;9(2):181–95.

Verma V, Mendenhall WM, Werning JW. Polymorphous low-grade adenocarcinoma of the head and neck. Am J Clin Oncol. 2014;37(6):624–6.

Waldron CA, El-Mofty SK, Gnepp DR. Tumors of the intraoral minor salivary glands: a demographic and histologic study of 426 cases. Oral Surg Oral Med Oral Pathol. 1988;66(3): 323–33.

Gefäßerkrankungen

Gefäßanomalien der Mundschleimhaut

Márcio Ajudarte Lopes, Camila Nazaré Alves de Oliveira Kato, Felipe Paiva Fonseca, Diego Tetzner Fernandes, João Figueira Scarini, Lara Maria Alencar Ramos Innocentini und Ricardo Alves Mesquita

Vaskuläre Anomalien sind Veränderungen, die Kapillaren, Venen, Arterien oder lymphatische Gefäße betreffen. Die Nomenklatur und Klassifikation dieser Läsionen sind manchmal verwirrend und divergent, aber derzeit sind zwei unterschiedliche Gruppen bekannt, die von der Internationalen Gesellschaft für die Erforschung von vaskulären Anomalien (ISSVA, 2018) anerkannt werden: Tumoren und vaskuläre Fehlbildungen (Abb. 1).

Hämangiome sind angeborene vaskuläre Tumoren, die aus Endothelzellen mit einer hohen Proliferationsrate bestehen, die etwa 10 % der Bevölkerung betreffen und als die häufigsten Tumoren der Kindheit gelten. Im Gegensatz zu vaskulären Fehlbildungen neigen Hämangiome dazu, sich zurückzubilden, wobei eine Proliferationsphase in den ersten 9–12 Monaten auftritt, gefolgt von einer involutiven Phase.

Vaskuläre Fehlbildungen sind Läsionen, die die Struktur der Gefäße während der embryonalen Entwicklung beeinträchtigen. Normalerweise sind diese

M. A. Lopes (✉) · J. F. Scarini
Department of Oral Diagnosis, Piracicaba Dental School, University of Campinas (FOP/UNICAMP), Piracicaba, SP, Brasilien
E-Mail: malopes@fop.unicamp.br

C. N. A. de Oliveira Kato · F. P. Fonseca · D. T. Fernandes · R. A. Mesquita
Department of Oral Surgery and Pathology, School of Dentistry, Universidade Federal de Minas Gerais (UFMG), Belo Horizonte, MG, Brasilien

J. F. Scarini
Department of Pathology, School of Medical Sciences, University of Campinas (FCM/UNICAMP), Campinas, SP, Brasilien

L. M. A. R. Innocentini
Dentistry and Stomatology Division, Ophthalmology, Otolaryngology and Head and Neck Surgery Department, Clinical Hospital of Ribeirão Preto, School of Medicine, University of São Paulo (USP), Ribeirão Preto, SP, Brasilien

A. R. Santos-Silva et al. (Hrsg.), *Klinische Entscheidungsfindung in der Zahnmedizin,* https://doi.org/10.1007/978-3-031-52852-1_16

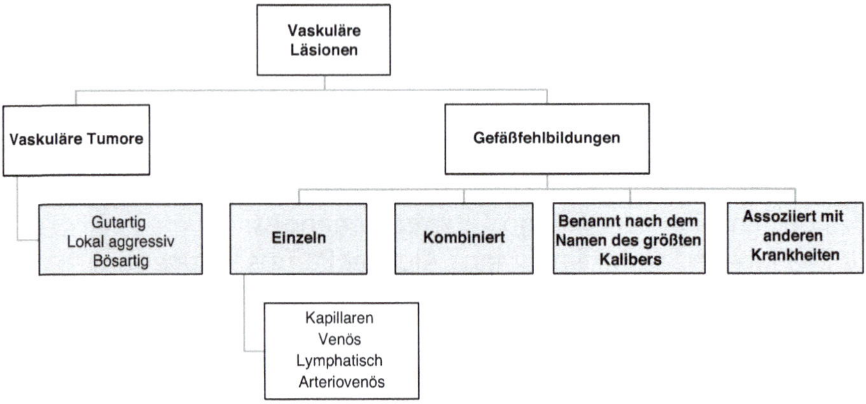

Abb. 1 Vaskuläre Anomalien nach der ISSVA 2018

vaskulären Anomalien bei der Geburt vorhanden und nehmen an Größe zu, entsprechend der Entwicklung des Individuums. Kapillaren, Venen, Arterien und lymphatische Gefäße können betroffen sein. Venöse Fehlbildungen sind die häufigste Art, wobei 80 % im Kopf- und Halsbereich auftreten. Lymphangiome sind seltene Fehlbildungen der lymphatischen Gefäße, die am häufigsten in der Mundhöhle und im zervikofazialen (zystisches Hygrom) Bereich auftreten. Sie sind normalerweise bei der Geburt vorhanden und können aufgrund des Risikos einer Atemwegsobstruktion und funktioneller und chirurgischer Komplikationen zu größeren Komplikationen führen.

Eine andere vaskuläre Anomalie, die jedoch nicht von der ISSVA 2018 klassifiziert ist, aber häufig in der Mundschleimhaut vorkommt, sind Varizen (Krampfadern). Diese Veränderungen sind erworbene Anomalien, bei denen die Venen der Dermis oder Submukosa extrem erweitert werden. Ältere Menschen sind am stärksten betroffen, hauptsächlich aufgrund des Verlusts der Elastizität des Blutgefäßes.

1 Klinische Merkmale

1.1 Hämangiome

- Achtzig Prozent treten in den ersten 3 Lebensmonaten auf.
- Siebzig Prozent der Fälle zeigten nach 7 Jahren eine vollständige Regression, und 90 % zeigten eine vollständige Regression nach 9 Jahren.
- Merkmale: knotig, einzelne Läsion, gut definierte Grenzen, rötliche oder purpurne Färbung.
- Häufigste Stelle: Lippen, Zunge und Wangenschleimhaut.

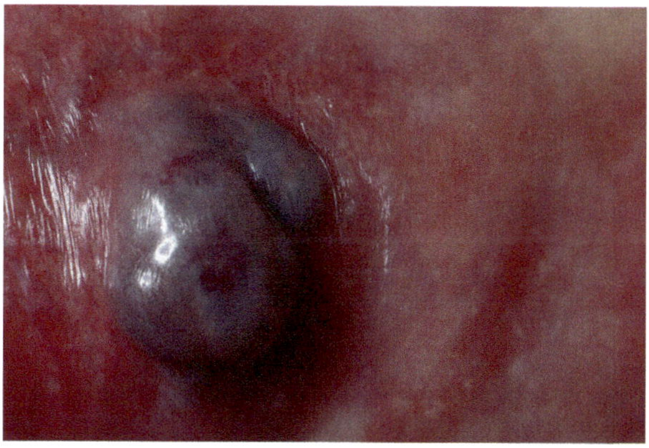

Abb. 2 Vaskuläre Fehlbildung in der Wangenschleimhaut. Mit freundlicher Genehmigung von Dr. Lara Eunice Cândido Soares

1.2 Vaskuläre Fehlbildung

- Bereits bei der Geburt vorhanden, zeigt keine Regression, und das Wachstum begleitet die Entwicklung des Individuums.
- Es kann einen hohen oder niedrigen Blutfluss aufweisen; ein niedriger Fluss (venös) ist am häufigsten in der Mundschleimhaut.
- Merkmale: knotige, purpurfarbene Läsionen mit schlecht definierten Grenzen (Abb. 2).
- Häufigste Stelle: jede Region des Körpers, einschließlich der Mundschleimhaut.

1.3 Arteriovenöse Fehlbildung

- Eine intraorale arteriovenöse Malformation (AVM) ist eine seltene vaskuläre Anomalie, die lebensbedrohlich sein kann aufgrund des Potenzials für massive Blutungen (Abb. 3).
- Über schwere Komplikationen wurde bei Zahnextraktionen mit nichtdiagnostizierten AVM-Fällen berichtet.

1.4 Lymphatische Fehlbildung (orales Lymphangiom)

- Fünfzig Prozent der Fälle zeigen sich bei der Geburt (angeboren), und 80–90 % treten nach dem 2. Lebensjahr auf.
- Merkmale: Mehrere Raumforderungen oder Knötchen, variabel in der Größe, glatte und durchscheinende Oberfläche (Abb. 4).

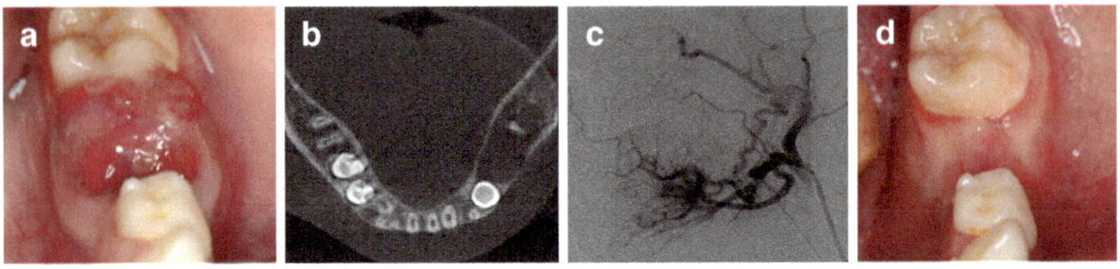

Abb. 3 Ein 9-jähriger Junge wurde zur Untersuchung einer Schwellung am linken mandibulären Zahnfleisch überwiesen, die mit einer fortschreitenden Mobilität des ersten bleibenden Molaren verbunden war. (**a**) Die Schwellung zeigte eine überwiegend erythematöse Farbe mit kleinen hämorrhagischen Herden, die auf einer dünnen überlagernden Schleimhaut verteilt waren. (**b**) Bei der Palpation war sie weich und leicht komprimierbar, mit einer ausgeprägten pulsierenden Komponente. Die Kegelstrahltomographie zeigte eine intraossäre destruktive Läsion durch ein hypodenses Bild im linken hinteren Unterkiefer. (**c**) Die Angiographie zeigte eine große AVM mit hohem Fluss. (**d**) Beeindruckenderweise regredierte die AVM spontan nach der Angiographie ohne Embolisation. Der Patient befindet sich in einer 24-monatigen Nachsorge ohne Anzeichen eines Rezidivs

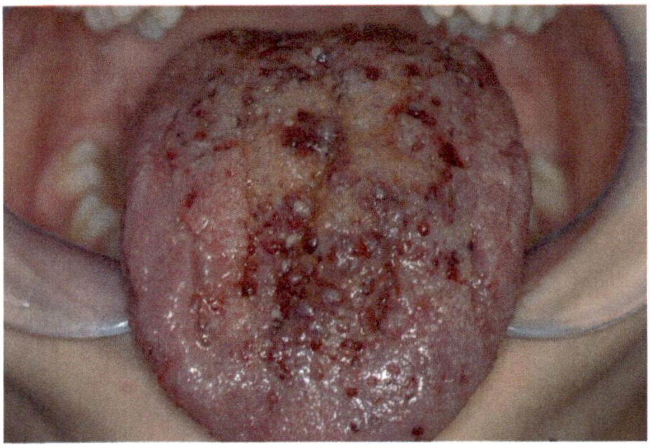

Abb. 4 Lymphatische Fehlbildung (orales Lymphangiom). Rötlich-weiße, unregelmäßige, sessile vesikelartige Knötchen auf dem Zungenrücken

- Klinisch werden sie als mikrozystisch, makrozystisch oder gemischt eingestuft.
- Häufigste Stelle: Zungenrücken, kann Makroglossie verursachen.
- Sie sind normalerweise asymptomatisch, können aber mit überlagernder Infektion oder spontaner Blutung auftreten, was zu Schmerzen oder schneller Expansion führt.
- Sie können spontan zurückgehen.

1.5 Varizen (Krampfadern)

- Tritt häufig bei älteren Menschen auf, insbesondere an der Unterlippe.
- Merkmale: einzeln oder mehrfach, purpurn, asymptomatisch, gut definiert, Papel oder Knötchen und können von 5 bis 15 mm reichen.
- Varizen (Krampfadern), die sich auf der Zungenunterseite und am Mundboden befinden, oder sublinguale Varizen gelten als Entwicklungsanomalien und erfordern keine Behandlung.

2 Diagnose

- Klinische Beurteilung der Läsion.
- *Diaskopie:* Bei dieser klinischen Untersuchung wird die Läsion mit den Fingern oder einem Objektträger gedrückt (Diaskopie durch Vitropression), wodurch das Blut vorübergehend durch Entleerung der Gefäße aus dem gedrückten Bereich (Blanchierbarkeit) verdrängt wird. Es ermöglicht die Unterscheidung, zum Beispiel, zwischen einer Läsion vaskulären Ursprungs, die vollständig oder teilweise verschwindet, und einer pigmentierten Läsion, die nicht verschwindet (Abb. 5).
- *Kopfsenkung mit Bauchkompressionsmanöver:* Der Patient sitzt in einem Stuhl in der 90°-Position. Die Schwellung der Läsion wird beurteilt, und der Patient wird aufgefordert, den Kopf zu senken, den Rumpf in Richtung der Beine zu bringen und den Bauch für 1 min zu komprimieren. Die Läsion wird erneut inspiziert; wenn es eine Zunahme der Schwellung oder eine Veränderung der Intensität der Läsionsfärbung gibt, ist das Manöver positiv für Gefäßanomalien.
- *Bildgebende Untersuchungen:* Ultraschall und Magnetresonanztomographie ermöglichen die Beobachtung der Lage, der Größe, des Blutflusses (hoher und niedriger Fluss), der Tiefe der Läsion und der Beziehung zu benachbarten anatomischen Strukturen.

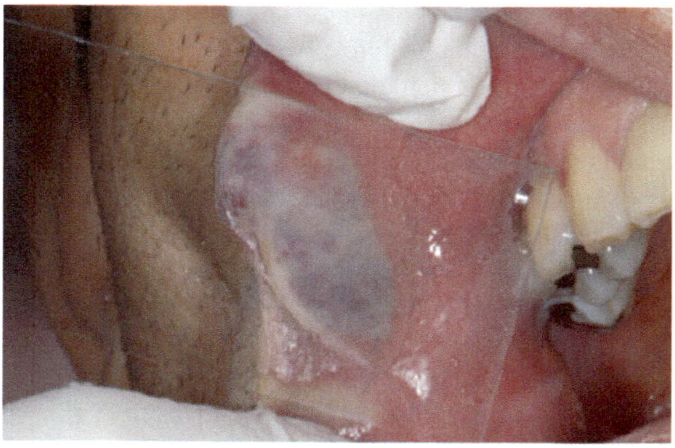

Abb. 5 Diaskopie durch Vitropressionsmanöver bei oraler Gefäßfehlbildung

3 Behandlung

Die Behandlung von Gefäßanomalien kann je nach Alter des Patienten, Größe der Läsion, Blutfluss, Lage und Tiefe variieren. Ein Risiko für ein Trauma, eine Blutung und ästhetische oder funktionelle Faktoren sind die Hauptindikationen für eine Behandlung. Der Einsatz von oralen oder systemischen Medikamenten, Immunsuppressiva, Sklerotherapie, Kryotherapie, Chirurgie, Lasertherapie und Embolisation sind Behandlungsmethoden, die bei Gefäßanomalien verwendet werden.

3.1 Hämangiom

- Patientenaufklärung und klinische Nachsorge, hauptsächlich bei pädiatrischen Patienten.
- *Propranolol:* Vor der Behandlung sollte eine sorgfältige kardiologische Bewertung mit Elektrokardiogramm, Echokardiographie, Herzfrequenz und Blutdruckmessungen durchgeführt werden. Während der Therapie sollte der Blutzuckerspiegel überwacht werden, da die Möglichkeit einer Hypoglykämie besteht. Verwenden Sie 1 mg/kg alle 12 h oder 2 mg/kg und Tag für 12 Wochen. Nebenwirkungen sind Schläfrigkeit und Reflux, die bei Patienten mit Herzerkrankungen kontraindiziert sind.
- *Orale Kortikosteroide*: Prednison 3,0–5,0 mg/kg, früh am Morgen, jeden zweiten Tag, für 8 Wochen (Gesamtdosis <50 mg). Die Dosierung wird in den folgenden 2–3 Wochen gesenkt: 1,5–2,5 mg/kg in der 9. Woche, 10 mg in der 10. Woche und 5 mg in der 11. Woche und in der 12. Woche gestoppt. Nebenwirkungen sind Reizbarkeit, Unruhe, „cushingoides" Aussehen, Appetitverlust, Magen-Darm-Störungen, Osteoporose und Anfälligkeit für Infektionen.

3.2 Gefäßmalformationen, Hämangiome und Varizen (Krampfadern)

Die Sklerotherapie ist die am häufigsten verwendete Behandlung für Gefäßanomalien der Mundhöhle. Es handelt sich um ein konservatives, sicheres und wirksames Verfahren, bei dem die Gefäßwand durch ein sklerosierendes Mittel gereizt wird, was eine Entzündung hervorruft, gefolgt von einer Fibrose und der Obliteration des Gefäßes. Es können verschiedene sklerosierende Mittel verwendet werden, wie Ethanolaminoleat, Natriummorrhuat, Polidocanol, Natriumtetradecylsulfat und absoluter Ethanol. In Brasilien ist eines der am häufigsten verwendeten sklerosierenden Mittel Ethanolaminoleat.

- *Sklerotherapie für Läsionen, die kleiner als 2,0 cm sind:* Intraläsionale Injektion von reinem Ethamolin® 5 %, 0,01 ml für jeweils 3 mm der Läsion, die nach 14 Tagen wiederholt werden kann, wenn keine vollständige Remission der

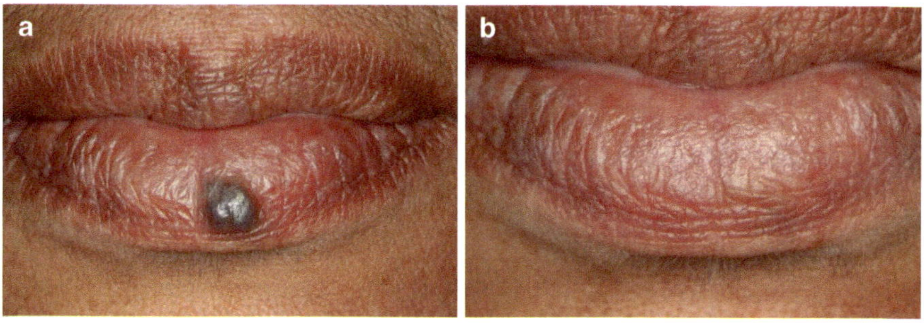

Abb. 6 Gefäßmalformation unter 2 cm in der Unterlippe. Anfangsfoto (**a**) und 3 Monate nach Sklerotherapie mit Ethamolin® 5 % in einer einzigen Sitzung (**b**)

Läsion vorliegt. Nebenwirkungen sind lokale Verbrennungen, Schmerzen und Schwellungen, die 2–72 h nach der Anwendung anhalten, sowie mögliche Geschwüre und Blutungen (Abb. 6).

- *Schaumsklerotherapie für Läsionen über 2,0 cm:* Schaumzubereitung nach der Tessari-Technik: 2,0 ml reines Ethamolin® 5 % und 8,0 ml Luft in zwei 10-ml-Spritzen, die durch einen Drei-Wege-Hahn verbunden sind. Um den Schaum zu erzeugen, werden 20 Zyklen mit Transfer des Inhalts von einer Spritze zur anderen durchgeführt. Das Verfahren muss agil und schnell sein, um die Bildung von Schaum zu ermöglichen. Nach dem Einstich in die Mitte der Läsion mit einer 25-G-Nadel wird ein Anästhetikum ohne Vasokonstriktor angewendet. Beobachten Sie den Blutrückfluss, um die korrekte Position innerhalb der Läsion sicherzustellen, und wenden Sie den Schaum mit derselben 25-G-Nadel an, die für die Anästhesie verwendet wurde. Es wird ein Volumen von 0,5 ml Schaum pro 1 cm der Läsion in einer einzigen Punktion empfohlen. Nebenwirkungen sind Ödeme, Schmerzen, lokale Verbrennungen und mögliche Geschwüre und Blutungen.
- *Transmukosale Photokoagulation mit einem Hochleistungslaser:* Empfohlen für oberflächliche Gefäßanomalien, bis zu 10 mm tief, bei denen die Laserenergie stark von Hämoglobin absorbiert wird. Hochleistungslaser (Kohlendioxid-, Dioden-, Neodym-YAG-Laser) im Dauerbetrieb, Leistung von 1000–2500 mW, wobei die Spitzenfaser etwa 2 mm von der Läsion entfernt positioniert wird, angewendet unter Beobachtung der Zeit, die notwendig ist, bis das „Aufhellen" der Läsion eintritt. Vor der Behandlung wird eine lokale infiltrative Anästhesie empfohlen, abhängig von der Tiefe der Läsion. Nebenwirkungen sind Verbrennungen, Blasen, Ödeme, Hyperämie und Fibrose. Der Hochleistungslaser kann auch zur Exzision von Gefäßanomalien verwendet werden, wodurch die Möglichkeit von Blutungen reduziert wird, aber Nebenwirkungen wie Nekrose, Gewebeatrophie und Hyperpigmentierung können auftreten.
- *Chirurgie:* Die chirurgische Entfernung mit dem Skalpell ist für Läsionen unter 2 cm angezeigt. Nebenwirkungen sind trans-chirurgische und postoperative Blutungen, Narbenbildung und unerwünschte kosmetische Effekte. Läsionen

über 2 cm und infiltrative Läsionen können ebenfalls durch chirurgische Entfernung mit dem Skalpell behandelt werden, müssen jedoch in einem Krankenhausumfeld und von einem multidisziplinären Team angegangen werden.
- *Kombinationstherapien:* Kombinierte Behandlungen aus Sklerotherapie oder Photokoagulation gefolgt von chirurgischer Entfernung mit dem Skalpell werden für große Läsionen empfohlen, in der Regel für Läsionen größer als 2 cm.

3.3 Lymphatische Malformation (orales Lymphangiom)

- Patientenaufklärung und klinische Nachsorge hauptsächlich für pädiatrische und asymptomatische Patienten.
- *Sklerotherapie:* Bleomycin 2 mg/ml intraläsionale Injektion (8 mg Bleomycin gelöst in 5 ml Kochsalzlösung plus 2 ml Lidocain 2 % und 1 ml Dexamethason 5 mg). Ein Volumen von 1 ml/cm^2 der Läsion wird empfohlen. Die Anwendungen können von 3–5 Sitzungen variieren, mit einem Intervall von 3 Wochen. Überschreiten Sie nicht 8 mg bei Erwachsenen und 4 mg bei Kindern in einer einzigen Injektion. Nebenwirkungen sind Schwellungen und Schmerzen, die 3–5 Tage nach der Anwendung anhalten, Fieber am Tag der Anwendung, Geschwüre und Hautausschläge. Intraläsionale Injektion von OK-432 oder Picibanil (*Streptococcus pyogenes* Gruppe A + Benzylpenicillin): 0,1 mg/10 ml Kochsalzlösung (0,9 %). Die zystischen Räume werden aspiriert, und anschließend wird eine intrazystische Injektion von bis zu 0,2 mg/Sitzung durchgeführt. Ein Intervall von 3–6 Wochen wird empfohlen, mit einem Maximum von vier Sitzungen. Nebenwirkungen sind Erythem, erhöhte Schwellung, Schmerzen, Fieber und allergische Reaktion.
- *Chirurgie:* Sie ist nicht die erste Wahl der Behandlung, da die lymphatische Malformation schlecht abgegrenzt ist; es besteht ein hohes Infektionsrisiko, das zu ästhetischen und funktionellen Schäden führt. Allerdings kann die chirurgische Entfernung mit dem Skalpell für oberflächliche und gut abgegrenzte Läsionen oder nach Sklerotherapie von mittelgroßen Läsionen angezeigt sein. Die Auswirkungen auf die regionalen lymphatischen Systeme sollten beachtet werden. Der Hochleistungslaser kann auch bei der Exzision von kleinen Lymphangiomen oder der lokalisierten Ablation von nichtexzidierbaren Lymphangiomen verwendet werden. Die Ablationsfläche sollte 2–3 m^2 pro Sitzung betragen, um Beschwerden für den Patienten zu vermeiden. Antibiotika und Mundspülungen sollten für 3–7 Tage nach der Operation verschrieben werden.

Danksagungen Die Forschungsstiftung des Bundesstaates São Paulo (FAPESP, São Paulo, Brasilien, Zuschussnummer JFS 19/09419-0), die Forschungsstiftung des Bundesstaates Minas Gerais (FAPEMIG, Belo Horizonte, Brasilien, Zuschussnummer APQ 03166-17), der Nationalrat für wissenschaftliche und technologische Entwicklung (CNPq, Brasilia, Brasilien, Zuschussnummern 305493/2018-3 und 407364/2021-8) und die Koordinierungsstelle für die Ausbildung von Hochschulabsolventen (CAPES, Brasilia, Brasilien, Finanzcode 001).

Literatur

Aires AV, Kato CNAO, Silva LVO, de Andrade RS, Martelli Júnior H, Ferreira MVL, Mesquita RA. Lingual lymphangioma ablation with high power diode laser: a case report. J Lasers Med Sci. 2020;11:234–7.

Bacci C, Sacchetto L, Zanette G, Sivolella S. Diode laser to treat small oral vascular malformations: a prospective case series study. Lasers Surg Med. 2018;50:111–6.

da Silva WB, Ribeiro AL, de Menezes SA, de Jesus Viana Pinheiro J, De Melo Alves-Junior S. Oral capillary hemangioma: a clinical protocol of diagnosis and treatment in adults. Oral Maxillofac Surg. 2014;18(4):431–7.

Fernandes DT, Elias RA, Santos-Silva AR, Vargas PA, Lopes MA. Benign oral vascular lesions treated by sclerotherapy with ethanolamine oleate: a retrospective study of 43 patients. Med Oral Patol Oral Cir Bucal. 2018;23(2):e180–7.

Fernandes DT, Hebling E, Santos-Silva AR, Lopes MA. A series of 33 older patients with lip venous lake treated by sclerotherapy. Int J Dermatol. 2019;

Grover C, Arora P, Kedar A, Pal P, Lal B. Combination of oral corticosteroids and polidocanol sclerotherapy in the management of infantile hemangiomas. Dermatol Surg. 2010;36:2030–6.

ISSVA classification of vascular anomalies ©2018 international society for the study of vascular anomalies. issva.org/classification. Zugegriffen: 15 Jan 2019.

Johann ACBR, Aguiar MCF, Carmo MAV, Gomez RS, Castro WH, Mesquita RA. Sclerotherapy of benign oral vascular lesion with ethanolamine oleate: an open clinical trial with 30 lesions. Oral Surg Oral Med Oral Pathol Oral Radiol Endod. 2005;100:579–84.

Kato CNAO, Ribeiro MC, do Amaral MBF, Grossmann SMC, de Aguiar MCF, Mesquita RA. Experience with 5% ethanolamine oleate for sclerotherapy of oral vascular anomalies: a cohort of 15 consecutive patients. J Craniomaxillofac Surg. 2019;47:106–11.

Luo Q, Zhao F. How to use bleomycin A5 for infantile maxillofacial hemangiomas: clinical evaluation of 82 consecutive cases. J Cranio Maxillofac Surg. 2011;39:482–6.

Nammour S, Vanheusden A, Namour A, Zeinoun T. Evaluation of a new method for the treatment of invasive, diffuse, and Unexcisable Lymphangiomas of the Oral cavity with defocus CO2 laser beam: a 20-year follow-up. Photomed Laser Surg. 2016;34:82–7.

Ribeiro MC, de Mattos Camargo Grossmann S, do MBF A, de Castro WH, Navarro TP, Procopio RJ, da Silva TA, de Oliveira Kato CDNA, Mesquita RA. Effectiveness and safety of foam sclerotherapy with 5% ethanolamine oleate in the treatment of low-flow venous malformations in the head and neck region: a case series. Int J Oral Maxillofac Surg. 2018;47:900–7.

Satterfield KR, Chambers CB. Current treatment and management of infantile hemangiomas. Surv Ophthalmol. 2019;64:608–18.

Wu W, Wang H, Hao J, Gao Z, Li F, Chen Y. Therapeutic efficacy of propranolol for infantile hemangiomas. Oral Surg Oral Med Oral Pathol Oral Radiol. 2019;128:132–8.

Zheng JW, Yang XJ, Wang YA, He Y, Ye WM, Zhang ZY. Intralesional injection of Pingyangmycin for vascular malformations in oral and maxillofacial regions: an evaluation of 297 consecutive patients. Oral Oncol. 2009;45:872–6.

Zhou Q, Yang XJ, Zheng JW, Wang YA, Zhang ZY. Short-term high-dose oral prednisone on alternate days is safe and effective for treatment of infantile hemangiomas. Oral Surg Oral Med Oral Pathol Oral Radiol Endod. 2010;109:166–7.

Zhou Q, Zheng JW, Mai HM, Luo QF, Fan XD, Su LX, Wang YA, Qin ZP. Treatment guidelines of lymphatic malformations of the head and neck. Oral Oncol. 2011;47:1105–9.

Mukokutane Krankheiten

Oraler Lichen planus

Rafael Tomaz Gomes, Felipe Paiva Fonseca, João Figueira Scarini und Lara Maria Alencar Ramos Innocentini

Lichen planus ist eine häufige Störung des mehrschichtigen Plattenepithels und wird als chronische mukokutane Krankheit von autoimmuner, T-Zell-vermittelter Natur angesehen. Die Krankheit betrifft etwa 1–2 % der allgemeinen erwachsenen Bevölkerung und weist eine leichte Präferenz für weibliche Patienten (1,4:1,0) über 40 Jahre auf.

Klinisch präsentiert sie sich auf sehr unterschiedliche Weise, entweder durch weißliche Streifen oder Papeln, Erytheme und Erosionen oder sogar durch Blasen, die leicht platzen, in der Regel mit multifokalen und symmetrischen Manifestationen. Die Beteiligung der Mundhöhle tritt häufiger in der Wangenschleimhaut, der Zunge und dem Zahnfleisch auf. In einigen Fällen können gleichzeitige kutane Manifestationen beobachtet werden, die sich typischerweise als abgeflachte polygonale,

R. T. Gomes (✉)
Department of Medicine, Universidade Federal de São Paulo (UNIFESP), São Paulo, SP, Brasilien
E-Mail: rafael.tomaz@unifesp.br

F. P. Fonseca
Department of Oral Surgery and Pathology, School of Dentistry, Universidade Federal de Minas Gerais (UFMG), Belo Horizonte, MG, Brasilien

J. F. Scarini
Department of Oral Diagnosis, Piracicaba Dental School, University of Campinas (FOP/UNICAMP), Piracicaba, SP, Brasilien

J. F. Scarini
Department of Pathology, School of Medical Sciences, University of Campinas (FCM/UNICAMP), Campinas, SP, Brasilien

L. M. A. R. Innocentini
Dentistry and Stomatology Division, Ophthalmology, Otolaryngology and Head and Neck Surgery Department, Clinical Hospital of Ribeirão Preto, School of Medicine, University of São Paulo (USP), Ribeirão Preto, SP, Brasilien

A. R. Santos-Silva et al. (Hrsg.), *Klinische Entscheidungsfindung in der Zahnmedizin,* https://doi.org/10.1007/978-3-031-52852-1_17

violette, juckende Papeln präsentieren, die vorzugsweise an den Handgelenken, Knöcheln und in der Lendenregion lokalisiert sind. Die Nagelbeteiligung kann als erste Manifestation der Krankheit mit der Bildung von Längsrillen oder -wülsten, Grübchenbildung, Dunkelfärbung und/oder Nageldystrophie auffallen.

Obwohl mehrere Hypothesen vorgeschlagen wurden, bleibt die Ätiologie des Lichen planus unbekannt, und es gibt mehrere Kontroversen bezüglich der Pathogenese dieser Krankheit. Allerdings weisen eine Vielzahl von Belegen auf eine wichtige Rolle hin, die durch die Dysregulation des Immunsystems gespielt wird, und daher wurden verschiedene Mechanismen in Betracht gezogen, einschließlich 1) der zellulären Immunantwort auf spezifische Antigene, 2) unspezifischer Mechanismen, 3) einer autoimmunen Antwort und 4) humoraler Immunität.

1 Klinische Merkmale

- Normalerweise Erwachsene im Alter von über 40 Jahren.
- Dominanz beim weiblichen Geschlecht.
- Die Mundschleimhaut, die Zunge und das Zahnfleisch sind am stärksten betroffen.
- Variable klinische Präsentation, mit sechs unterschiedlichen Mustern, die unten beschrieben sind.

1.1 Retikulär

- Vorhandensein von weißlichen retikulären Streifen (Wickham-Streifen) (Abb. 1 und 2).
- Minimale Symptomatik in den meisten Fällen.

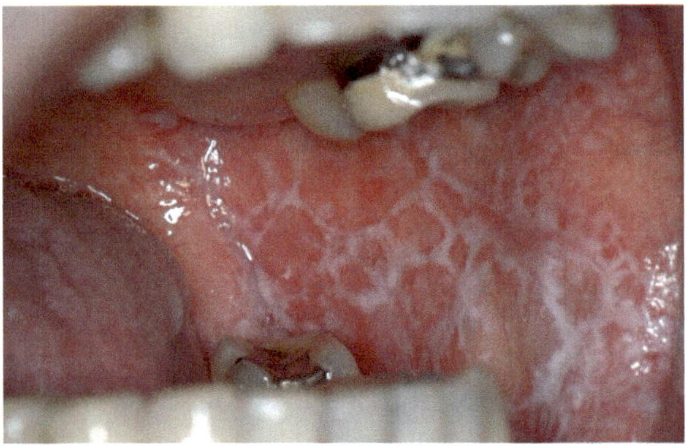

Abb. 1 Retikuläre weiße Linien (Wickham-Streifen) betreffen die Mundschleimhaut

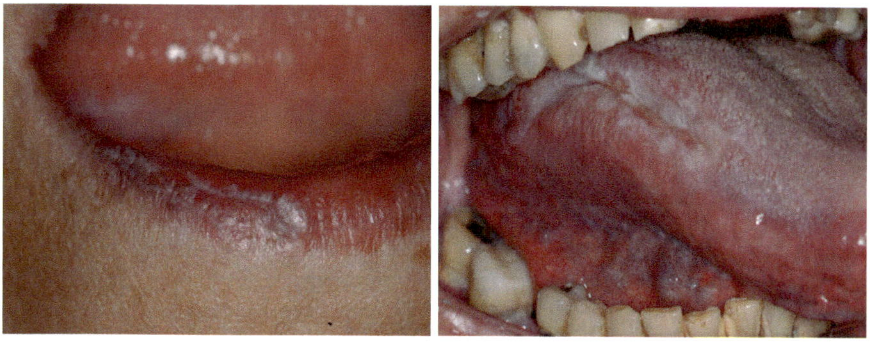

Abb. 2 Retikulärer Lichen planus mit Befall des Lippenrots der Unterlippe und der seitlichen Oberfläche der Zunge

1.2 Papulär

- Seltene und oft vernachlässigte Variante.
- Kleine (0,5–1 mm) erhöhte weiße Papeln mit feinen weißen Streifen am Rand der Läsion.
- Besteht normalerweise gleichzeitig mit einer anderen Variante.

1.3 Plaque-ähnlich

- Homogene weiße Plaques, die Leukoplakie ähneln.
- Vorhandensein von weißen Streifen auf der Oberfläche.
- Es betrifft im Allgemeinen den Zungenrücken und die Mundschleimhaut.
- Läsionen können multifokal auftreten.

1.4 Erosiv

- Ulzeriertes zentrales Gebiet.
- Vorhandensein eines Fibrinnetzes oder einer Pseudomembran über dem Ulkus.
- Schmerzen beim Kauen oder Schlucken.

1.5 Atrophisch

- Erythematöse Bereiche mit sehr feinen weißen Streifen auf der Oberfläche.
- Brennen, Hitzegefühl und Empfindlichkeit.

1.6 Bullös

- Seltene Variante.
- Vorhandensein von Blasen von einigen Millimetern bis Zentimetern.
- Die Blasen brechen schnell auf und verursachen schmerzhafte Erosionen oder Geschwüre.
- Die Mundschleimhaut ist bei dieser Variante am stärksten betroffen.

2 Diagnose

2.1 Klinische Beurteilung

- Untersuchen Sie das Vorhandensein von zahnmedizinischen Materialien in der Nähe von Läsionen.
- Überprüfen Sie die aktuelle oder kürzlich erfolgte Anwendung von Medikamenten (nichtsteroidale entzündungshemmende Medikamente, Antihypertensiva, hypoglykämische Mittel oder Antimalariamittel).
- Suchen Sie nach anderen zugrunde liegenden Krankheiten (Transplantat-gegen-Wirt-Krankheit, Lebererkrankung oder HIV).

2.2 Inzisionsbiopsie

- Die histopathologischen Befunde sind unspezifisch, jedoch wesentlich für eine korrekte klinisch-pathologische Korrelation und beinhalten Hyperkeratose, unregelmäßiges "Sägezahn"-Aussehen, das auf Akanthose hindeutet, Basalschichtverflüssigung und lymphozytisches bandförmiges Infiltrat (lichenoides Muster).

3 Behandlung

- *Asymptomatische Läsionen:* Patientenaufklärung und klinische Nachsorge.
- *Läsionen, die mit einer zugrunde liegenden Ursache verbunden sind:* Behandlung der systemischen Erkrankung.
- *Symptomatische Läsionen:*
  - Clobetasolpropionat 0,05 %, topisch, 2-mal täglich, während der symptomatischen Phase der Läsion oder für maximal 2 Monate (siehe Kap. 8) (Abb. 3). Auf trockene Schleimhaut auftragen und 30 min lang keine Getränke oder Nahrung zu sich nehmen.
  - Triamcinolonacetat 0,1 %, topisch, 3-mal täglich für bis zu 3 Monate, 2-mal täglich im vierten Monat, einmal täglich im fünften Monat und Anwendungen an alternierenden Tagen im sechsten Monat.

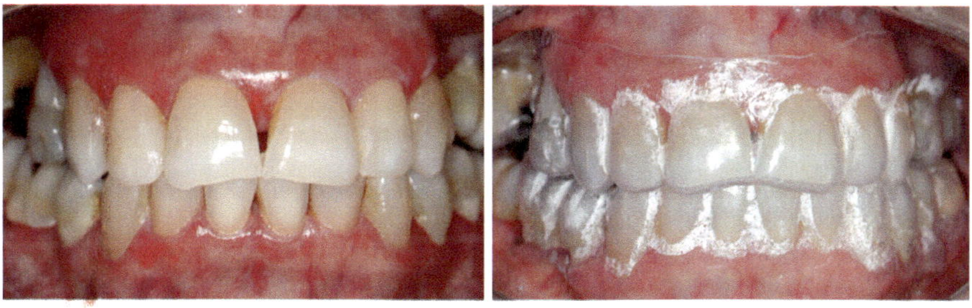

Abb. 3 Verwendung von individuellen Schienen mit Clobetasol

- Cyclosporin A 1,5 %, topisch in Hydroxyethylcellulose-Gel, 2-mal täglich, für bis zu 2 Monate.
- Prednison 0,5–1,0 mg/kg pro Tag am Morgen. Langzeitbehandlungen erfordern eine schrittweise Reduzierung der täglichen Dosis entsprechend der klinischen Reaktion, was eine medizinische Nachsorge nahelegt.
- Antimykotische Prophylaxe mit topischem Miconazol, einmal täglich für 14 Tage, oder Chlorhexidin 0,12 % (alkoholfrei); Mundspülung 3-mal täglich für 7 Tage.

Nebenwirkungen einer langfristigen Anwendung von systemischer Kortikotherapie

1. Cushingoides Aussehen
2. Hypertonie
3. Tachykardie
4. Flüssigkeitsretention
5. Hyperglykämie
6. Dyslipidämie
7. Opportunistische Pilzinfektionen
8. Kortikosteroid-induzierte Myopathie
9. Osteopenie und Osteoporose
10. Thromboembolische Komplikationen

Während der Behandlung beurteilen Sie folgendes:

- Gewichtszunahme oder -verlust
- Blutdruck
- Nüchternblutzucker
- Serumelektrolyte
- Serumharnstoff und Kreatinin
- Leberfunktion

Danksagungen Die Forschungsstiftung des Bundesstaates São Paulo (FAPESP, São Paulo, Brasilien, Zuschussnummer JFS 19/09419-0) und die Koordinierungsstelle für die Ausbildung von Hochschulabsolventen (CAPES, Brasilia, Brasilien, Finanzcode 001).

Literatur

Carrozzo M, Porter S, Mercadante V, Fedele S. Oral lichen planus: a disease or a spectrum of tissue reactions? Types, causes, diagnostic algorhythms, prognosis, management strategies. Periodontol. 2000;2019(80):105–25.
Daniel BS, Murrell DF. Review of autoimmune blistering diseases. J Eur Acad Dermatol Venereol. 2019;33:1685–94.
Malhotra AK, Khaitan BK, Sethuraman G, Sharma VK. Betamethasone oral mini-pulse therapy compared with topical triamcinolone acetonide (0.1%) paste in oral lichen planus: a randomized comparative study. J Am Acad Dermatol. 2008;58:596–602.
Proliferative verrucous leukoplakia may initially mimic lichenoid reactions. World J Clin Cases. 2015;3(10);861–3. https://doi.org/10.12998/wjcc.v3.i10.861.
Roopashree MR, Gondhalekar RV, Shashikanth MC, George J, Thippeswamy SH, Shukla A. Pathogenesis of oral lichen planus: a review. J Oral Pathol Med 2010;39:729–734.
Zhang J, Zhou G, Du GF, Xu XY, Zhou HM. Biologics, an alternative therapeutic approach for oral lichen planus. J Oral Pathol Med. 2011;40:521–4.

Pemphigus und Schleimhautpemphigoid

Rafael Tomaz Gomes, Felipe Paiva Fonseca, João Figueira Scarini und Lara Maria Alencar Ramos Innocentini

Pemphigus vulgaris ist eine der häufigsten autoimmunen vesikulobullösen Störungen, die, wenn sie unbehandelt bleibt, lebensbedrohlich ist. Es wird geschätzt, dass die Krankheit 0,1–0,5 Patienten/100.000 Personen/Jahr betrifft. Eine klinische Symptomatik mit vorwiegendem Befall der Schleimhäute (mit minimaler Beteiligung der Haut) ist das häufigste Erscheinungsbild dieser Krankheit. In etwa 75 % der Fälle ist die Schleimhaut der Mundhöhle als Erste betroffen, und die Erkrankung bleibt monatelang auf diesen Ort beschränkt, bevor sie sich auf extraorale Gewebe ausbreitet. Die Blasen, die diese Krankheit charakterisieren, entstehen durch die abnormale Produktion von Autoantikörpern, die gegen Oberflächenglykoproteine der Epidermiszellen (Desmoglein-3 und Desmoglein-1), strukturelle Bestandteile der Desmosomen, gerichtet sind. Infolgedessen ist die Zelladhäsion

R. T. Gomes (✉)
Department of Medicine, Universidade Federal de São Paulo (UNIFESP), São Paulo, SP, Brasilien
E-Mail: rafael.tomaz@unifesp.br

F. P. Fonseca
Department of Oral Surgery and Pathology, School of Dentistry, Universidade Federal de Minas Gerais (UFMG), Belo Horizonte, MG, Brasilien

J. F. Scarini
Department of Oral Diagnosis, Piracicaba Dental School, University of Campinas (FOP/UNICAMP), Piracicaba, SP, Brasilien

J. F. Scarini
Department of Pathology, Faculty of Medical Sciences, University of Campinas (FCM/UNICAMP), Campinas, SP, Brasilien

L. M. A. R. Innocentini
Dentistry and Stomatology Division, Ophthalmology, Otolaryngology and Head and Neck Surgery Department, Clinical Hospital of Ribeirão Preto School of Medicine, University of São Paulo (USP), Ribeirão Preto, SP, Brasilien

A. R. Santos-Silva et al. (Hrsg.), *Klinische Entscheidungsfindung in der Zahnmedizin*, https://doi.org/10.1007/978-3-031-52852-1_18

beeinträchtigt, und es bildet sich ein intraepithelialer Spalt, der in der Entstehung einer Blase gipfelt.

Das Schleimhautpemphigoid, früher als narbiges Pemphigoid bezeichnet, stellt eine schwächende, heterogene, autoimmune, vesikulobullöse Störung dar, die hauptsächlich die Schleimhäute betrifft, wobei die Mundschleimhaut in etwa 85 % der Fälle betroffen ist. Es kann auch Manifestationen in der Schleimhaut der Augen, der Nase, des Kehlkopfs, der Speiseröhre, des Rektums, des Penis und der Vagina aufweisen. Diese Krankheit gehört zur Familie der subepithelialen vesikulobullösen Läsionen aufgrund der Bindung von Autoantikörpern an strukturelle Proteine der Basalmembran (Integrine, Typ-VII-Kollagen und Laminin-5 und -6, unter anderem), was das Auftreten von subepithelialen Spalten und das daraus resultierende Auftreten von Blasen induziert.

Trotz der Fortschritte im Verständnis der Ätiopathogenese von vesikulobullösen Läsionen, die in den letzten Jahren stattgefunden haben, gibt es immer noch einen großen Mangel an standardisierten therapeutischen Schemata für die Behandlung von Patienten, die an diesen Krankheiten leiden. Derzeit konzentriert sich das Hauptziel der Therapie dieser Läsionen auf die Kontrolle und Aufrechterhaltung der klinischen Remission, die in der Hemmung der Blasenbildung und die Heilung von mukokutanen Erosionen besteht. Obwohl die Kortikoidtherapie die Sterblichkeitsrate von vesikulobullösen Krankheiten von 75 % auf weniger als 10 % gesenkt hat, sind die höheren Morbiditäts- und Mortalitätsraten im Zusammenhang mit solchen Krankheiten auf die schädlichen Auswirkungen der eingesetzten immunsuppressiven Therapie zurückzuführen.

1 Klinische Merkmale

1.1 Pemphigus vulgaris

- Erwachsene beider Geschlechter, mit einem Durchschnittsalter von 50 Jahren.
- Häufiger in der Mittelmeerbevölkerung und bei Menschen jüdischer Abstammung.
- Orale Manifestation in den frühen Stadien der Krankheit.
- Intraorale Blasen und Bläschen werden selten beobachtet, da sie leicht reißen und Erosionen und Geschwüre bilden (Abb. 1).Ein Foto der Zunge mit vielen rötlichen Läsionen und Erosionen als Folge des Aufreißens von Blasen weist auf Pemphigus vulgaris hin.
- Beteiligung der Wangenschleimhaut, des Gaumens, des Zungenbauchs und der Lippen.
- Desquamative Gingivitis mit Ödem und Erythem.
- Starke Schmerzen, die Dysphagie verursachen.
- Hautläsionen wie schlaffe, schmerzhafte oder juckende Blasen reißen leicht auf und führen zu erodierten, feuchten, blutenden Bereichen ohne Heilungstendenz.

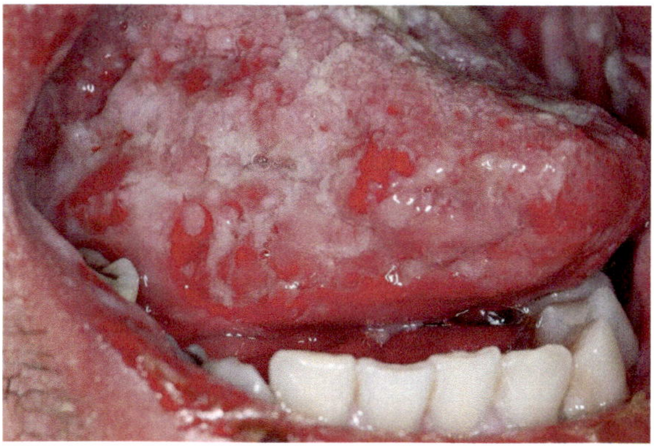

Abb. 1 Pemphigus vulgaris. Erosionen und Geschwüre nach dem Aufreißen von Blasen

- Positives Nikolski-Zeichen: semitechnisches Manöver, das aus der Bildung einer Blase auf der periläsionalen Haut durch festen seitlichen Druck bestehen. Es weist auf eine aktive Krankheit hin.

1.2 Schleimhautpemphigoid

- Erwachsene im Alter von 50–60 Jahren.
- Prädisposition für Frauen.
- Die Mundhöhle ist in 83–100 % der Fälle betroffen.
- Bläschen und Blasen werden gelegentlich klinisch festgestellt.
- Auftreten von Erosionen und schmerzhaften oberflächlichen Geschwüren (Abb. 2).Ein Foto der Mundschleimhaut stellt die Blasenruptur dar, der zur Ulzeration führt und auf ein Schleimhautpemphigoid hinweist.
- Okuläre (Abb. 3) und genitale Beteiligung kann assoziiert sein.Ein Foto der Inversion des Augenlids nach innen bei einem Patienten.
- Tendenz zu Narbenbildung und Synechien.

2 Diagnose

- Inzisionsbiopsie des periläsionalen Gewebes:
  - Histopathologische Untersuchung.
  - Intraepitheliale Spaltung mit akantholytischen Zellen (Pemphigus vulgaris).
- Subepitheliale Spaltung (Schleimhautpemphigoid).
- Analyse durch Immunfluoreszenz (direkt oder indirekt mit der Salzspalttechnik).

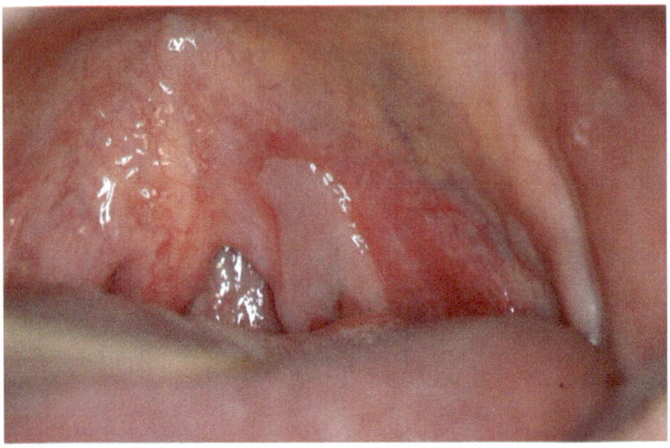

Abb. 2 Schleimhautpemphigoid. Ausgedehnte, unregelmäßige Ulzeration nach anfänglicher Blasenruptur

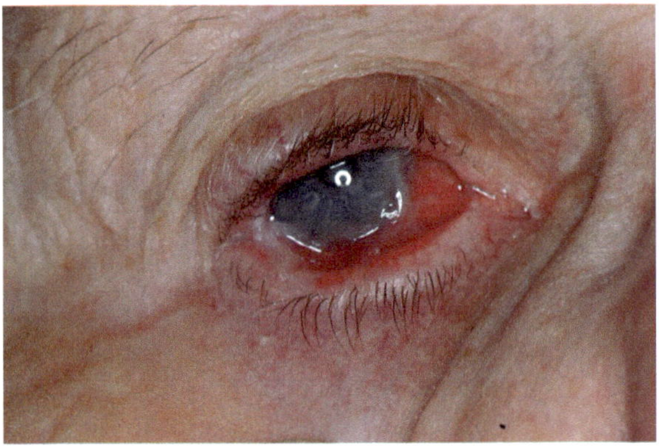

Abb. 3 Inversion des Augenlids nach innen bei einem Patienten mit Schleimhautpemphigoid

3 Behandlung

Beide Entitäten können schwer zu behandeln sein, und die Behandlung sollte von verschiedenen Spezialisten durchgeführt werden, wie Dermatologen, Hals-Nasen-Ohren-Ärzten, Gynäkologen und Spezialisten für Oralmedizin. In der Regel werden aggressive topische und systemische Behandlungen eingesetzt, wie hochpotente topische Kortikosteroide (z. B. Clobetasolpropionat), systemische Kortikosteroide und Immunsuppressiva (z. B. Azathioprin, Cyclophosphamid, Methotrexat, Cyclosporin, Mycophenolatmofetil, Natriummycophenolat, i.v.-Immunglobulin, Plasmapherese, Anti-CD20-Immunglobulin (Rituximab).

3.1 Pemphigus vulgaris

3.1.1 Läsionen mit Beschränkung auf die Mundschleimhaut

- Topische Anwendung von Clobetasolpropionat 0,05 %, 3-mal täglich.
- Prednisolon 15–60 mg täglich (60–100 mg täglich bei schwereren Fällen), nach Remission und Stabilisierung des klinischen Bildes reduzierte Dosierung um 5–10 mg/Woche. Nach Erreichen von 20 mg wird es langsamer reduziert.

3.1.2 Läsionen mit Ausbreitung auf extraorale Stellen

- Überweisung an Augenarzt/Otorrhö-Spezialisten/Dermatologen.

3.2 Schleimhautpemphigoid

3.2.1 Läsionen mit Beschränkung auf die Mundschleimhaut

- Topische Anwendung von Clobetasolpropionat 0,05 %, 3-mal täglich.
- Prednison 0,5–1,0 mg/kg täglich am Morgen.
- Prednisolon 0,5–0,75 mg/kg am Morgen.

3.2.2 Läsionen mit Ausbreitung auf extraorale Stellen

- Überweisung an Augenarzt/Otorrhö-Spezialisten/Dermatologen.
- Adjuvante systemische Medikamente:
  - Azathioprin: 50–100 mg pro Tag.
  - Mycophenolatmofetil: 2–3 g täglich.
  - Cyclophosphamid: 50–100 mg pro Tag.
  - Cyclosporin: 3–5 mg pro Tag.
  - Dapson: 25–75 mg pro Tag.

Danksagungen Die Forschungsstiftung des Bundesstaates São Paulo (FAPESP, São Paulo, Brasilien, Zuschussnummer JFS 19/09419-0) und die Koordinationsstelle für die Ausbildung von Hochschulabsolventen (CAPES, Brasilia, Brasilien, Finanzcode 001).

Literatur

Bystryn JC, Rudolph J. Pemphigus. Lancet. 2005;366:61–73.

Chaidemenos G, Apalla Z, Koussidou T, Papagarifallou I, Loannides D. High dose oral prednisone plus azathioprine for the treatment of oral pemphigus: a retrospective, bicenter, comparative study. J Eur Acad Dermatol Venereol. 2011;25:206–10.

Chan LS. Ocular and oral mucous membrane pemphigoid (cicatricial pemphigoid). Clin Dermatol. 2012;30:34–7.

Chan LS, Ahmed AR, Anhalt GJ, Bernauer W, Cooper KD, Elder MJ, et al. The first international consensus on mucous membrane pemphigoid. Arch Dermatol. 2002;138:370–9.

Gonzales-Moles MA, Ruiz-Avila I, Rodriguez-Archilla A, Morales-Garcia P, Mesa-Aguado F, Bascone-Martinez, et al. Treatment of severe erosive gingival lesions by topical application of clobetasol propionate in custom trays. Oral Surg Oral Med Oral Pathol Oral Radiol Endod. 2003;95:688–92.

Harman KE, Albert S, Black MM. Guidelines for the management of pemphigus vulgaris. Br J Dermatol. 2003;149:926–37.

Martin LK, Werth VP, Villaneuva EV, Murrell DF. A systematic review of randomized controlled trials for pemphigus vulgaris and pemphigus foliaceus. J Am Acad Dermatol. 2011;64:903–8.

Mays JW, Carey BP, Posey R, Gueiros LA, France K, Setterfield J, Woo SB, Sollecito TP, Culton D, Payne AS, Greenberg MS, De Rossi S. World Workshop of Oral Medicine VII: A systematic review of immunobiologic therapy for oral manifestations of pemphigoid and pemphigus. Oral Dis. 2019;25 Suppl 1(Suppl 1):111–21. https://doi.org/10.1111/odi.13083. PMID: 31140696; PMCID: PMC6544168

McMillan R, Taylor J, Shephard M, Ahmed R, Carrozzo M, Setterfield J, Grando S, Mignogna M, Kuten-Shorrer M, Musbah T, Elia A, McGowan R, Kerr AR, Greenberg MS, Hodgson T, Sirois D. World Workshop on Oral Medicine VI: a systematic review of the treatment of mucocutaneous pemphigus vulgaris. Oral Surg Oral Med Oral Pathol Oral Radiol. 2015;120(2):132–42.e61. https://doi.org/10.1016/j.oooo.2015.01.022. Epub 2015 Mar 9. PMID: 25934414

Pan M, Liu X, Zheng J. The pathogenic role of autoantibodies in pemphigus vulgaris. Clin Exp Dermatol. 2011;36:703–7.

Risser J, Lewis K, Weinstock MA. Mortality of bullous skin disorders from 1979 through 2002 in the United States. Arch Dermatol. 2009;145:1005–8.

Sciubba JJ. Autoimmune oral mucosal diseases: clinical, etiologic, diagnostic, and treatment considerations. Dent Clin N Am. 2011;55:89–103.

Scully C, Challacombe SJ. Pemphigus vulgaris: update on etiopathogenesis, oral manifestations, and management. Crit Rev Oral Biol Med. 2002;13:397–408.

Scully C, Mignogna M. Oral mucosal disease: Pemphigus. Br J Oral Maxillofac Surg. 2008;46:272–7.

Taylor J, McMillan R, Shephard M, Setterfield J, Ahmed R, Carrozzo M, Grando S, Mignogna M, Kuten-Shorrer M, Musbah T, Elia A, McGowan R, Kerr AR, Greenberg MS, Hodgson T, Sirois D. World Workshop on Oral Medicine VI: a systematic review of the treatment of mucous membrane pemphigoid. Oral Surg Oral Med Oral Pathol Oral Radiol. 2015;120(2):161–71.e20. https://doi.org/10.1016/j.oooo.2015.01.024. Epub 2015 Mar 11. PMID: 25953640

Möglicherweise maligne orale Störungen und Krebs

Aktinische Cheilitis

Ademar Takahama-Júnior, Alan Roger Santos-Silva, Fábio Abreu Alves, Felipe Paiva Fonseca, João Figueira Scarini, Lara Maria Alencar Ramos Innocentini und Luiz Paulo Kowalski

Die aktinische Cheilitis ist eine potenziell maligne Veränderung der Lippensemimukosa, insbesondere der Unterlippe, die eng mit chronischer und übermäßiger Exposition gegenüber ultravioletter Strahlung verbunden ist. Aus diesem Grund betrifft es hauptsächlich die Unterlippe von Menschen mit heller Hautfarbe und

A. Takahama-Júnior (✉)
Department of Oral Medicine and Pediatric Dentistry, University of Londrina (UEL), Londrina, PR, Brasilien
E-Mail: ademartjr@uel.br

A. R. Santos-Silva · J. F. Scarini
Department of Oral Diagnosis, Piracicaba Dental School, University of Campinas (FOP/UNICAMP), Piracicaba, SP, Brasilien

F. A. Alves
Department of Stomatology, AC Camargo Cancer Center, São Paulo, SP, Brasilien

F. P. Fonseca
Department of Oral Surgery and Pathology, School of Dentistry, Universidade Federal de Minas Gerais (UFMG), Belo Horizonte, MG, Brasilien

J. F. Scarini
Department of Pathology, School of Medical Sciences, University of Campinas (FCM/UNICAMP), Campinas, SP, Brasilien

L. M. A. R. Innocentini
Dentistry and Stomatology Division, Ophthalmology, Otolaryngology and Head and Neck Surgery Department, Clinical Hospital of Ribeirão Preto, School of Medicine, University of São Paulo (USP), Ribeirão Preto, SP, Brasilien

L. P. Kowalski
Department of Head and Neck Surgery and Otorhinolaryngology, AC Camargo Cancer Center, SP, Brasilien

Department of Head and Neck Surgery, School of Medical Sciences, University of São Paulo (USP), SP, Brasilien

A. R. Santos-Silva et al. (Hrsg.), *Klinische Entscheidungsfindung in der Zahnmedizin*, https://doi.org/10.1007/978-3-031-52852-1_19

über 40 Jahren, die eine Vorgeschichte mit langer Sonnenexposition aufweisen, normalerweise berufsbedingt, wie Landarbeiter, LKW-Fahrer und Fischer. Länder mit tropischem Klima und einer Bevölkerung von hellhäutigen Einwanderern europäischer Abstammung, wie viele Länder auf dem panamerikanischen Kontinent, weisen eine höhere Anzahl von Fällen auf.

Ähnlich wie bei anderen oralen potenziell malignen Läsionen sind eine oder mehrere Biopsien unerlässlich, um den Grad der Dysplasie und mögliche Bereiche eines beginnenden Plattenepithelkarzinoms zu bestimmen. In jedem Fall wird geschätzt, dass etwa 10–20 % der Fälle von aktinischer Cheilitis zu Plattenepithelkarzinomen werden, bei denen fast immer Bereiche mit assoziierter aktinischer Cheilitis vorhanden sind.

Klinisch kann die aktinische Cheilitis variieren von weißen Plaques, die einen Teil oder einen Großteil der Lippe betreffen, bis hin zu erythematösen Bereichen. Dadurch kommt es auch zum Verlust der scharfen Abgrenzbarkeit zwischen Lippe (Semimukosa) und Haut. Die Behandlung impliziert eine strenge Nachsorge. Eine Laserresektion des Lippenrots oder eine chirurgische Resektion kann bei Fällen mit überschießender und hartnäckiger Erkrankung angezeigt sein.

1 Klinische Merkmale

- Die aktinische Cheilitis zeichnet sich durch eine heterogene klinische Präsentation aus, die hauptsächlich den Verlust der Abgrenzung zwischen Haut und Lippensemimukosa (d. h. Verlust der Schärfe der Lippen- und Hautgrenzen) aufweisen kann, Atrophie, Trockenheit, weiße Plaques, die einen Teil oder einen Großteil der Lippe betreffen, erythematöse Bereiche, hyperpigmentierte und hypopigmentierte Bereiche und Ödeme (Abb. 1, 2, 3, 4 und 5).
- Sie können lokalisiert oder diffus sein.

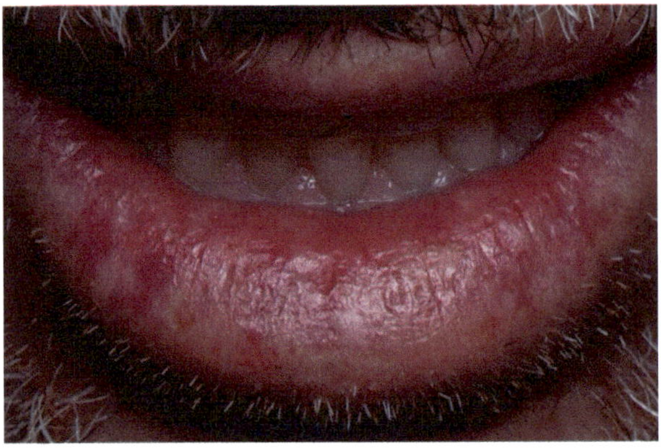

Abb. 1 Patient mit aktinischer Cheilitis, der eine undefinierte Grenze zwischen dem Lippenrot und der Haut aufweist

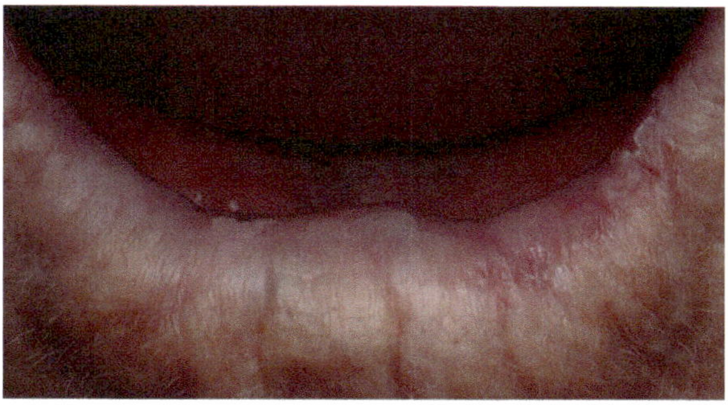

Abb. 2 Diffuse unregelmäßige weiße Plaque im Lippenrot der Unterlippe

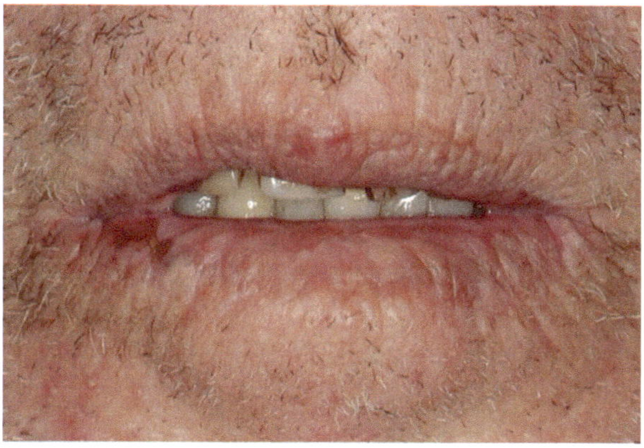

Abb. 3 Geschwürige Läsion bei einem Patienten mit aktinischer Cheilitis

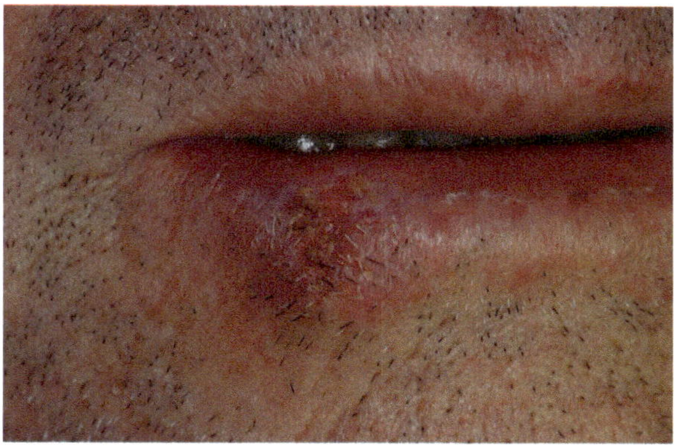

Abb. 4 Aktinische Cheilitis, die ein Ödem der Lippenrotgrenze der Unterlippe verursacht, mit Krusten und ulzerierten Bereichen. Die histopathologische Untersuchung zeigte ein Plattenepithelkarzinom

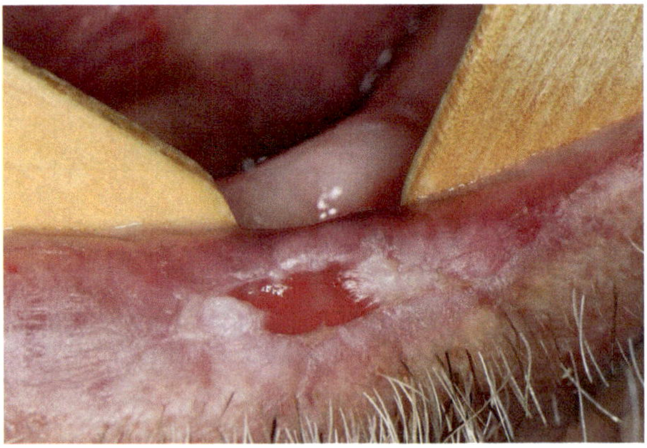

Abb. 5 Aktinische Cheilitis mit Erosion an der Unterlippe. Die histopathologische Untersuchung ergab ein Plattenepithelkarzinom

- Hyperpigmentierte Bereiche, Krusten, Fissuren und Geschwüre können assoziiert sein.
- Es ist relevant, dass die meisten Plattenepithelkarzinome im Lippenrot anscheinend die Seite bevorzugen, auf der die Patienten ihre Zigaretten beim Rauchen halten (was einen synergistischen Effekt in Bezug auf die Photokarzinogenese erzeugt).

2 Diagnose

- Die Diagnose basiert auf der Assoziation von klinisch-demographischen Merkmalen.
- Bereiche mit wiederkehrenden Geschwüren, Erosionen, weißen Plaques und Induration sind Anzeichen, die auf eine epitheliale Dysplasie oder maligne Transformation hinweisen können, und in diesen Fällen ist eine Biopsie angezeigt.
- Die Heterogenität der klinischen Präsentation der aktinischen Cheilitis kann die Auswahl der zu biopsierenden Region erschweren. In einigen Fällen kann es notwendig sein, mehr als eine Region auszuwählen.
- Die Nutzung alternativer nichtinvasiver Diagnosemethoden, wie die Beobachtung von Gewebeautofluoreszenz, scheint bei der Identifizierung von Regionen mit einer höheren Wahrscheinlichkeit für Gewebeveränderungen mit malignem Potenzial zu helfen.

3 Behandlung

- Hinweise zum Schutz vor Sonnenstrahlen, wie die Verwendung eines Hutes mit Krempe und kontinuierliche Verwendung von Lippen-Sonnenschutzfaktor (SPF) 30.
- Chirurgische Exzision von Bereichen mit klinischen Merkmalen, die auf eine epitheliale Dysplasie hinweisen.
- Photodynamische Therapie.
- Die Laserresektion des Lippenrots oder die chirurgische Resektion kann bei übermäßigen Läsionen angezeigt sein.
- Der Patient mit aktinischer Cheilitis sollte aufgrund des Risikos der Entwicklung von Hautläsionen, die ebenfalls durch Sonneneinstrahlung verursacht werden, an einen Dermatologen überwiesen werden.
- Zur nächtlichen Hydratation empfehlen Sie die Herstellung einer Rezeptur aus Vitamin B5 (Dexpanthenol), Lanolin und Mandelöl oder handelsüblich als Bepanthol-Salbe (50 mg/g, Tube mit 30 g).
- Die Behandlung beinhaltet eine strenge Nachsorge mit regelmäßiger Patientenaufklärung und klinischer Nachuntersuchung für eine bessere Prognose des Falles.

Danksagungen Die Forschungsstiftung des Bundesstaates São Paulo (FAPESP, São Paulo, Brasilien, Zuschussnummer JFS 19/09419-0) und die Koordinierungsstelle für die Ausbildung von Hochschulabsolventen (CAPES, Brasilia, Brasilien, Finanzcode 001).

Literatur

Jadotte YT, Schwartz RA. Solar cheilosis: an ominous precursor. J Am Acad Dermatol. 2012;66(2):173–84.

Markopoulos A, Albanidou-Farmaki E, Kayavis I. Actinic Cheilitis: clinical and pathologic characteristics in 65 cases. Oral Dis. 2004;10:212–6.

Mello FW, Melo G, Modolo F, Rivero ER. Actinic cheilitis and lip squamous cell carcinoma: literature review and new data from Brazil. J Clin Exp Dent. 2019;11(1):e62–9.

Salgueiro AP, de Jesus LH, de Souza IF, Rados PV, Visioli F. Treatment of actinic cheilitis: a systematic review. Clin Oral Investig. 2019;23(5):2041–53.

Savage N, McKay C, Faulkner C. Actinic cheilitis in dental practice. Aust Dent J. 2010;55:78–84.

Shah AY, Doherty SD, Rosen T. Actinic cheilitis: a treatment review. Int J Dermatol. 2010;49:1225–34.

Takahama Junior A, Kurachi C, Cosci A, Pereira Faustino IS, Camisasca DR, da Costa Fontes KB, Pires FR, Azevedo RS. Usefulness of tissue autofluorescence imaging in actinic cheilitis diagnosis. J Biomed Opt. 2013;18(7):76023.

Orale Leukoplakie und Erythroplakie

Alan Roger Santos-Silva, Fábio Abreu Alves, Felipe Paiva Fonseca, João Figueira Scarini, Lara Maria Alencar Ramos Innocentini, Luiz Paulo Kowalski und Márcio Ajudarte Lopes

Orale Leukoplakie wird definiert als eine weiße Plaque, die nicht abkratzbar ist und jeden Bereich der Mundschleimhaut betreffen kann. Dieser Begriff sollte verwendet werden, um weiße Plaques mit fraglichem Malignitätsrisiko zu erkennen, vorausgesetzt, dass während des diagnostischen Prozesses andere bekannte Krankheiten oder Veränderungen mit ähnlichen klinischen Merkmalen ausgeschlossen wurden. Ähnlich wie bei oraler Leukoplakie ist auch orale Erythroplakie eine Diagnose, die durch Ausschluss gestellt wird, obwohl ihre klinische Präsentation an-

A. R. Santos-Silva (✉) · J. F. Scarini · M. A. Lopes
Department of Oral Diagnosis, Piracicaba Dental School, University of Campinas (FOP/UNICAMP), Piracicaba, SP, Brasilien
E-Mail: alan@unicamp.br

F. A. Alves
Department of Stomatology, AC Camargo Cancer Center, São Paulo, SP, Brasilien

F. P. Fonseca
Department of Oral Surgery and Pathology, School of Dentistry, Universidade Federal de Minas Gerais (UFMG), Belo Horizonte, MG, Brasilien

J. F. Scarini
Department of Pathology, Faculty of Medical Sciences, University of Campinas (FCM/UNICAMP), Campinas, SP, Brasilien

L. M. A. R. Innocentini
Dentistry and Stomatology Division, Ophthalmology, Otolaryngology and Head and Neck Surgery Department, Clinical Hospital of Ribeirão Preto School of Medicine, University of São Paulo (USP), Ribeirão Preto, SP, Brasilien

L. P. Kowalski
Department of Head and Neck Surgery and Otorhinolaryngology, AC Camargo Cancer Center, São Paulo, SP, Brasilien

Department of Head and Neck Surgery, School of Medicine, University of São Paulo (USP), São Paulo, SP, Brasilien

A. R. Santos-Silva et al. (Hrsg.), *Klinische Entscheidungsfindung in der Zahnmedizin*, https://doi.org/10.1007/978-3-031-52852-1_20

ders ist – sie ist durch eine rote Läsion gekennzeichnet, die auf eine Atrophie des Epithels der Mundschleimhaut hinweist.

Wenn sie nicht richtig diagnostiziert und behandelt werden, führen beide Läsionen in einem kleinen und signifikanten Anteil der Fälle jeweils zu Krebs. Die meisten Läsionen sind asymptomatisch, und das Hauptziel der Behandlung ist es, ihre maligne Transformation zu verhindern.

Obwohl orale Leukoplakie häufiger bei Rauchern als bei Nichtrauchern gefunden wird, können oft keine ätiologischen Faktoren in Bezug auf ihr Auftreten beobachtet werden (idiopathisches Auftreten). Sie kann jeden Bereich der Mundschleimhaut betreffen, wird jedoch häufiger am Mundboden, am Seitenrand der Zunge, an der Zungenunterseite und dem weichen Gaumen beobachtet. Neuere Studien deuten darauf hin, dass das Risiko einer malignen Transformation höher ist, wenn die Leukoplakie auf der Zunge und/oder am Mundboden lokalisiert ist.

In jedem Fall ist der wichtigste prädiktive Risikofaktor, der mit der Transformation beider Läsionen verbunden ist, das Vorhandensein und der Grad der Dysplasie, die in dem Epithel der Läsion durch eine klinisch-pathologische Korrelation festgestellt wird. Dysplastische Läsionen, die histopathologisch als mäßig und schwer eingestuft werden, sind mit einem erhöhten Risiko einer malignen Transformation (hohes Risiko) verbunden, verglichen mit Läsionen mit leichter Dysplasie (niedriges Risiko). Orale Erythroplakie zeigt häufig eine mäßige bis intensive Dysplasie, und der Befund eines Carcinoma in situ ist nicht selten.

1 Klinische Merkmale

- Eine Leukoplakie ist eine überwiegend weiße Plaque, die klinisch als homogene (dünn, dick, gewellt und körnig) oder nichthomogene Leukoplakie (verrukös, nodulär – gesprenkelt, ulzeriert oder erythroleukoplastisch) klassifiziert wird (Abb. 1).
- So zeigen im Allgemeinen nichthomogene Leukoplakien bei histopathologischer Untersuchung eine mäßige und intensive Dysplasie, während homogene eine leichte Dysplasie aufweisen.
- Eine andere Form der hochrisikoreichen oralen potenziell malignen Erkrankung ist als proliferative verruköse Leukoplakie (PVL) bekannt (Abb. 2), die sich zunächst durch homogene, flache Plaques auszeichnet, die langsam und kontinuierlich wachsen, aber bald multifokal werden und dazu neigen, exophytische verruköse Bereiche zu entwickeln, die zu einem Plattenepithelkarzinom fortschreiten, wenn sie nicht behandelt werden. Das Zahnfleisch ist oft betroffen, obwohl auch andere Stellen befallen sein können.

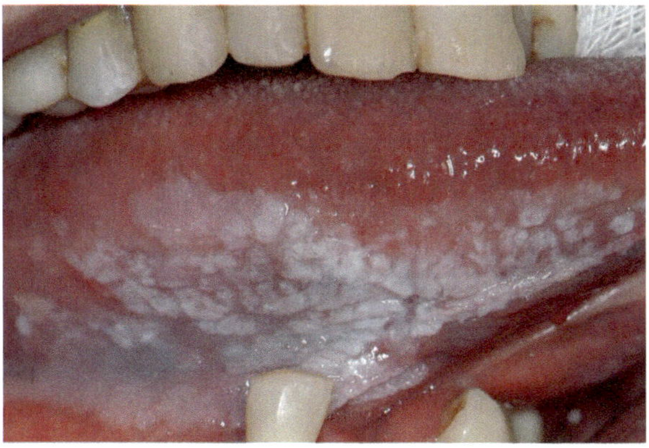

Abb. 1 Leukoplakie. Ausgedehnte weiße Läsion auf der Zungenunterseite

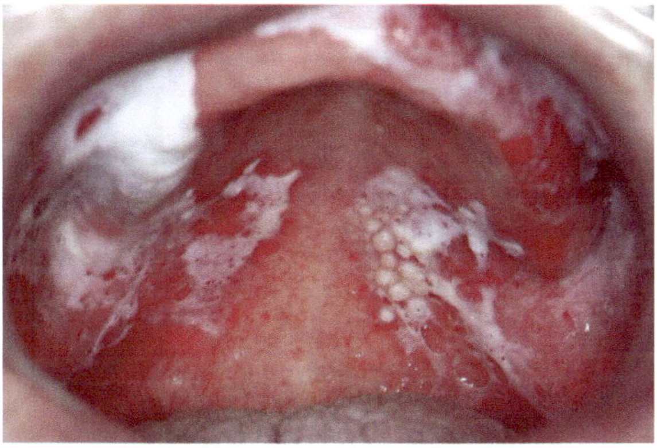

Abb. 2 Langsam wachsende multifokale homogene Plaques, die PVL charakterisieren

Proliferative verrucöse Leukoplakie (PVL)
Nichtrauchende und nichtalkoholiker Frauen Über 60 Jahre alt (über das fünfte Lebensjahrzehnt hinaus) Assoziiert mit einer hohen Rate an maligner Transformation Hohe Rezidivrate nach Behandlung

- Aufgrund der roten Farbe ist die klinische Erkennung und die richtige Diagnose von Erythroleukoplakie schwieriger (Abb. 3).

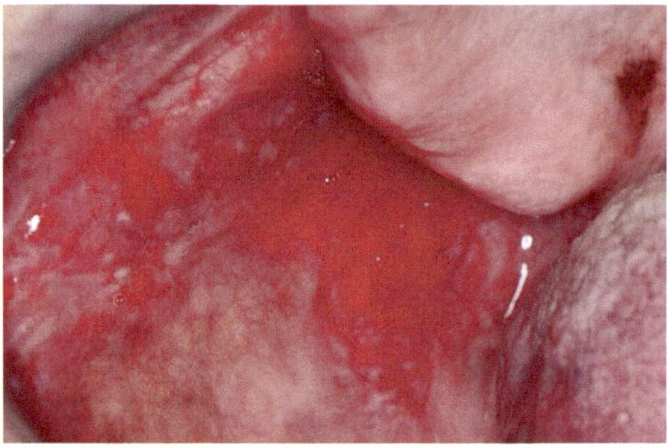

Abb. 3 Bereich der Erythroplakie in Verbindung mit weißen Bereichen (Erythroleukoplakie) in der Wangenschleimhaut

2 Diagnose

- Der aktuelle Referenzpunkt für die Diagnose dieser Zustände ist die Korrelation zwischen klinischen Merkmalen und histopathologischer Analyse aus einer Biopsie der Läsion.

3 Behandlung

- Bis heute gibt es keine Evidenz für eine wirksame Behandlung zur Verhinderung der bösartigen Transformation von Leukoplakie. Chirurgische Behandlung kann jedoch wirksam sein, um die Läsion zu beseitigen, und es ist wichtig zu bedenken, dass Rezidive auftreten können; daher sollten die Patientenaufklärung und klinische Nachsorge bei Fällen von mäßiger und schwerer Dysplasie engmaschig sein und halbjährlich bei Fällen von nichtdysplastischer Krankheit (Leukoplakie mit geringem Risiko) (Abb. 4).
- Neuere Studien weisen darauf hin, dass die chirurgische Exzision die geeignetste Behandlung bei Läsionen ist, die bereits diagnostiziert wurden durch Biopsie als hochriskante orale Leukoplakie (dysplastische Läsionen) für eine bessere Beurteilung des gesamten Präparats, zum Ausschluss anderer potenzieller Dysplasiebereiche oder sogar eines Carcinoma in situ.
- Die klinische Überwachung von PVL sollte häufig erfolgen, und Biopsien sollten durchgeführt werden, wann immer es klinische Anzeichen von Malignität gibt. Die Prognose dieser Krankheit ist im Allgemeinen begrenzt, wenn man die große Anzahl von Karzinomen berücksichtigt, die diese Patienten während der postdiagnostischen Periode aufweisen.

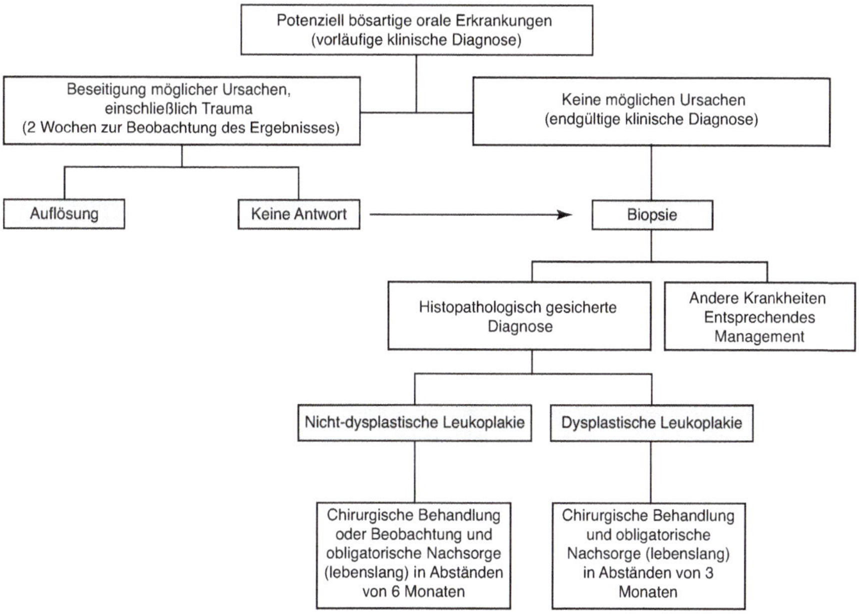

Abb. 4 Algorithmus für das Management von potenziell malignen oralen Erkrankungen. Angepasst von van der Waal I (2009)

- Die empfohlene Behandlung für Erythroleukoplakie ist die chirurgische Resektion mittels Skalpell oder Laserablation. Allerdings sind sequenzielle Biopsien unerlässlich, um das Vorhandensein und den Grad der Dysplasie während der Nachsorge oder sogar mögliche maligne Bereiche zu charakterisieren.

Danksagungen Die Forschungsstiftung des Bundesstaates São Paulo (FAPESP, São Paulo, Brasilien, Zuschussnummer JFS 19/09419-0) und die Koordinierungsstelle für die Ausbildung von Hochschulabsolventen (CAPES, Brasilia, Brasilien, Finanzcode 001).

Literatur

Amagasa T, Yamashiro M, Uzawa N. Oral premalignant lesions: from a clinical perspective. Int J Clin Oncol. 2011;16:5–14.

A meta-analysis reveals the protein profile associated with malignant transformation of oral leukoplakia. Front Oral Health. 2023;4. https://doi.org/10.3389/froh.2023.1088022.

Awadallah M, Idle M, Patel K, Kademani D. Management update of potentially premalignant oral epithelial lesions. Oral Surg Oral Med Oral Pathol Oral Radiol. 2018;125(6):628–36.

Brennan M, Migliorati CA, Lockhart PB, Wray D, Al-Hashimi I, Axéll T, Bruce AJ, Carpenter W, Eisenberg E, Epstein JB, Holmstrup P, Jontell M, Nair R, Sasser H, Schifter M, Silverman B, Thongprasom K, Thornhill M, Warnakulasuriya S, van der Waal I. Management of oral epithelial dysplasia: a review. Oral Surg Oral Med Oral Pathol Oral Radiol Endod. 2007a;103(Suppl):S19.e1–12. https://doi.org/10.1016/j.tripleo.2006.10.015. Epub 2007 Jan 25

Brennan M, Migliorati CA, Lockhart PB, Wray D, Al-Hashimi I, Axéll T, Bruce AJ, Carpenter W, Eisenberg E, Epstein JB, Holmstrup P, Jontell M, Nair R, Sasser H, Schifter M, Silverman B, Thongprasom K, Thornhill M, Warnakulasuriya S, van der Waal I. Management of oral epithelial dysplasia: a review. Oral Surg Oral Med Oral Pathol Oral Radiol Endod. 2007b;103(Suppl):S19.e1–12. https://doi.org/10.1016/j.tripleo.2006.10.015. Epub 2007 Jan 25

Celentano A, Glurich I, Borgnakke WS, Farah CS. World Workshop on Oral Medicine VII: Prognostic biomarkers in oral leukoplakia and proliferative verrucous leukoplakia-A systematic review of retrospective studies. Oral Dis. 2021;27(4):848–80. https://doi.org/10.1111/odi.13363. Epub 2020 May 12

Cerqueira JM, Pontes FS, Santos-Silva AR, Almeida OP, Costa RF, Fonseca FP, Gomez RS, Neto NC, Miyahara LA, Rodrigues-Fernandes CI, Neto ED, Araújo AL. Malignant transformation of oral leukoplakia: a multicentric retrospective study in Brazilian population. Med Oral Patol Oral Cir Bucal. 2021;26(3):e292–8. https://doi.org/10.4317/medoral.24175. PMID: 33247570; PMCID: PMC8141311

Chuang SL, Wang CP, Chen MK, Su WW, Su CW, Chen SL, Chiu SY, Fann JC, Yen AM. Malignant transformation to oral cancer by subtype of oral potentially malignant disorder: a prospective cohort study of Taiwanese nationwide oral cancer screening program. Oral Oncol. 2018;87:58–63.

de Pauli PM, Migliorati CA, Schausltz Pereira Faustino I, Linhares Almeida Mariz BA, Oliveira Corrêa Roza AL, Agustin Vargas P, Franco Paes Leme A, Bianca Brandão T, Prado Ribeiro AC, Ajudarte Lopes M, Santos-Silva AR. Laser excision of oral leukoplakia: does it affect recurrence and malignant transformation? A systematic review and meta-analysis. Oral Oncol. 2020;109:104850. https://doi.org/10.1016/j.oraloncology.2020.104850. Epub ahead of print

Goodson ML, Sloan P, Robinson CM, Cocks K, Thomson PJ. Oral precursor lesions and malignant transformation–who, where what, and when? Br J Oral Maxillofac Surg. 2015;53(9):831–5.

Gouvêa AF, Moreira AE, Reis RR, de Almeida OP, Lopes MA. Proliferative verrucous leukoplakia, squamous cell carcinoma and axillary metastasis. Med Oral Patol Oral Cir Bucal. 2010;15(5):e704–8.

Holmstrup P. Oral erythroplakia-what is it? Oral Dis. 2018;24(1–2):138–43.

IARC Perspective on Oral Cancer Prevention. N Engl J Med. 2022;387(21):1999–2005. https://doi.org/10.1056/NEJMsr2210097.

Jeong WJ, Paik JH, Cho SW, Sung MW, Kim KH, Ahn SH. Excisional biopsy for management of lateral tongue leukoplakia. J Oral Pathol Med. 2012;41(5):384–8.

Lingen MW, Abt E, Agrawal N, Chaturvedi AK, Cohen E, D'Souza G, Gurenlian J, Kalmar JR, Kerr AR, Lambert PM, Patton LL, Sollecito TP, Truelove E, Tampi MP, Urquhart O, Banfield L, Carrasco-Labra A. Evidence-based clinical practice guideline for the evaluation of potentially malignant disorders in the oral cavity: a report of the American dental association. J Am Dent Assoc. 2017;148(10):712–727.e10. https://doi.org/10.1016/j.adaj.2017.07.032.

Lodi G, Sardella A, Bez C, Demarosi F, Carrassi A. 2008. Interventions for treating oral leukoplakia. *Cochrane Database Syst Rev* (4): CD001829.

Lopes MA. Proliferative verrucous leukoplakia may initially mimic lichenoid reactions. World J Clin Cases. 2015;3(10):861–5.

Malignant transformation of oral leukoplakia: a multicentric retrospective study in Brazilian population. Med Oral Patol Oral y Cir Bucal. 2021:e292–e298. https://doi.org/10.4317/medoral.24175.

Muller S, Tilakaratne WM. Update from the 5th Edition of the World Health Organization Classification of Head and Neck Tumors: Tumours of the Oral Cavity and Mobile Tongue. Head Neck Pathol. 2022;16(1):54–62. https://doi.org/10.1007/s12105-021-01402-9. Epub 2022 Mar 21. PMID: 35312982; PMCID: PMC9018914

Oral leukoplakia in adolescents: Report of a rare case and review of the literature. Oral Oncol. 2021;122:105565. https://doi.org/10.1016/j.oraloncology.2021.105565.

Oral verrucous carcinoma manifesting as proliferative verrucous leukoplakia. Oral Oncol. 2021;116:105144. https://doi.org/10.1016/j.oraloncology.2020.105144.
Paglioni MP, Khurram SA, Ruiz BII, Lauby-Secretan B, Normando AG, Ribeiro ACP, Brandão TB, Palmier NR, Lopes MA, da Silva Guerra EN, Meleti M, Migliorati CA, Carvalho AL, de Matos LL, Kowalski LP, Santos-Silva AR. Clinical predictors of malignant transformation and recurrence in oral potentially malignant disorders: A systematic review and meta-analysis. Oral Surg Oral Med Oral Pathol Oral Radiol. 2022;S2212-4403(22):01054–9. https://doi.org/10.1016/j.oooo.2022.07.006. Epub ahead of print
Pindborg JJ, Reichart PA, Smith CJ. World Health Organization: histological typing of cancer and precancer of the oral mucosa. 2nd ed. Berlin: Springer; 1997.
Robledo-Sierra J, Ben-Amy DP, Varoni E, Bavarian R, Simonsen JL, Paster BJ, Wade WG, Kerr R, Peterson DE, Frandsen LE. World Workshop on Oral Medicine VII: Targeting the oral microbiome Part 2: Current knowledge on malignant and potentially malignant oral disorders. Oral Dis. 2019;25(Suppl 1):28–48. https://doi.org/10.1111/odi.13107.
Rodrigues-Fernandes CI, Arboleda LPA, Vargas PA, Lopes MA, Santos-Silva AR. Oral verrucous carcinoma manifesting as proliferative verrucous leukoplakia. Oral Oncol. 2021;116:105144. https://doi.org/10.1016/j.oraloncology.2020.105144. Epub 2021 Jan 13
Speight PM. An overview of the classification and predictive value of oral epithelial dysplasia. IAOP; 2010.
Sperandio M, Warnakulasuriya S, Soares AB, Passador-Santos F, Mariano FV, Lima CSP, Scarini JF, Dominguete MHL, de Camargo MP, Montalli VAM, Hellmeister L, de Araújo VC. Oral epithelial dysplasia grading: Comparing the binary system to the traditional 3-tier system, an actuarial study with malignant transformation as outcome. J Oral Pathol Med. 2022; https://doi.org/10.1111/jop.13365. Epub ahead of print
Stojanov IJ, Woo SB. AAOM clinical practice statement subject: leukoplakia. Oral Surg Oral Med Oral Pathol Oral Radiol. 2018;126(4):331–4.
van der Waal I. Potentially malignant disorders of the oral and oropharyngeal mucosa; terminology, classification and present concepts of management. Oral Oncol. 2009;45(4–5):317–23.
Villa A, Celentano A, Glurich I, Borgnakke WS, Jensen SB, Peterson DE, Delli K, Ojeda D, Vissink A, Farah CS. World Workshop on Oral Medicine VII: Prognostic biomarkers in oral leukoplakia: A systematic review of longitudinal studies. Oral Dis. 2019;25 Suppl 1(Suppl 1):64–78. https://doi.org/10.1111/odi.13087. PMID: 31140698; PMCID: PMC6544170
Villa A, Menon RS, Kerr AR, de Abreu AF, Guollo A, Ojeda D, Woo SB. Proliferative leukoplakia: proposed new clinical diagnostic criteria. Oral Dis. 2018;24(5):749–60.
Warnakulasuriya S. Clinical features and presentation of oral potentially malignant disorders. Oral Surg Oral Med Oral Pathol Oral Radiol. 2018;125(6):582–90.
Wei L, Wang Y-F, Zhou H-W, Shi P, Zhou Z-T, Tan G-Y. Malignant transformation of oral leukoplakia: a retrospective cohort study of 218 Chinese patients. BMC Cancer. 2010;10:685.
World Health Organization. Pathology and genetics of head and neck tumors: classification of tumors. Lyon: IARC Press; 2005. S. 283–327.

Plattenepithelkarzinom der Mundhöhle

Alan Roger Santos-Silva, Felipe Paiva Fonseca, João Figueira Scarini, Lara Maria Alencar Ramos Innocentini, Luiz Paulo Kowalski und Márcio Ajudarte Lopes

Im Jahr 2020 wurden laut GLOBOCAN-Daten 264.211 neue Fälle von Zungen- und Mundhöhlenkrebs bei Männern und 113.502 bei Frauen geschätzt. Mundkrebs stellt ein erhebliches globales Gesundheitsproblem dar, mit einer angegebenen Gesamtüberlebensrate von 54 %, wobei Plattenepithelkarzinome (SCC), die im bedeckenden Epithel der Lippen und der Mundhöhle entstehen, etwa 90 % der bösartigen Läsionen in dieser Region ausmachen.

A. R. Santos-Silva (✉) · J. F. Scarini · M. A. Lopes
Department of Oral Diagnosis, Piracicaba Dental School,
University of Campinas (FOP/UNICAMP), Piracicaba, SP, Brasilien
E-Mail: alan@unicamp.br

F. P. Fonseca
Department of Oral Surgery and Pathology, School of Dentistry,
Universidade Federal de Minas Gerais (UFMG), Belo Horizonte, MG, Brasilien

J. F. Scarini
Department of Pathology, Faculty of Medical Sciences,
University of Campinas (FCM/UNICAMP), Campinas, SP, Brasilien

L. M. A. R. Innocentini
Dentistry and Stomatology Division, Ophthalmology, Otolaryngology and Head and Neck Surgery Department, Clinical Hospital of Ribeirão Preto, School of Medicine, University of São Paulo (USP), Ribeirão Preto, SP, Brasilien

L. P. Kowalski
Department of Head and Neck Surgery and Otorhinolaryngology,
AC Camargo Cancer Center, São Paulo, SP, Brasilien

L. P. Kowalski
Department of Head and Neck Surgery, School of Medicine,
University of São Paulo (USP), São Paulo, SP, Brasilien

A. R. Santos-Silva et al. (Hrsg.), *Klinische Entscheidungsfindung in der Zahnmedizin*, https://doi.org/10.1007/978-3-031-52852-1_21

1 Allgemeine Aspekte

1.1 Plattenepithelkarzinom der Lippe

- Chronische Sonneneinstrahlung ist der wichtigste ätiologische Faktor, und einige Studien weisen auf eine Assoziation von Rauchen mit Sonnenlicht als relevantem Aspekt für die Entwicklung von Krebs in dieser anatomischen Region hin.
- Es ist häufiger bei Personen, die in ländlichen Gebieten leben und in Outdoor-Berufen tätig sind.
- Am häufigsten bei Kaukasiern (weißhäutige Bevölkerung) in der Nähe des Äquators. Selten bei dunkelhäutigen Menschen.
- Die Unterlippe ist in 85–98 % der Fälle betroffen, mit männlicher Dominanz.
- Das Verhältnis von Männern zu Frauen variiert erheblich in verschiedenen Fallserien (von 2:1 bis 45:1).
- Das Altersspektrum liegt zwischen dem fünften und achten Lebensjahrzehnt, mit einem Durchschnittsalter zwischen 60,5 und 70 Jahren.

1.2 Mundhöhlen-Plattenepithelkarzinom

- Es betrifft hauptsächlich ältere lebenslange Raucher, und die Risiken steigen mit Alkoholsynergismus.
- Neuere Studien legen nahe, dass junge nicht rauchende und nicht trinkende Patienten mit Mundhöhlen-Plattenepithelkarzinom eine eigenständige klinische Entität darstellen. Die hohe Inzidenz von Anomalien in der DNA-Ploidie deutet darauf hin, dass diese Patienten eine genomische Instabilität aufweisen und stellt einen Hinweis auf einen genetischen Unterschied zwischen jungen und alten Patienten mit oralem SCC dar. Eine weitere aufkommende Gruppe von jungen Kopf-Hals-Krebspatienten weist nichtverhornende Plattenepithelkarzinome des Oropharynx (Gaumen- und Zungentonsillen) auf, die mit einer onkogenen Hochrisiko-Humanes-Papillomavirus (HPV)-Infektion in Verbindung gebracht werden, die durch die Praxis von Oralsex erworben wurde.

2 Klinische Merkmale

2.1 Plattenepithelkarzinom der Lippe

- Es tritt typischerweise im Lippenrot der Unterlippe an einer Stelle zwischen der Mittellinie und dem Mundwinkel auf.
- Klinische Präsentationen können erheblich variieren, da anfängliche Läsionen fokal sein können, mit verdickter weißer Plaque und Flecken gemischter weißer

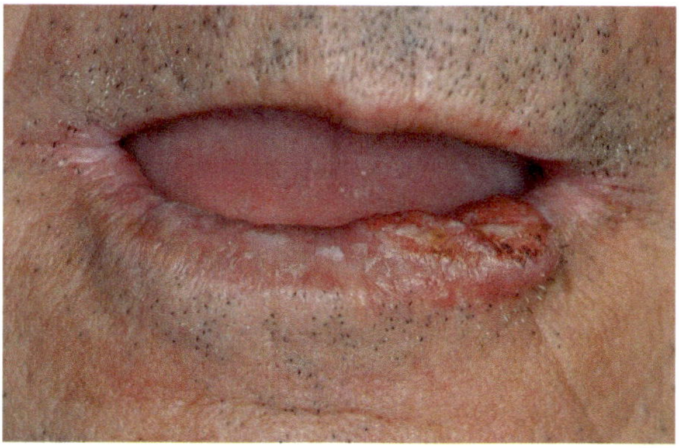

Abb. 1 Plattenepithelkarzinom der Lippe. Geschwürige Volumenzunahme im Lippenrot der Unterlippe

und erythematöser Färbung, oder Bereiche von Erythem und Krustenbildung mit Fissuren, die nicht zurückgehen (Abb. 1).Ein Bild des offenen Mundes eines Krebspatienten zeigt ulzerative Läsionen in den Lippen, die auf ein Plattenepithelkarzinom hinweisen, und hier nimmt das Lippenrotvolumen in der Unterlippe zu.

- Fortgeschrittenere Läsionen können exophytisch sein, die darunter liegenden Gewebe infiltrieren und sich als Geschwür mit umgebenden verhärteten Bereichen präsentieren.

2.2 Mundhöhlen-Plattenepithelkarzinom

- Patienten mit kleinen oralen SCC-Läsionen sind oft asymptomatisch oder weisen nur vage Symptome und minimale körperliche Befunde auf. Daher ist ein hoher klinischer Verdachtsindex erforderlich, insbesondere bei Patienten, die Tabakprodukte und alkoholische Getränke konsumieren.
- Weiße Plaques (Leukoplakie) mit roten Bereichen (Erythroplakie) sind auch neben Karzinomen im Frühstadium zu sehen.
- Das häufigste klinische Erscheinungsbild ist ein asymptomatisches Geschwür mit erhöhten, verhärteten Rändern, das länger als 15 Tage anhält (Abb. 2).Ein Bild der Zunge eines Patienten zeigt ulzerative Läsionen am lateralen Rand, die auf ein Plattenepithelkarzinom hinweisen.
- Bei Patienten mit lokal fortgeschrittener Erkrankung können die klinischen Merkmale je nach betroffener Stelle variieren. In diesen Fällen ist das Auftreten von Schmerzen, Halitosis, Schwierigkeiten beim Sprechen und Kauen, Trismus, Odynophagie, Dysphagie, Blutungen, Gewichtsverlust und Knoten im Hals häufig.

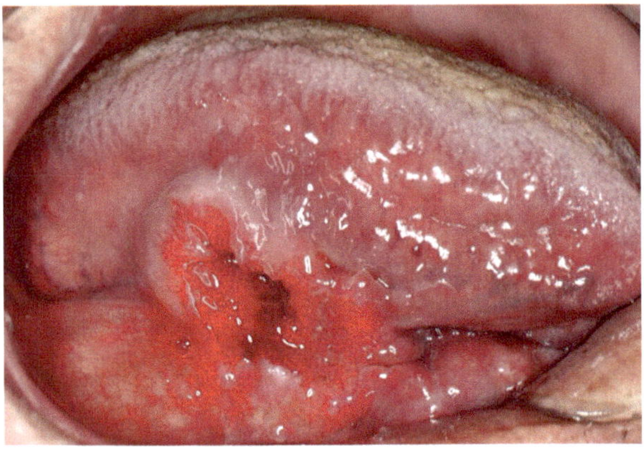

Abb. 2 Plattenepithelkarzinom am lateralen Zungenrand. Eine tiefe ulzerierte Läsion mit erhöhten Rändern am lateralen Zungenrand

3 Diagnose

- Die klinischen Aspekte sowie die Zeit der Entwicklung sind wichtig für die Diagnose.
- Es ist wichtig, dass zum Zeitpunkt der Konsultation, zusätzlich zur visuellen Inspektion, eine beidhändige Palpation aller Strukturen der Mundhöhle und des Halses durchgeführt wird. Die Palpation ist wichtig, weil es häufig verhärtete Bereiche um die Läsion herum gibt, die als wichtiges diagnostisches Hilfsmittel bei allen Formen von Tumoren verwendet werden können.
- Eine Inzisionsbiopsie muss in Bereichen mit größerem Verdacht durchgeführt werden, und es ist wichtig, Bereiche der Nekrose zu vermeiden.

4 Behandlung

- Der Patient sollte an den Kopf- und Halschirurgen überwiesen werden, und die geeignete Behandlung wird durch die Krebsstadienbestimmung mittels bildgebender Untersuchungen, welche die angeforderte klinische Untersuchung durch diese Spezialisten ergänzen, definiert. Die Behandlung kann aus Operation (Primärtumor und regionale Halsmetastasen), Strahlentherapie (Primärbehandlung und regionale Halsdrainage) und Chemotherapie, isoliert oder begleitend, bestehen.
- Die Behandlung der Krankheit wird von Ärzten durchgeführt, und die halbjährliche Patientenaufklärung und klinische Nachsorge sollten sowohl vom Oralmediziner als auch vom Arzt durchgeführt werden. Dies ist wesentlich für die frühzeitige Erkennung von Rezidiven und zweiten Primärtumoren, die in 10–35 % der Fälle auftreten können (aufgrund von Feldkanzerisierung).

Danksagungen Die Forschungsstiftung des Bundesstaates São Paulo (FAPESP, São Paulo, Brasilien, Zuschussnummer JFS 19/09419-0) und die Koordinierungsstelle für die Ausbildung von Hochschulabsolventen (CAPES, Brasilia, Brasilien, Finanzcode 001).

Literatur

Badoual C. Update from the 5th Edition of the World Health Organization Classification of Head and Neck Tumors: Oropharynx and Nasopharynx. Head Neck Pathol, 2022. 16(1):19–30. https://doi.org/10.1007/s12105-022-01449-2. Epub 2022 Mar 21. PMID: 35312986; PMCID: PMC9019010

Barnes L. Surgical pathology of the head and neck. 3rd ed. Informa Healthcare; 2009.

Barnes L, Eveson J, Reichart P, Sidransky D. Pathology and genetics of head and neck tumors. Lyon: IARC Press; 2005.

Herrero R, Castellsagué X, Pawlita M, Lissowska J, Kee F, Balaram P, et al. The viral etiology of oral cancer: evidence from the IARC multicentric study. J Natl Cancer Inst. 2010:47–51.

IARC Perspective on Oral Cancer Prevention New England Journal of Medicine. 2022;387(21):1999–2005. https://doi.org/10.1056/NEJMsr2210097.

Louredo BVR, Prado-Ribeiro AC, Brandão TB, Epstein JB, Migliorati CA, Piña AR, Kowalski LP, Vargas PA, Lopes MA, Santos-Silva AR. State-of-the-science concepts of HPV-related oropharyngeal squamous cell carcinoma: a comprehensive review. Oral Surg Oral Med Oral Pathol Oral Radiol. 2022;134(2):190–205. https://doi.org/10.1016/j.oooo.2022.03.016. Epub 2022 Apr 8

Mariz BALA, Kowalski LP, William WN Jr, de Castro G Jr, ALF C, Santos M, de Oliveira TB, Araújo ALD, Normando AGC, Ribeiro ACP, Brandão TB, Vargas PA, Lopes MA, Santos-Silva AR. Latin American cooperative oncology group–Brazilian Group of Head and Neck Cancer. Global prevalence of human papillomavirus-driven oropharyngeal squamous cell carcinoma following the ASCO guidelines: a systematic review and meta-analysis. Crit Rev Oncol Hematol. 2020;156:103116. https://doi.org/10.1016/j.critrevonc.2020.103116. Epub 2020 Oct 25

Rafael, Ferreira e Costa Marina Luiza Baião, Leão Maria Sissa Pereira, Sant'Ana Ricardo Alves, Mesquita Ricardo Santiago, Gomez Alan Roger, Santos-Silva Syed Ali, Khurram Artysha, Tailor Ciska-Mari, Schouwstra Liam, Robinson Willie F. P, van Heerden Ramiro Alejandro, Tomasi Romina, Gorrino Ruth Salomé Ferreyra, de Prato Adalberto Mosqueda, Taylor José Manuel Aguirre, Urizar Irene Lafuente Ibañez, de Mendoza Raghu, Radhakrishnan Chetana, Chandrashekar Siu-Wai, Choi Peter, Thomson Hélder Antônio Rebelo, Pontes Felipe Paiva, Fonseca. Oral Squamous Cell Carcinoma Frequency in Young Patients from Referral Centers Around the World Head and Neck Pathology. 2022;16(3):755–762. https://doi.org/10.1007/s12105-022-01441-w.

Santos-Silva AR, Ribeiro ACP, Soubhia AMP, Miyahara GI, Carlos R, Speight PM, et al. High incidences of DNA ploidy abnormalities in tongue squamous cell carcinoma of young patients: an international collaborative study. Histopathol. 2011;58:1127–35.

Scarini JF, Lavareze L, de Lima-Souza RA, Emerick C, Gonçalves MT, Figueiredo-Maciel T, Vieira GS, Kimura TC, de Sá RS, Aquino IG, Fernandes PM, Kowalski LP, Altemani A, Mariano FV, Egal ESA. Head and neck squamous cell carcinoma: Exploring frontiers of combinatorial approaches with tyrosine kinase inhibitors and immune checkpoint therapy. Crit Rev Oncol Hematol. 2022;2(180):103863. https://doi.org/10.1016/j.critrevonc.2022.103863. Epub ahead of print. PMID: 36334881

Shah JP, Johnson NW. Oral and oropharyngeal cancer. 2nd ed. CRC Press; 2018. https://doi.org/10.1201/9781351138543.

Sung H, Ferlay J, Siegel RL, Laversanne M, Soerjomataram I, Jemal A, Bray F. Global cancer statistics 2020: GLOBOCAN estimates of incidence and mortality worldwide for 36 cancers in 185 countries. CA Cancer J Clin. 2021;71(3):209–49. https://doi.org/10.3322/caac.21660. Epub 2021 Feb 4

Van Oijen MG, Slootweg PJ. Oral field cancerization: carcinogen-induced independent events or micrometastatic deposits? Cancer Epidemiol Biomark Prev. 2000;9:249–56.

Mündliche Managementstrategien für Patienten mit besonderen Bedürfnissen

Orale Behandlung von Krebspatienten nach multimodaler Therapie

Ana Carolina Prado-Ribeiro, Alan Roger Santos-Silva, Felipe Paiva Fonseca, João Figueira Scarini, Lara Maria Alencar Ramos Innocentini und Thais Bianca Brandão

Keine derzeit verfügbare Krebsbehandlung, ob Strahlentherapie (RDT) oder Chemotherapie (CT), kann neoplastische Zellen zerstören, ohne nichtneoplastische Zellen zu zerstören. In diesem Zusammenhang wird das Epithel der Mundschleimhaut, ein Gewebe mit schneller Zellerneuerung, viel anfälliger für akute (in den ersten Wochen der Behandlung beobachtet) und chronische Toxizitäten (die 3 Monate nach Ende der Therapie auftreten) der antineoplastischen Behandlung, nämlich Geschmacksveränderungen (Dysgeusie), Mukositis, Blutung, Hyposalivation/Xerostomie, pseudomembranöse Candidiasis, Karies (hauptsächlich strahlenbedingt), Trismus und Osteoradionekrose.

A. C. Prado-Ribeiro (✉) · T. B. Brandão
Dental Oncology Service, Instituto Do Cancer Do Estado de São Paulo (ICESP-FMUSP), São Paulo, SP, Brasilien

A. R. Santos-Silva · F. P. Fonseca
Department of Oral Surgery and Pathology, School of Dentistry, Universidade Federal de Minas Gerais (UFMG), Belo Horizonte, MG, Brasilien

J. F. Scarini
Department of Oral Diagnosis, Piracicaba Dental School, University of Campinas (FOP/UNICAMP), Piracicaba, SP, Brasilien

Department of Pathology, Faculty of Medical Sciences, University of Campinas (FCM/UNICAMP), Campinas, SP, Brasilien

L. M. A. R. Innocentini
Dentistry and Stomatology Division, Ophthalmology, Otolaryngology and Head and Neck Surgery Department, Clinical Hospital of Ribeirão Preto, School of Medicine, University of São Paulo (USP), Ribeirão Preto, SP, Brasilien

A. R. Santos-Silva et al. (Hrsg.), *Klinische Entscheidungsfindung in der Zahnmedizin*, https://doi.org/10.1007/978-3-031-52852-1_22

Akute Toxizitäten

Mukositis
Blutung
Hyposalivation und/oder Xerostomie
Pseudomembranöse Candidiasis
Geschmacksveränderung (Dysgeusie)

Chronische Toxizitäten

Trismus
Hyposalivation und/oder Xerostomie
Osteoradionekrose
Strahlenbedingte Karies

1 Klinische Merkmale der Toxizitäten der antineoplastischen Therapie

1.1 Trismus

- Einschränkung der Mundöffnung, die einen direkten Einfluss auf die Qualität der Hygiene und Sprache des Patienten hat, erschwert die Untersuchung der Mundhöhle und die zahnärztliche Behandlung (Abb. 1)
- Patienten mit Tumoren im Pharynx, retromolaren Bereichen und hinteren Regionen des Gaumens sind am stärksten betroffen.

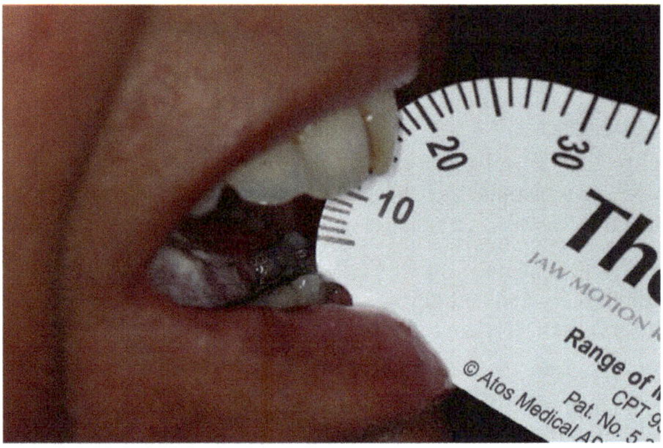

Abb. 1 Trismus bei einem Patienten, der eine antineoplastische Therapie durchläuft. Markierte Einschränkung der Mundöffnung, beeinträchtigte Ernährung und Untersuchung der Mundhöhle

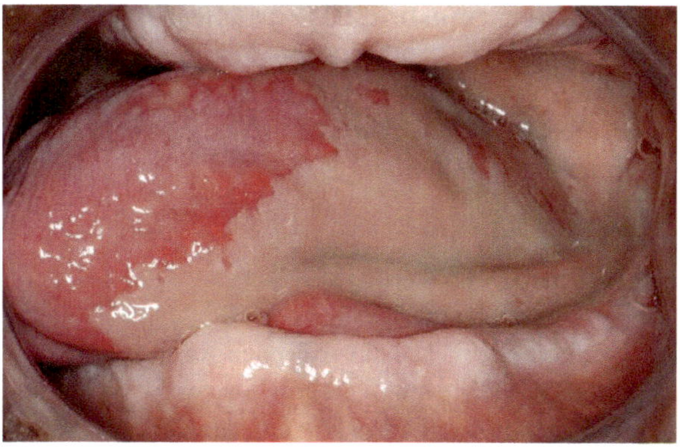

Abb. 2 Orale Mukositis bei einem Patienten, der eine antineoplastische Therapie durchläuft. Markante diffuse und schmerzhafte Schleimhautulzeration und Nekrose, die die Ernährung beeinträchtigen

1.2 Mukositis

- Erythem und/oder Geschwüre auf der Wangenschleimhaut (Abb. 2)
- RDT- und CT-bedingte orale Mukositis betrifft oft unverhornte Oberflächen.
- RDT-induzierte Mukositis betrifft hauptsächlich Bereiche, die im Strahlenfeld liegen.

1.3 Blutung

- Petechien und Ekchymosen infolge der geringsten Traumata in jedem Bereich der oralen Schleimhaut.
- Blutungen können spontan auftreten oder durch traumatisches Bürsten verursacht werden.
- Es können sekundär zu CT-induzierter Thrombozytopenie Leberschäden auftreten.

1.4 Candidiasis

- Pseudomembranöse Candidiasis legt eine darunter liegende erythematöse Schleimhaut frei, wenn sie abgeschabt wird.

1.5 Geschmacksveränderung (Dysgeusie)

- Wird in den allerersten Wochen der RDT bemerkt.
- Progressive Geschmacksveränderung kann zu einem vollständigen Verlust der Geschmackswahrnehmung führen.

1.6 Hyposalivation/Xerostomie

- Vorübergehend während der CT, dauerhaft nach Kopf- und Hals-RDT.
- Die Parotis ist durch RDT irreversibel betroffen, während sich die Schleimdrüsen nach mehreren Monaten teilweise wieder erholen können.

1.7 Osteoradionekrose

- Exposition eines nichtvitalen (nekrotischen) Knochens nach RDT, die länger als 3 Monate anhält (Abb. 3 und 4).
- Dies kann zu kortikaler Perforation, Fistelbildung, Ulzeration und pathologischen Kieferknochenbrüchen führen.
- Als Folge eines lokalen Traumas oder einer Zahnextraktion.
- Das Risiko einer Osteoradionekrose ist dauerhaft und besteht für den Rest des Lebens der Patienten.
- Der Unterkiefer ist häufiger betroffen als das Oberkiefer.

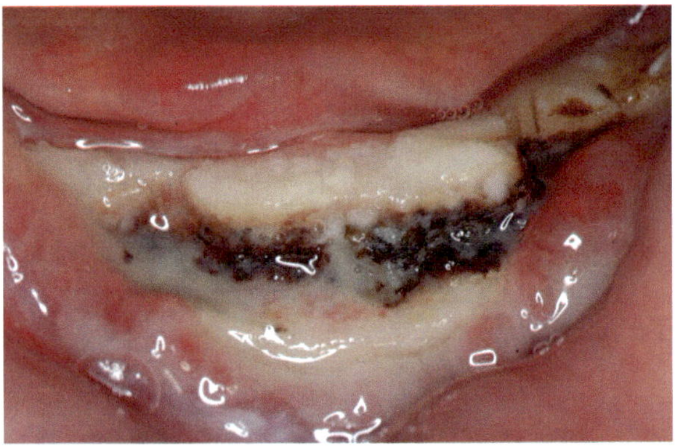

Abb. 3 Deutliche Exposition und Sequestration des Alveolarknochens im Unterkieferbereich eines Patienten mit Osteoradionekrose

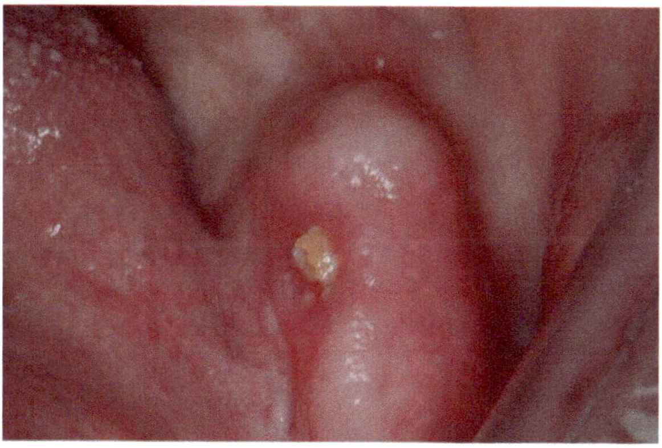

Abb. 4 Lokalisierte Exposition und Sequestration des Alveolarknochens im Unterkieferbereich

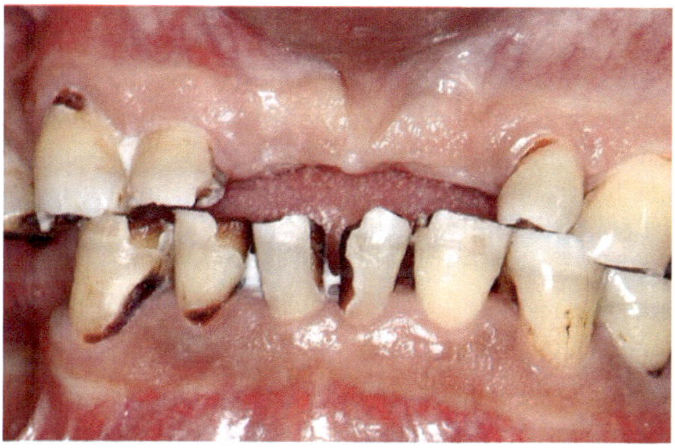

Abb. 5 Umfangreiche zervikale Karies an den verbleibenden Zähnen. Beachten Sie die Inzisalbeteiligung

1.8 Karies

- Eine Vielzahl von sekundären Faktoren (Schwierigkeiten bei der Mundhygiene, Trismus, Hyposalivation) können das Kariesrisiko erhöhen.
- Strahlenbedingte Karies (Abb. 5)
- Braune Flecken auf glatten Schmelz- und Dentinoberflächen.
- Auf zervikalen und inzisalen Oberflächen der Zähne.
- Aggressiver Beginn und schnell fortschreitend.

2 Zahnbehandlung bei Patienten, die mit einer RDT behandelt wurden

2.1 Allgemeine Prinzipien und Philosophie der Behandlung

- Eine umfassende mündliche Untersuchung und zahnärztliche Versorgung vor Beginn der Krebsbehandlung ist der Standard in vielen Krebszentren. Patienten, die eine RDT im Kopf- und Halsbereich abgeschlossen haben, sollten alle 6 Monate von einem spezialisierten zahnärztlichen Team untersucht werden. Faktoren wie die Prognose des Patienten, medizinische und orale Hygienezustände, allgemeiner zahnärztlicher Status und Bestrahlungsfeld (ob es Maxilla/Mandibula, Zähne und große Speicheldrüsen einschließt oder nicht) sind für die zahnärztliche Behandlung ausschlaggebend.
- Bei zahnärztlicher Behandlung im Krankenhausumfeld sollten Hilfsgeräte im Mund verwendet werden, um die negativen Auswirkungen der Behandlung zu minimieren und die Wirkung der Strahlung auf den Tumor zu maximieren. Gewebe werden vor unerwünschten Strahlendosen und damit vor Gewebereaktionen, die durch die Behandlung verursacht werden, geschützt. Darüber hinaus halten diese Geräte die anatomischen Strukturen in einer konstanten Position, was die oralen Stents und den Bolus für Kopf- und Hals-RDT hervorhebt.
- Ein Bolus ist eine flexible Platte, die sich an die Haut-/Schleimhautoberfläche des Patienten anpasst und in der klinischen Praxis für folgende Zwecke verwendet wird:
  - *Dosiserhöhung an der Eingangsoberfläche eines Feldes:* Es ist bekannt, dass die maximale abgegebene Dosis nicht an der Oberfläche des Bestrahlungsfeldes, sondern einige Millimeter darunter – im Körper des Patienten – liegt. Daher wird bei der Platzierung des Bolus die Hautfläche auf eine bestimmte Tiefe unter dem Bolus verlagert, und dort kann die erforderliche, ausreichende Dosis angewendet werden.
  - *Positionierung:* Eine Anfertigung einer thermoplastischen Maske, die die Immobilisierung des Patienten garantiert und die Reproduzierbarkeit des radiotherapeutischen Verfahrens sicherstellt, gewährleistet die Fernhaltung von gesundem Gewebe aus dem Bestrahlungsfeld.
  - *Kompensation für Gewebsmangel:* Der Zweck dieses Geräts ist es, große Defekte, in der Regel im Oberkiefer, zu füllen, was bei der gleichmäßigen Verteilung der Strahlung durch die unregelmäßigen Konturen, die beispielsweise durch eine Maxillektomie hinterlassen werden, hilft.

2.2 Handlungsanweisungen zur oralen Konditionierung

- Alle Patienten sollten vor Beginn der RDT für Kopf- und Halskrebs eine zahnärztliche Behandlung durchlaufen.
- Der erste Schritt besteht darin, den Patienten über orale Komplikationen der RDT aufzuklären und eine gründliche Mundhygiene durchzuführen.
- Es sollte jede Infektionsquelle behandelt und potenzielle Infektionsherde, die während oder nach der RDT orale Komplikationen verursachen könnten, beseitigt werden. Führen Sie 3-mal täglich Mundspülungen mit einer 0,12%igen Chlorhexidinlösung (alkoholfrei) während des gesamten RDT-Protokolls durch.

2.3 Trismus

- Übungen der Kaumuskulatur mit dynamischen Mundöffnern.
- Cyclobenzaprin 10 mg, 8/8 h für 7 Tage zur Schmerzlinderung.

2.4 Orale Mukositis

- Die Mundhygiene sollte mit ultrasoften Zahnbürsten durchgeführt werden.
- Benzydaminhydrochlorid (alkoholfrei), oral verabreicht für 3 min, 4-mal täglich während der RDT.
- Photobiomodulation mit einer Energie zwischen 3 und 10 J/cm^2 in Verbindung mit RDT. Tägliches prophylaktisches Protokoll, angewendet auf mindestens 30 Punkte der Mundschleimhaut.

2.5 Candidiasis

- Gemäß dem in Kap. 11 dieses Buches festgelegten Schema.

2.6 Geschmacksveränderung (Dysgeusie)

- Präventive Supplementierung von Zink und Kupfer während der gesamten RDT, mit Erhaltungstherapie nach Abschluss der Behandlung.

2.7 Hyposalivation

- Gemäß dem in Kap. 13 dieses Buches festgelegten Schema.

2.8 Osteoradionekrose

- *Konservative Behandlung:* Bei geringer Knochenexposition strikte Mundhygiene in Verbindung mit lokaler und täglicher Reinigung der Wunde mit Chlorhexidin-0,12%-Lösung (alkoholfrei) aufrechterhalten und, in Fällen, in denen die Knochenexposition mit lokaler Infektion verbunden ist, Verschreibung von Antibiotika (Kombination von Amoxicillin, Clavulansäure und Metronidazol für 10 Tage). Der Teil des Knochens, der sich während des Nekroseprozesses vom gesunden Knochen löst, sollte atraumatisch entfernt werden.
- *Chirurgische Behandlung:* Das Débridement und die vollständige Resektion des nekrotischen Bereichs sollte, wann immer möglich, auf atraumatische Weise durchgeführt werden. Scharfe Kanten, die das Weichgewebe traumatisieren könnten, sollten entfernt und der chirurgische Wundverschluss primär durchgeführt werden.
- *Pharmakologische Behandlung (PENTOCLO):* Die Therapie mit Pentoxifyllin (Vasodilatator), Tocopherol (Antioxidans) und Clodronat (Bisphosphonat) minimiert den bestehenden Fibroseprozess, reduziert die Knochenzerstörung und fördert die Heilung des nekrotischen Bereichs. Zunächst sollte Amoxicillin mit Clavulansäure in Kombination mit Prednison 20 mg/Tag für 1 Monat verabreicht werden, um aktive Infektionen zu kontrollieren, Osteitis zu minimieren und einen größeren Heileffekt zu erzielen, der eine größere Penetration der Medikamente ermöglicht. Nach diesem Zeitraum erhielt der Patient täglich eine Kombination von 800 mg Pentoxifyllin (2 Dosen von 400 mg), 1000 IE Tocopherol (Vitamin E in 2 Dosen von 500 IE) und eine Dosis von 1600 mg Clodronat (wenn möglich*), 5-mal/Woche (Montag bis Freitag) und 20 mg Prednison und 1000 mg Ciprofloxacin am Wochenende, nach dem ursprünglichen Schema. Die Dauer der Behandlung sollte auf der Beobachtung der progressiven Regression der Osteoradionekrose und der Auswirkungen der Pentoxifyllin-Anwendung basieren.

Es kann Schwierigkeiten geben, Clodronat zu verabreichen, da es auf dem lateinamerikanischen Markt schlecht verfügbar ist und hohe Kosten verursacht. Wir empfehlen auch nicht die Verabreichung von Ciprofloxacin am Wochenende. Diese Art der Verabreichung scheint nicht gut begründet zu sein, und wir haben uns für eine Antibiotikatherapie in Phasen der Verschlechterung des Infektionsprozesses entschieden.

2.9 Karies

- Eine Ernährung mit wenig Zucker und Kohlenhydraten, strikte Einhaltung der Mundhygiene, häufige Zahnarztbesuche zur Reinigung und Restauration, tägliches Mundspülen mit Natriumfluorid 0,05 %, wöchentliche topische Anwendungen von Fluoridgel (0,2 %) und Mundspülungen 3-mal täglich mit Chlorhe-

xidin-0,12%-Mundspülung (alkoholfrei) werden zur Vorbeugung von Strahlenkaries dringend empfohlen.
- Behandlung der Hyposalivation.
- Restaurationen können mit konventionellem Klebstoff und Kompositharz durchgeführt werden, und Glasionomer sollte vermieden werden.

2.10 Exodontie

- Sie sollten in einem durchschnittlichen Zeitraum von 2 Wochen vor Beginn der RDT als Teil des oralen Konditionierungsregimes erfolgen.
- Indiziert, wenn es sich um eine fortgeschrittene und nicht restaurierbare Kariesläsion, Invasion des biologischen Raums, fortgeschrittene oder symptomatische Parodontalerkrankung (mit fortgeschrittenem Knochenverlust), akzentuierte Mobilität oder Furkationsbeteiligung, Restwurzeln, die nicht vollständig vom Alveolarknochen bedeckt sind oder angrenzende Radioluzenz zeigen, oder noch symptomatische impaktierte Zähne oder teilweise durchgebrochene und nicht vollständig vom Alveolarknochen bedeckte Zähne handelt.
- Wenn es eine Indikation für eine Extraktion nach der RDT gibt, sollten traumatische Manöver vermieden und darauf geachtet werden, die Kontur des Alveolarknochens zu erhalten.
- Eine prophylaktische Therapie mit hyperbarer Oxygenation scheint das Risiko einer Osteoradionekrose nicht zu verringern. Eine Antibiotikatherapie kann nach klinischem Ermessen eingesetzt werden (1g Amoxicillin 1 h vor der Extraktion, kann bis zu 7 Tage nach der Extraktion mit 500 mg alle 8 h fortgesetzt werden).

3 Zahnbehandlung bei Patienten, die eine CT durchlaufen

3.1 Allgemeine Prinzipien und Behandlungsphilosophie

- Prävention ist die beste Form der Zahnbehandlung für Patienten, die mit CT behandelt werden, und ein ständiges Erhaltungsregime der Mundgesundheit vor, während und nach der CT im Kopf- und Halsbereich sind die wichtigsten präventiven Strategien gegen orale Komplikationen.
- Es gibt verschiedene Arten von Medikamenten, die während der CT verwendet werden, und nicht alle können orale Komplikationen verursachen. Die meisten Schemata können Anämie, Neutropenie, Thrombozytopenie, Mukositis und andere Komplikationen hervorrufen, die ernsthafte Auswirkungen auf die Mundhöhle und die allgemeine Gesundheit des Patienten haben. Daher sollten alle Patienten, die mit der CT beginnen, von einem spezialisierten zahnärztlichen Team untersucht werden.

- Faktoren, die für die zahnärztliche Behandlung vor der CT ausschlaggebend sind, sind die Prognose des Patienten, die medizinischen und oralen Hygienebedingungen, der allgemeine zahnärztliche Status und das Medikament oder die Kombination von Medikamenten, die während der CT verwendet werden.
- Normalerweise führt die Myelosuppression durch die CT zur Unterbrechung des Knochenmarkzellteilungsprozesses, was zu einem starken Rückgang der Thrombozyten- und Leukozytenzahlen im Blut führt. Dieser Zeitraum, bekannt als die *Nadir*-Periode, stellt den „tiefsten Punkt" der Zirkulation dieser Zellen im Blut dar und tritt in einem Zeitraum zwischen 7 und 14 Tagen nach der initialen Konditionierung auf. Die Knochenmarkerholung tritt zwischen 15 und 21 Tagen nach dem Ende des CT-Zyklus auf und kann durch Normalisierung der Werte im großen Blutbild (CBC) bestätigt werden. Viele Symptome (wie orale Mukositis) können gleichzeitig mit der Nadir-Periode auftreten.

3.2 Mundpflegeempfehlungen

- Der erste Schritt besteht darin, den Patienten über die möglichen oralen Komplikationen der CT aufzuklären und die Mundhygiene rigoros durchzuführen.
- Es sollte jede vorhandene Infektionsquelle behandelt und Herde eliminiert werden, die das Potenzial haben, orale Komplikationen während oder nach der Behandlung zu erzeugen. Der Patient erhält während der CT 3-mal täglich eine Mundspülung mit einer 0,12%igen Chlorhexidinlösung (alkoholfrei).
- Es wird empfohlen, während der Nadir-Periode keine chirurgischen Eingriffe durchzuführen. Eine Interpretation des CBC und eine Beurteilung des Zeitpunkts des chirurgischen Eingriffs entsprechend dem CT-Zyklusintervall sind obligatorisch.

3.3 Mukositis

- Die Mundhygiene sollte mit ultrasoften Zahnbürsten durchgeführt werden.
- Photobiomodulation mit einer Energie von 3 bis 10 J/cm^2 kann wirksam bei der Verhinderung des Auftretens von chemotherapieinduzierter Mukositis sein, wenn sie in einem täglichen Protokoll angewendet wird, das auf mindestens 30 Punkte der oralen Mukosa abzielt.

3.4 Blutung

- Angemessene Mundhygiene zur Kontrolle von Zahnfleischbluten, das durch Thrombozytopenie verschärft wird.

3.5 Candidiasis

- Gemäß dem in Kap. 11 dieses Buches festgelegten Schema.

3.6 Hyposalivation

- Gemäß dem in Kap. 13 dieses Buches festgelegten Schema.

3.7 Invasive Zahnverfahren

- Zahnbehandlungen wie Zahnextraktion, Endodontie, Parodontalchirurgie, Knochentransplantate und Knochenimplantate, unter anderem, sollten vor Beginn der CT durchgeführt werden, um Heilung und angemessene Knochenreparatur zu ermöglichen.
- Im Allgemeinen wird eine Zahnextraktion vor Beginn der CT angezeigt, wenn es sich um eine fortgeschrittene und nicht wiederherstellbare Kariesläsion handelt, eine Invasion des biologischen Raums, eine fortgeschrittene oder symptomatische Parodontalerkrankung (mit fortgeschrittenem Knochenverlust), eine ausgeprägte Mobilität oder Furkationsbeteiligung, Restwurzeln, die nicht vollständig vom Alveolarknochen bedeckt sind oder eine benachbarte Radioluzenz zeigen, oder symptomatische impaktierte Zähne oder teilweise durchgebrochene und nicht vollständig vom Alveolarknochen bedeckte Zähne.
- Wenn es während der CT einen akuten oralen Infektionsherd gibt, ist es klüger, den Infektionsherd mit Antibiotika unter Kontrolle zu halten, um auf das Ende der CT und die Wiederherstellung der systemischen körperlichen Verfassung des Patienten zu warten. Wenn eine Zahnextraktion oder orale Chirurgie die einzige Alternative ist, sollte die Prozedur durchgeführt werden, wobei traumatische Manöver vermieden und darauf geachtet werden sollte, die Kontur des angrenzenden Knochens zu erhalten.

Danksagungen Die Forschungsstiftung des Bundesstaates São Paulo (FAPESP, São Paulo, Brasilien, Zuschussnummern JFS 19/09419-0, ARSS 13/18402-8, ARSS 18/02233-6) und die Koordinationsstelle für die Ausbildung von Hochschulabsolventen (CAPES, Brasilia, Brasilien, Finanzcode 001).

Literatur

Ana Gabriela Costa, Normando Maria Eduarda, Pérez-de-Oliveira Eliete Neves Silva, Guerra Márcio Ajudarte, Lopes André Caroli, Rocha Thaís Bianca, Brandão Ana Carolina, Prado-Ribeiro Luiz Alcino Monteiro, Gueiros Joel B., Epstein César Augusto, Migliorati Alan Roger, Santos-Silva Cherry L., Estilo David, Yang Deborah, Saunders Erin, Watson. To extract or not extract teeth prior to head and neck radiotherapy? A systematic review and meta-analysis. Support Care Cancer. 2022;30(11)8745–59. https://doi.org/10.1007/s00520-022-07215-y.

Belfield PM, Dwyer AA. Oral complications of childhood cancer and its treatment: current best practice. Eur J Cancer. 2004;40:1035–41.

Bjordal JM, Bensadoun RJ, Tunèr J, Frigo L, Gjerde K, Lopes-Martins RA. A systematic review with meta-analysis of the effect of low-level laser therapy (LLLT) in cancer therapy-induced oral mucositis. Support Care Cancer. 2011;19(8):1069–77.

Brandão TB, da Graça Pinto H, Vechiato Filho AJ, Faria KM, de Oliveira MCQ, Prado-Ribeiro AC, Dias RB, Santos-Silva AR, Batista VES. Are intraoral stents effective in reducing oral toxicities caused by radiotherapy? A systematic review and meta-analysis. *J Prosthet Dent* 2021; S0022-3913(21)00151-7. https://doi.org/10.1016/j.prosdent.2021.03.009. Epub ahead of print.

Brennan MT, Woo SB, Lockhart PB. Dental treatment planning and management in the patient who has cancer. Dent Clin N Am. 2008;52(1):19–37.

de Pauli PM, Faria KM, Palmier NR, Prado-Ribeiro AC, Dias RBE, da Graça Pinto H, Treister NS, Epstein JB, Migliorati CA, Santos-Silva AR, Brandão TB. Patterns of oral mucositis in advanced oral squamous cell carcinoma patients managed with prophylactic photobiomodulation therapy-insights for future protocol development. Lasers Med Sci. 2021;36(2):429–36. https://doi.org/10.1007/s10103-020-03091-2. Epub 2020 Jul 5

Can the prophylactic use of pentoxifylline and tocopherol before dental extractions prevent osteoradionecrosis? A systematic review. Oral Surg Oral Med Oral Pathol Oral Radiol. 2023. https://doi.org/10.1016/j.oooo.2023.01.005.

Christoforou J, Karasneh J, Manfredi M, Dave B, Walker JS, Dios PD, Epstein J, Kumar N, Glick M, Lockhart PB, Patton LL. World Workshop on Oral Medicine VII: Non-opioid pain management of head and neck chemo/radiation-induced mucositis: A systematic review. Oral Dis. 2019 Jun;25(Suppl 1):182–92. https://doi.org/10.1111/odi.13074.

Delanian S, Depondt J, Lefaix JL. Major healing of refractory mandible osteoradionecrosis after treatment combining pentoxifylline and tocopherol: a phase II trial. Head Neck. 2005;27(2):114–23. https://doi.org/10.1002/hed.20121.

Delanian S, Lefaix JL. The radiation-induced fibroatrophic process: therapeutic perspective via the antioxidant pathway. Radiother Oncol. 2004;73(2):119–31. https://doi.org/10.1016/j.radonc.2004.08.021.

Duarte, BG, Maciel, AP, Gonçalves, ES, Santos, PSS. Perioperative evaluation of chemotherapy patients requiring surgical intervention. *Arquivos Médicos dos Hospitais e da Faculdade de Ciências Médicas da Santa Casa de São Paulo* 2018; 63(2): 105.

Editorial: Oral complications in cancer patients Frontiers in Oral Health. 2023. https://doi.org/310.3389/froh.2022.1116885.

Fernandes DT, Prado-Ribeiro AC, Markman RL, Morais K, Moutinho K, Tonaki JO, Brandão TB, Rivera C, Santos-Silva AR, Lopes MA. The impact of an educational video about radiotherapy and its toxicities in head and neck cancer patients. Evaluation of patients' understanding, anxiety, depression, and quality of life. Oral Oncol. 2020;106:104712. https://doi.org/10.1016/j.oraloncology.2020.104712. Epub 2020 Apr 16

Gouvêa Vasconcellos AF, Palmier NR, Ribeiro ACP, Normando AGC, Morais-Faria K, Gomes-Silva W, Vechiato Filho AJ, de Goes MF, Paes Leme AF, Brandão TB, Lopes MA, Marsh PD, Santos-Silva AR. Impact of clustering Oral symptoms in the pathogenesis of radiation caries: a systematic review. Caries Res. 2020;54(2):113–26. https://doi.org/10.1159/000504878. Epub 2020 Jan 21

Guidelines of the multinational association of supportive care in cancer (www.mascc.org).
Gomes-Silva W, Morais-Faria K, Rivera C, Najas GF, Marta GN, da Conceição Vasconcelos KGM, de Andrade CH, de Castro G Jr, Brandão TB, Epstein JB, Santos-Silva AR. Impact of radiation on tooth loss in patients with head and neck cancer: a retrospective dosimetric-based study. Oral Surg Oral Med Oral Pathol Oral Radiol. 2021;132(4):409–17. https://doi.org/10.1016/j.oooo.2021.06.021. Epub 2021 Jul 10. PMID: 34366269
Holanda RAE, Da CLJ, Pedreira RLM. Repercussões da radioterapia na região orofacial e seu tratamento. Radiol Bras. 2011;44(6):388–95. FapUNIFESP (SciELO)
Jensen SB, Pedersen AM, Vissink A, Andersen E, Brown CG, Davies AN, et al. A systematic review of salivary gland hypofunction and xerostomia induced by cancer therapies: prevalence, severity and impact on quality of life. Support Care Cancer. 2010;18(8):1039–60.
Kauark-Fontes E, Rodrigues-Oliveira L, Epstein JB, Faria KM, Araújo ALD, Gueiros LAM, Migliorati CA, Salloum RG, Burton P, Carroll J, Lopes MA, Alves CGB, Palmier NR, Prado-Ribeiro AC, Brandão TB, Santos-Silva AR. Cost-effectiveness of photobiomodulation therapy for the prevention and management of cancer treatment toxicities: a systematic review. Support Care Cancer. 2021;29(6):2875–84. https://doi.org/10.1007/s00520-020-05949-1. Epub 2021 Jan 7
Koga DH, Salvajoli JV, Alves FA. Dental extractions and radiotherapy in head and neck oncology: review of the literature. Oral Dis. 2008;14(1):40–4.
Lalla RV, Latortue MC, Hong CH, Ariyawardana A, D'Amato-Palumbo S, Fischer DJ, et al. A systematic review of oral fungal infections in patients receiving cancer therapy. Support Care Cancer. 2010;18(8):985–92.
Lopes MA, Della Coletta R, Alves FA, Abbade N, Rossi A Jr. Reconhecendo e controlando os efeitos colaterais da radioterapia. Revista da APCD. 1998;52(3):241–4.
Martins BNFL, Palmier NR, Prado-Ribeiro AC, de Goes MF, Lopes MA, Brandão TB, Rivera C, Migliorati CA, Epstein JB, Santos-Silva AR. Awareness of the risk of radiation-related caries in patients with head and neck cancer: a survey of physicians, dentists, and patients. Oral Surg Oral Med Oral Pathol Oral Radiol. 2021;132(4):398–408. https://doi.org/10.1016/j.oooo.2021.06.011. Epub 2021 Jun 21
Meurman JH, Gronroos L. Oral and dental health care of oral cancer patients: hyposalivation, caries and infections. Oral Oncol. 2010;46:464–7.
Natália Rangel, Palmier Ana Carolina, Prado-Ribeiro Bruno Augusto Linhares Almeida, Mariz Letícia, Rodrigues-Oliveira Mariana de Pauli, Paglioni Juliana Trindade Clemente, Napimoga Caique Mariano, Pedroso Karina, Morais-Faria Maria Cecília Querido de, Oliveira Aljomar José, Vechiato-Filho Thaís Bianca, Brandão Alan Roger, Santos-Silva The impact of radiation caries on morbidity and mortality outcomes of head and neck squamous cell carcinoma patients Special Care in Dentistry. https://doi.org/10.1111/scd.12843.
Normando AGC, Pérez-de-Oliveira ME, Guerra ENS, Lopes MA, Rocha AC, Brandão TB, Prado-Ribeiro AC, Gueiros LAM, Epstein JB, Migliorati CA, Santos-Silva AR, Oral Care Study Group, Multinational Association of Supportive Care in Cancer (MASCC)/International Society of Oral Oncology (ISOO). To extract or not extract teeth prior to head and neck radiotherapy? A systematic review and meta-analysis. Support Care Cancer. 2022;30(11):8745–59. https://doi.org/10.1007/s00520-022-07215-y. Epub 2022 Jun 17. PMID: 35713725
Over 300 Radiation Caries Papers: Reflections From the Rearview Mirror Frontiers in Oral Health. 2022. https://doi.org/310.3389/froh.2022.961594.
Palmier NR, Madrid Troconis CC, Normando AGC, Guerra ENS, Araújo ALD, Arboleda LPA, Fonsêca JM, de Pauli Paglioni M, Gomes-Silva W, Vechiato Filho AJ, González-Arriagada WA, Paes Leme AF, Prado-Ribeiro AC, Brandão TB, de Goes MF, Lopes MA, Santos-Silva AR. Impact of head and neck radiotherapy on the longevity of dental adhesive restorations: a systematic review and meta-analysis. *J Prosthet Dent* 2021; S0022-3913(21)e00068-8. https://doi.org/10.1016/j.prosdent.2021.02.002. Epub ahead of print.
Palmier NR, Migliorati CA, Prado-Ribeiro AC, de Oliveira MCQ, Vechiato Filho AJ, de Goes MF, Brandão TB, Lopes MA, Santos-Silva AR. Radiation-related caries: current diagnostic, prognostic, and management paradigms. Oral Surg Oral Med Oral Pathol Oral Radiol. 2020;130(1):52–62. https://doi.org/10.1016/j.oooo.2020.04.003. Epub 2020 May 19

Rodrigues-Oliveira L, Kowalski LP, Santos M, Marta GN, Bensadoun RJ, Martins MD, Lopes MA, Castro G Jr, William WN Jr, Chaves ALF, Migliorati CA, Salloum RG, Rodrigues-Fernandes CI, Kauark-Fontes E, Brandão TB, Santos-Silva AR, Prado-Ribeiro AC. Direct costs associated with the management of mucositis: a systematic review. Oral Oncol. 2021;118:105296. https://doi.org/10.1016/j.oraloncology.2021.105296. Epub 2021 Apr 29

Silva AR, Alves FA, Berger SB, Giannini M, Goes MF, Lopes MA. Radiation-related caries and early restoration failure in head and neck cancer patients. A polarized light microscopy and scanning electron microscopy study. Support Care Cancer. 2010;18:83–7.

Spezzia Sérgio. O uso do bolus na radioterapia. Revista da Faculdade de Ciências Médicas de Sorocaba. 2016; 18(4): 183–186. Portal de Revistas PUC SP.

Spijkervet FK, Brennan MT. A systematic review of dental disease in patients undergoing cancer therapy. Support Care Cancer. 2010;18(8):1007–21.

Sulaiman F, Huryn JM, Zlotolow IM. Dental extractions in the irradiated head and neck patient: a retrospective analysis of Memorial Sloan-Kettering Cancer Center protocols, criteria, and end results. J Oral Maxillofac Surg. 2003;61(10):1123–31.

Twenty-year analysis of photobiomodulation clinical studies for oral mucositis: a scoping review. Oral Surg Oral Med Oral Pathol Oral Radiol. 2022. https://doi.org/10.1016/j.oooo.2022.12.010.

Wahl MJ. Osteoradionecrosis prevention myths. Int J Radiat Oncol Biol Phys. 2006;64(3):661–9.

Wesson RA, Garden Adam S, Chambers Mark S. Fabrication of an unconventional bolus-type stent for a combined intraoral/extraoral defect treated with proton radiation therapy. J Prosthet Dent. 2017;117(4):563–5.

Behandlung von Patienten mit Risiko für medikamentenbedingte Osteonekrose des Kiefers

Cesar Augusto Migliorati, Alan Roger Santos-Silva und João Figueira Scarini

Die medikamentenbedingte Osteonekrose des Kiefers (MRONJ) ist eine Erkrankung, die diagnostiziert wird, wenn ein Patient mit freiliegendem Knochen im maxillofazialen Bereich vorstellig wird, der mindestens 8 Wochen lang nicht heilt und mit der Anwendung eines antiresorptiven Mittels oder eines angiogenesehemmenden Mittels in Verbindung gebracht wird, ohne dass in der Anamnese Bestrahlungen im Kopf- und Halsbereich oder metastatische Erkrankungen im Kieferbereich vorkommen. Andere Medikamente wurden weniger häufig mit diesem Prozess in Verbindung gebracht. Die Erkrankung kann sich im Unterkiefer oder im Oberkiefer entwickeln.

1 Medikamente, die mit MRONJ in Verbindung stehen

Die Medikamente, die am häufigsten mit MRONJ in Verbindung gebracht werden, sind Bisphosphonate und Denosumab, Schlüsselkomponenten sowohl der Behandlung von Krebspatienten mit Skelettmetastasen als auch einiger Behandlungsmodalitäten der Osteoporose.

C. A. Migliorati (✉)
Department of Oral and Maxillofacial Diagnostic Sciences, College of Dentistry, University of Florida, Gainesville, FL, USA
E-Mail: c.migliorati@dental.ufl.edu

A. R. Santos-Silva · J. F. Scarini
Department of Oral Diagnosis, Piracicaba Dental School, University of Campinas (FOP/UNICAMP), Piracicaba, SP, Brasilien

J. F. Scarini
Department of Pathology, Faculty of Medical Sciences, University of Campinas (FCM/UNICAMP), Campinas, SP, Brasilien

A. R. Santos-Silva et al. (Hrsg.), *Klinische Entscheidungsfindung in der Zahnmedizin*, https://doi.org/10.1007/978-3-031-52852-1_23

Einmal im Serum, werden die meisten Bisphosphonate schnell von den Nieren ausgeschieden, und der Rest lagert sich in den Knochen ein. Im Knochen speichern die Osteozyten das Medikament nicht, und obwohl die Osteoklasten eine 8-mal höhere Affinität für die Medikamente haben, setzen sie diese innerhalb weniger Wochen frei. Osteoblasten, die eine 4-mal geringere Affinität als Osteoklasten haben, lagern das Medikament nicht nur in die Knochenmatrix ein, sondern speichern es auch über Jahrzehnte.

Denosumab wird nicht im Knochen abgelagert und hat eine kurze Halbwertszeit, sodass es innerhalb weniger Monate ausgeschieden wird. In jedem Fall variiert die Wirkung des Medikaments auf den Knochen, je nach Konzentration des Medikaments.

Die Anwendung dieser Medikamente und die Möglichkeit der Induktion von MRONJ hängen von der Fähigkeit zur Veränderung des Knochenresorptions- und -neubildungssystems, der Art der Verabreichung des Medikaments und der Dauer der Medikamentenanwendung ab (Abb. 1).

In normalen Situationen, wenn traumatische Ereignisse die Kieferknochen betreffen (wie z. B. kleinere orale Operationen), wird das anfängliche Gerinnsel durch Granulationsgewebe und manchmal durch lamellären Knochen ersetzt, mit einer Knochenumbauzeit (lamellärer Knochen → reifer Knochen) von etwa 4 Monaten. Der Umbau erfolgt durch Synergismus zwischen Osteoklasten, Osteoblasten und der lokalen Blutversorgung. Wenn es durch diese Medikamente (z. B. Hauptziele von Bisphosphonaten) zu einer funktionellen Beeinträchtigung oder Hemmung der Osteoklasten kommt, kommt es zu Veränderungen sowohl in der Resorption als auch in der Ablagerung des neuen lamellären Knochens und in der Angiogenese. Diese Effekte behindern die Knochenvaskularisation, was zu einer Knochennekrose führen kann.

Statistische Daten in der Literatur weisen darauf hin, dass die Anwendung dieser Medikamente oral (Bisphosphonate), alle 6 Monate injiziert (Denosumab) oder jährlich infundiert (Bisphosphonate), bei weniger als 1% der behandelten Personen MRONJ verursachen kann, hauptsächlich bei der Behandlung von Osteoporose. Eine Infusion alle 4 Wochen (Bisphosphonat) und eine Injektion alle 4 Wochen (Denosumab) in höheren Dosen bei der Behandlung von Patienten mit Krebs und Knochenmetastasen erhöhen das Risiko von MRONJ um etwa 2–3%.

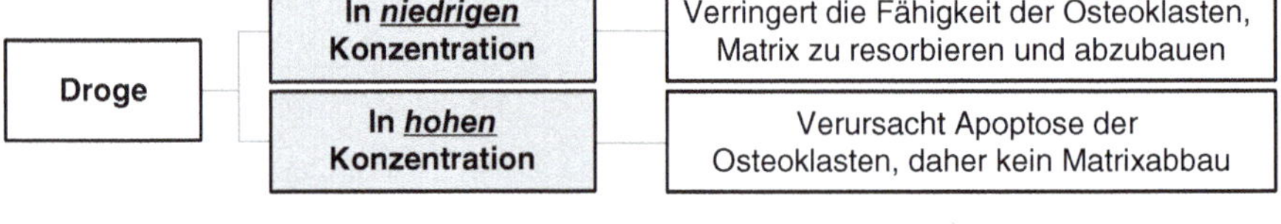

Abb. 1 Wirkung des Medikaments je nach Konzentration

2 Antiresorptive Mittel

- Die häufigsten Medikamente, die mit Osteonekrose der Kieferknochen in Verbindung gebracht werden, sind die folgenden:
  - Aminobisphosphonate: Die meisten Fälle treten bei Patienten auf, die mit intravenösen Formulierungen (Pamidronat und Zoledronsäure) behandelt werden, und bei Patienten mit multiplem Myelom. Eine Osteonekrose im Zusammenhang mit der Anwendung von Aminobisphosphonaten bei Osteoporose (wie Alendronsäure-Natrium) ist selten.
  - Denosumab.
- Antiresorptive Medikamente, die für die folgenden Erkrankungen verwendet werden:
  - Multiples Myelom.
  - Brustkrebs mit Knochenmetastasen.
  - Prostatakrebs mit Knochenmetastasen.
  - Riesenzelltumoren des Knochens.
  - Paget-Krankheit.
  - Osteogenesis imperfecta.
  - Arthritis.
  - Osteoporose.

3 Angiogenesehemmende Mittel

- Sie werden für eine Vielzahl von Neoplasien verschrieben und umfassen die folgenden:
  - Tyrosinkinase-Inhibitoren.
  - Monoklonale Antikörper gegen den vaskulären endothelialen Wachstumsfaktor.

Diese Mittel können bei alleiniger Anwendung die Bildung von MRONJ verursachen, aber die Häufigkeit ist sehr gering. Bei Nierentumoren werden sie jedoch mit Bisphosphonaten kombiniert. Dies erhöht das Risiko von MRONJ um fast 10%.

4 Zusätzliche Risikofaktoren

Zusätzlich zur Medikamenteneinnahme wurden andere Risikofaktoren in der Literatur berücksichtigt:

- Hohes Alter.
- Schädliche Gewohnheiten: Rauchen und/oder Alkoholismus.
- Verwendung von Kortikosteroiden und Chemotherapeutika.
- Diabetes.
- Schlechte Mundhygiene und Zahninfektionen.
- Eine schlecht sitzende Prothese.

5 Klinische Merkmale: Wie wird MRONJ diagnostiziert?

- Der Patient muss eines der mit MRONJ in Verbindung gebrachten Medikamente einnehmen.
- Es sollte eine lokalisierte Knochennekrose in den Kieferknochen vorliegen, die klinisch sichtbar (Abb. 2 und 3) oder durch eine Fistel tastbar ist. Diese Nekrosebereiche können in ihrer Größe variieren, was zu einer umfangreichen Knochenbeteiligung, zur Bildung von Hautfisteln (Abb. 4) und zu pathologischen Frakturen führen kann. Diese Nekrosebereiche können mit einem kürzlich aufgetretenen Trauma (nach einer Zahnextraktion oder einem kleineren chirurgischen Eingriff) oder einer spontanen Entwicklung in Verbindung stehen. Diese Bereiche sprechen nicht auf Routinetherapieverfahren an und bleiben für 8 Wochen freiliegend oder schreiten fort. Sie können mit einer Infektion und eitriger Entleerung oder sogar mit einer Taubheit des Bereichs einhergehen. Ein übler Geruch ist vorhanden.

- Auf Panoramaröntgenbildern ist das Vorliegen von Radioopazität (Sklerose) in Abschnitten des Alveolarkamms (Bereiche intensiver Knochenumbildung) fest-

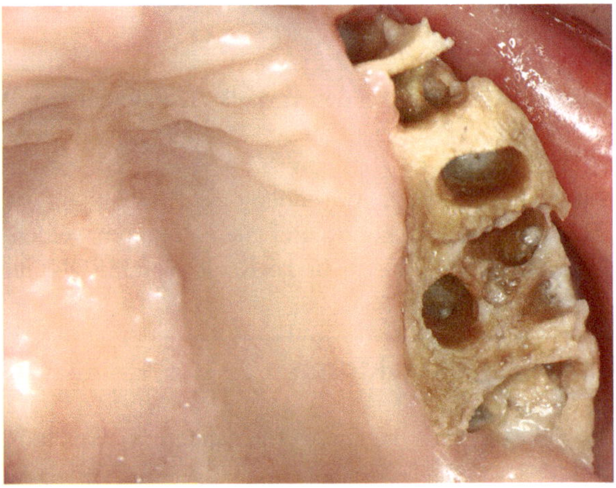

Abb. 2 Umfangreicher und diffuser unregelmäßiger Bereich der Knochensequestrierung mit freiliegenden Alveolen im Oberkiefer

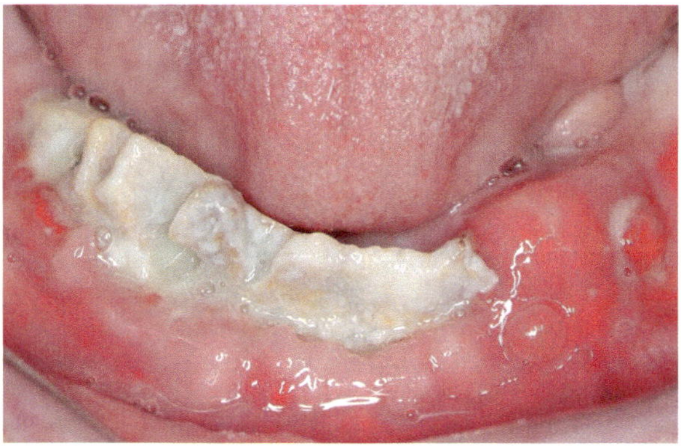

Abb. 3 Umfangreicher und diffuser unregelmäßiger Bereich der Alveolarknochenexposition und Sequestrierung im Unterkiefer

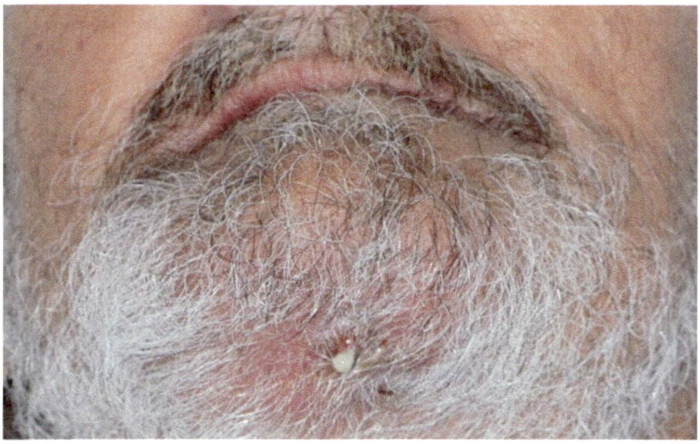

Abb. 4 Hautfistelbereich des Patienten mit MRONJ, der in Abb. 3 gezeigt wird

zustellen, und es zeigt sich ein Erscheinungsbild mit eher normalen Parametern in Knochenanteilen, die entfernt von den Bereichen liegen, in denen Zähne vorhanden sind. Periostale Hyperplasie ist nicht ungewöhnlich. In schwereren Fällen kann ein unscharfes radioluzentes Bild mit einem mottenfraßartigen Aussehen, mit oder ohne zentralen radioopaken Knochensequester, vorliegen (Abb. 5).

Knochen, der ein unmittelbares Risiko für Osteonekrose aufweist, zeigt vor dem klinischen Nachweis von Nekrose eine erhöhte Radioopazität (Osteosklerose).

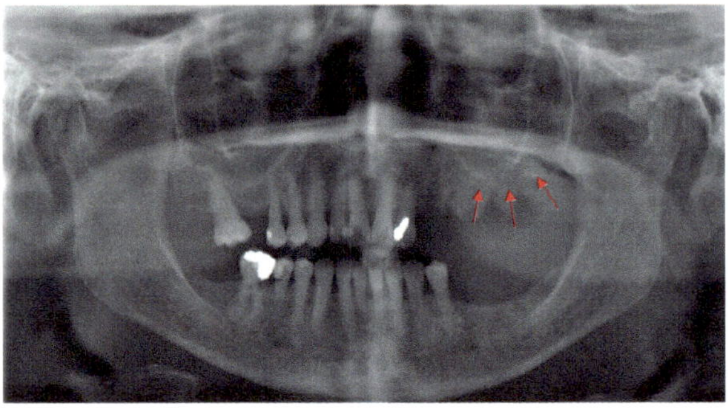

Abb. 5 Panoramaröntgenbild des Patienten mit MRONJ, der in Abb. 2 gezeigt wird. Rote Pfeile weisen auf den nekrotischen Bereich hin

6 Klinisches Management zur Verhinderung von MRONJ

- Der beste Ansatz ist die Prävention, mit der Identifizierung von Patienten, die ein Risiko für MRONJ haben.
- Vor der Einleitung einer medikamentösen Therapie, die mit MRONJ in Verbindung steht, besteht das Ziel darin, die dentale und gingivale Gesundheit zu verbessern und zukünftige Eingriffe zu verhindern, die einen chirurgischen Eingriff am Knochen erfordern könnten (was eine effektive zahnärztliche, parodontale und radiologische Untersuchung einschließt).
- Basierend auf der Beurteilung des Patienten sollte ein Behandlungsplan von dem Gesundheitsteam (das den Zahnchirurgen und den medizinischen Onkologen einschließt) entwickelt und umgesetzt werden, um sicherzustellen, dass medizinisch notwendige zahnärztliche Eingriffe vor der Einleitung der medikamentösen Therapie durchgeführt werden. Dies ist der ideale Plan. Allerdings kann, insbesondere bei Krebspatienten, die Einleitung der onkologischen Behandlung nicht verzögert werden. Daher sollte die zahnärztliche Behandlung so schnell wie möglich durchgeführt werden, auch wenn der Patient bereits mit der Einnahme von Medikamenten begonnen hat.
- Die Aufklärung des Patienten und die klinische Nachsorge durch den Zahnchirurgen sollte mindestens alle 6 Monate nach Beginn der antiresorptiven oder antiangiogenen Therapie oder früher, wenn Beschwerden im Mundraum auftreten, durchgeführt werden.
- Dentoalveoläre chirurgische Eingriffe sind während der aktiven Therapie mit diesen Medikamenten nicht angezeigt. Ausnahmen können in Betracht gezogen werden, aber die Vor- und Nachteile des vorgeschlagenen invasiven Eingriffs sollten mit dem Patienten und dem Onkologieteam sorgfältig abgewogen werden. In diesen Fällen sollten die Patienten von einem erfahrenen Zahnchirurgen untersucht werden, der häufige Konsultationen vorschlagen sollte, bis eine vollständige Abdeckung der Operationsstelle mit Schleimhaut erreicht ist. Es

ist wichtig zu bedenken, dass es wichtiger ist, den Patienten zu behandeln, auch mit dem Risiko von MRONJ, als die Behandlung abzulehnen und den Patienten mit aktiver oraler Erkrankung zu belassen. Wir müssen uns daran erinnern, dass die meisten Patienten, die diese Medikamente einnehmen, kein MRONJ entwickeln.

7 Klinisches Management zur Behandlung von MRONJ

- *Erstbehandlung konservativ:* Der Zahnchirurg kann antimikrobielle Mundspülungen (wie Chlorhexidin), effektive Anweisungen zur Mundhygiene, Antibiotikatherapie und Glättung des freiliegenden Knochens (wie Oberflächenknochenspikula und Knochensequester) wählen.
- *Medikamentöse Behandlung (PENTO-Therapie):* Die Kombination von Pentoxifyllin und Tocopherol hat sich als wirksam bei der Reduzierung von Symptomen und der Reduzierung des Bereichs der Knochenfreilegung bei Patienten mit MRONJ erwiesen. Das Therapieschema beinhaltet die Durchführung minimal-invasiver chirurgischer Eingriffe, Antibiotikaprophylaxe und Therapie mit Pentoxifyllin 400 mg und Tocopherol 500 IU, beides 12/12 h für mindestens 2 Monate. Allerdings kann es länger als ein Jahr dauern, bis Heilungsergebnisse beobachtet werden können.
- *Aggressive chirurgische Intervention:* Der Zahnchirurg kann sich für eine Schleimhautlappenhebung, En-bloc-Resektion des nekrotischen Knochens oder Weichteilverschluss entscheiden, wenn MRONJ trotz konservativer Erstbehandlung zu anhaltenden Symptomen führt oder die Funktion beeinträchtigt. Eine aggressive chirurgische Intervention wird bei asymptomatischer Knochenexposition nicht empfohlen.

Danksagungen Die Forschungsstiftung des Bundesstaates São Paulo (FAPESP, São Paulo, Brasilien, Zuschussnummer JFS 19/09419-0) und die Koordinierungsstelle für die Ausbildung von Hochschulabsolventen (CAPES, Brasilia, Brasilien, Finanzcode 001).

Literatur

Bruno Augusto Linhares Almeida, Mariz César Augusto, Migliorati Fabio de Abreu, Alves Fabiana de Moraes, Penteado Neviçolino Pereira, Carvalho Alan Roger, Santos-Silva André Caroli, Rocha. Successful denosumab treatment for central giant cell granuloma in a 9-year-old child. Spec Care Dentist. 2021;41(4):519–25. https://doi.org/10.1111/scd.v41.4. https://doi.org/10.1111/scd.12588.

Cavalcante RC, Tomasetti G. Pentoxifylline and tocopherol protocol to treat medication-related osteonecrosis of the jaw: a systematic literature review. J Craniomaxillofac Surg. 2020;48(11):1080–6. https://doi.org/10.1016/j.jcms.2020.09.008. Epub 2020 Sep 18

Clinical outcomes of dental implants in head and neck cancer patients: An overview. Oral Surg Oral Med Oral Pathol Oral Radiol. 2023. https://doi.org/10.1016/j.oooo.2023.01.006.

Filleul O, Crompot E, Saussez S. Bisphosphonate-induced osteonecrosis of the jaw: a review of 2,400 patient cases. J Cancer Res Clin Oncol. 2010;136(8):1117–24. https://doi.org/10.1007/s00432-010-0907-7. Epub 2010 May 28

Heifetz-Li JJ, Abdelsamie S, Campbell CB, Roth S, Fielding AF, Mulligan JP. Systematic review of the use of pentoxifylline and tocopherol for the treatment of medication-related osteonecrosis of the jaw. Oral Surg Oral Med Oral Pathol Oral Radiol. 2019;128(5):491–497.e2. https://doi.org/10.1016/j.oooo.2019.08.004. Epub 2019 Aug 14

Hellstein JW, Adler RA, Edwards B, Jacobsen PL, Kalmar JR, Koka S, Migliorati CA, Ristic H. American dental association council on scientific affairs expert panel on Antiresorptive agents. Managing the care of patients receiving antiresorptive therapy for prevention and treatment of osteoporosis: executive summary of recommendations from the American dental association council on scientific affairs. J Am Dent Assoc. 2011;142(11):1243–51. https://doi.org/10.14219/jada.archive.2011.0108.

Hopp RN, Pucci J, Santos-Silva AR, Jorge J. Osteonecrosis after administration of intravitreous bevacizumab. J Oral Maxillofac Surg. 2012;70(3):632–5. https://doi.org/10.1016/j.joms.2011.02.104. Epub 2011 Jul 14

Marx RE. Pamidronate (Aredia) and zoledronate (Zometa) induced avascular necrosis of the jaws: a growing epidemic. J Oral Maxillofac Surg. 2003;61(9):1115–7. https://doi.org/10.1016/s0278-2391(03)00720-1.

Marx RE, Sawatari Y, Fortin M, Broumand V. Bisphosphonate-induced exposed bone (osteonecrosis/osteopetrosis) of the jaws: risk factors, recognition, prevention, and treatment. J Oral Maxillofac Surg. 2005;63(11):1567–75. https://doi.org/10.1016/j.joms.2005.07.010.

Napeñas JJ, Kujan O, Arduino PG, Sukumar S, Galvin S, Baričević M, Costella J, Czerninski R, Peterson DE, Lockhart PB. World Workshop on Oral Medicine VI: Controversies regarding dental management of medically complex patients: assessment of current recommendations. Oral Surg Oral Med Oral Pathol Oral Radiol. 2015;120(2):207–26. https://doi.org/10.1016/j.oooo.2015.03.001. Epub 2015 Mar 11

O'Ryan FS, Lo JC. Bisphosphonate-related osteonecrosis of the jaw in patients with oral bisphosphonate exposure: clinical course and outcomes. J Oral Maxillofac Surg. 2012;70(8):1844–53. https://doi.org/10.1016/j.joms.2011.08.033. Epub 2012 May 16

Owosho AA, Estilo CL, Huryn JM, Yom SK. Pentoxifylline and tocopherol in the management of cancer patients with medication-related osteonecrosis of the jaw: an observational retrospective study of initial case series. Oral Surg Oral Med Oral Pathol Oral Radiol. 2016;122(4):455–9. https://doi.org/10.1016/j.oooo.2016.06.019. Epub 2016 Jul 13. PMID: 27651287; PMCID: PMC5454806

Paiva-Fonseca F, Santos-Silva AR, Della-Coletta R, Vargas PA, Lopes MA. Alendronate-associated osteonecrosis of the jaws: a review of the main topics. Med Oral Patol Oral Cir Bucal. 2014;19(2):e106–11. https://doi.org/10.4317/medoral.19094. PMID: 23986020; PMCID: PMC4015053

Santos-Silva AR, Belizário Rosa GA, Castro Júnior G, Dias RB, Prado Ribeiro AC, Brandão TB. Osteonecrosis of the mandible associated with bevacizumab therapy. Oral Surg Oral Med Oral Pathol Oral Radiol. 2013;115(6):e32–6. https://doi.org/10.1016/j.oooo.2013.02.001. Epub 2013 Apr 6

Yarom N, Shapiro CL, Peterson DE, Van Poznak CH, Bohlke K, Ruggiero SL, Migliorati CA, Khan A, Morrison A, Anderson H, Murphy BA, Alston-Johnson D, Mendes RA, Beadle BM, Jensen SB, Saunders DP. Medication-related osteonecrosis of the jaw: MASCC/ISOO/ASCO clinical practice guideline. J Clin Oncol. 2019;37(25):2270–90. https://doi.org/10.1200/JCO.19.01186. Epub 2019 Jul 22

Orale Behandlung des Organ- und Gewebetransplantationspatienten

Vinicius Rabelo Torregrossa, João Figueira Scarini und Lara Maria Alencar Ramos Innocentini

Organ- und Gewebetransplantation (OTT) wird derzeit als sichere und effektive therapeutische Alternative zur Behandlung mehrerer Krankheiten und terminaler Insuffizienzen einiger Organe und Gewebe angesehen. Die Verbesserung der chirurgischen Techniken, die Entwicklung von immunsuppressiven Mitteln und das vertiefte immunologische Verständnis des Kompatibilitäts- und Abstoßungsprozesses haben Organempfängern in den letzten Jahren eine erhebliche Verbesserung ihrer Lebensqualität und Lebenserwartung ermöglicht.

Es besteht Einigkeit unter den Transplantationsteams, dass die Hauptursachen für den Verlust von transplantierten Organen und Geweben infektiöse Prozesse sind, die in vielen Fällen für den Tod der Empfänger verantwortlich sind und eine erhebliche Erhöhung der Unterstützungskosten verursachen. In diesem Kontext wurde die Einbeziehung des Zahnarztes in die multiprofessionellen Teams, die sich um die Organempfänger kümmern, in den letzten Jahren von der zahnärztlichen Berufsgruppe begründet.

V. R. Torregrossa (✉)
Hematology and Hemotherapy Center, University of Campinas (UNICAMP), Campinas, SP, Brasilien

J. F. Scarini
Department of Oral Diagnosis, Piracicaba Dental School, University of Campinas (FOP/ UNICAMP), Piracicaba, SP, Brasilien

J. F. Scarini
Department of Pathology, Faculty of Medical Sciences, University of Campinas (FCM/UNICAMP), Campinas, SP, Brasilien

L. M. A. R. Innocentini
Dentistry and Stomatology Division, Ophthalmology, Otolaryngology and Head and Neck Surgery Department, Clinical Hospital of Ribeirão Preto, School of Medicine, University of São Paulo (USP), Ribeirão Preto, SP, Brasilien

A. R. Santos-Silva et al. (Hrsg.), *Klinische Entscheidungsfindung in der Zahnmedizin*, https://doi.org/10.1007/978-3-031-52852-1_24

Der Mangel an genauen Handlungsanweisungen auf der Grundlage von randomisierten klinischen Studien für die zahnärztliche Versorgung von Organempfängern erfordert vom Zahnarzt die Anwendung verschiedener Strategien der prä-, trans- und posttransplantativen Untersuchung. Diese Untersuchung sollte eine gründliche Suche nach aktiven Infektionsherden und deren jeweilige Behandlungen beinhalten, zusätzlich zur Behandlung von akuten und späten oralen Komplikationen, die sich aus OTT und systemischer immunsuppressiver Therapie ergeben, die für diese Patientengruppe unerlässlich ist.

Akute Komplikationen nach hämatopoetischer Stammzelltransplantation

Komplikation	Zahnärztliches Management
Orale Mukositis	Photobiomodulation Mundspülungen mit Benzydaminhydrochlorid Symptomatische Schmerzbehandlung
Opportunistische Infektionen	Ständige Überwachung in Konsultationen Behandlung entsprechend dem ätiologischen Agens (antiviral, antimykotisch oder antibakteriell)
Xerostomie	Symptomatische Behandlung mit Hydratation und Speichelsubstituten
Schmerzen neurotoxischen Ursprungs	Ausschluss odontogener Fokus Symptomatische Schmerzbehandlung
Blutung	Lokale Kompression mit Gaze Topische Anwendung von antifibrinolytischen Mitteln (z. B. makzeriertes Tranexamsäure) Versagen lokaler Maßnahmen: Überlegung einer Thrombozytentransfusion mit dem verantwortlichen Hämatologen
Akute GVHD	Systemische immunsuppressive Therapie Topische Anwendung von Kortikosteroiden (z. B. Dexamethason-Elixier 0,5 mg/5 ml, 05–10 ml, 2–4 mal täglich

Späte Komplikationen nach hämatopoetischer Stammzelltransplantation

Komplikation	Zahnärztliches Management
Chronische GVHD (Graft-versus-Host-Krankheit)	Überwachung zur frühzeitigen Diagnose von chronischer GVHD Topische Anwendung von Kortikosteroiden (z. B. Dexamethason-Elixier 0,5 mg/5 ml, 05–10 ml, 2–4 mal täglich
Speichelfunktionsstörung	Symptomatische Behandlung mit Hydratation und Speichelsubstituten

Späte Komplikationen nach hämatopoetischer Stammzelltransplantation

Komplikation	Zahnärztliches Management
Karies in Verbindung mit Hyposalivation	Verstärkung der Anweisungen zur Mundhygiene Regelmäßige topische Anwendung von Fluoriden
Sensorische Geschmacksveränderungen	Zinkergänzung
Opportunistische Infektionen	Ständige Überwachung in Konsultationen Behandlung entsprechend dem ätiologischen Agens (antiviral, antimykotisch oder antibakteriell)
Maligne Tumoren	Screening durch gründliche körperliche Untersuchung in Konsultationen Biopsie von verdächtigen Läsionen

1 Klinische Überlegungen bei Transplantationspatienten

Alle Patienten, die eine hämatopoetische Stammzelltransplantation (HSCT) durchlaufen, haben schwere Erkrankungen im Endstadium in spezifischen Organen. Das bedeutet, dass ohne die OTT die meisten dieser Patienten wahrscheinlich nicht überleben würden, wie es bei Patienten, die HSCT-Kandidaten sind, der Fall ist. In anderen Situationen hätten diese Patienten ohne die Transplantation eine extrem beeinträchtigte Lebensqualität, wie es bei Patienten mit terminaler chronischer Nierenerkrankung (CKD) der Fall ist, die eine Hämodialyse benötigen.

Es gibt klinische Besonderheiten, die für diese Patientengruppe typisch sind, die möglicherweise defizitäre Zellzahlen und/oder Veränderungen in routinemäßigen hämatologischen Untersuchungen aufweisen, je nach betroffenem Organ. Dies kann sich in einer erhöhten Neigung zu spontanen oder chirurgischen Blutungen und Infektionen (z. B. zahnärztliche Behandlung) äußern, zusätzlich zu einer reduzierten Kapazität zur Metabolisierung und Ausscheidung von Medikamenten (z. B. Leberzirrhose und CKD).

Die Verwendung von immunsuppressiven Mitteln über längere Zeiträume ist eine weitere gemeinsame Eigenschaft bei Transplantationspatienten. Der Hauptzweck ihrer Verwendung besteht darin, eine Abstoßungsreaktion des Transplantats gegen den Wirt bei der Transplantation von soliden Organen zu vermeiden oder die komplexe Immunreaktion zu minimieren, die als Transplantat-gegen-Wirt-Krankheit (GVHD) bezeichnet wird und bei den meisten Patienten auftritt, bei denen eine allogene HSCT erfolgt, und die kürzlich als potenziell maligne orale Störung erkannt wurde.[1] Zu den hauptsächlich verwendeten immunsuppressiven Mitteln gehören Cyclosporin, Azathioprin, Mycophenolatmofetil, Prednison, Tacrolimus, Sirolimus, Everolimus und Methotrexat.

Es wurden mehrere nachteilige Nebenwirkungen der langfristigen Anwendung von immunsuppressiven Mitteln beschrieben, von opportunistischen Infektionen bis hin zu verzögerter Wundheilung, zusätzlich zu der höheren Prävalenz von malignen Neoplasien, die bekanntermaßen mit Immunsuppression in Verbindung stehen (z. B. Lymphome, Kaposi-Sarkom und Plattenepithelkarzinom). Cyclosporin ist eines der am häufigsten verschriebenen immunsuppressiven Mittel und ist bekannt dafür, mit medikamenteninduzierter Gingivahyperplasie in Verbindung zu stehen. Darüber hinaus können Patienten mit chronischer Anwendung von Kortikoiden cushingoide Reaktionen, Osteoporose, systemische arterielle Hypertonie und metabolische Veränderungen, wie Diabetes mellitus und Addison-Krisen, aufweisen.

2 Zahnärztliche Untersuchung

2.1 Vor der Transplantation

Der erste Punkt, den der Zahnarzt bei der Untersuchung eines Patienten, der für eine OTT in Frage kommt, beachten muss, ist, dass seine Erkrankung im Endstadium Modifikationen des zahnärztlichen Behandlungsplans erfordert, entsprechend den potenziellen klinischen Komplikationen, die mit dem betroffenen Organ zusammenhängen. Das heißt, ein Kandidat für eine Herztransplantation wird sicherlich eine schwere Kardiomyopathie und/oder koronare Erkrankung aufweisen, die für eine sichere zahnärztliche Behandlung in dieser Periode angemessen behandelt werden sollte:

- Die Hauptaufgabe besteht hier darin, vorbestehende zahnärztliche Probleme zu diagnostizieren und zu behandeln, wobei die Maßnahmen darauf abzielen, Infektionsherde zu beseitigen, um weitere kurzfristige Eingriffe zu vermeiden.
- Die größte Herausforderung besteht darin, die orale Umgebung rechtzeitig für die Transplantation anzupassen, und die Zusammenarbeit des gesamten multiprofessionellen Transplantationsteams ist bei der frühzeitigen Überweisung dieses Patienten an das zahnärztliche Team unerlässlich.
- Es ist auch Aufgabe des Zahnarztes, die Patienten und ihre Familien über die möglichen oralen Komplikationen nach der Transplantation zu informieren und zu schulen.

[1] Es handelt sich dabei um diejenige, bei der die hämatopoetischen Vorläuferzellen (HPC) oder Stammzellen von einem anderen Individuum (Spender) stammen, je nach Grad der Kompatibilität zwischen ihnen.

2.2 Nach der Transplantation

Bei der Transplantation von festen Organen kann dieser Zeitraum in drei unterschiedliche Phasen unterteilt werden, entsprechend den klinischen Besonderheiten, die jeder Phase innewohnen: 1) unmittelbar nach der Transplantation, 2) Phase der Transplantatstabilität und 3) Phase der chronischen Abstoßung.

Die unmittelbare Nachtransplantationsphase ist die kritischste Phase der OTT und dauert in der Regel 3 Monate. In dieser Phase wird der Patient stark immungeschwächt sein, um eine Transplantatabstoßung zu vermeiden, und daher anfällig für Infektionsprozesse und andere akute Komplikationen. Jede Maßnahme sollte zuvor mit dem transplantierenden medizinischen Team besprochen werden, aufgrund des potenziellen Risikos von Morbidität und katastrophalen Folgen ungeplanter Eingriffe.

Die Phase der Transplantatstabilität tritt in der Regel nach den ersten 3 Monaten nach der Transplantation ein. Es wird erwartet, dass das Transplantat eingeheilt ist und nahezu normal funktioniert. Die Rate akuter Komplikationen ist geringer als in der vorhergehenden Phase und möglicherweise mit übermäßiger Immunsuppression oder dem Beginn der Abstoßung des transplantierten Organs verbunden.

Die Phase der chronischen Abstoßung äußert sich durch klinische Anzeichen einer Abstoßung des transplantierten Organs, die durch histopathologische Analyse von Biopsieproben bestätigt werden kann. Leider ist der Prozess der Abstoßung eines soliden Organs irreversibel und kann zu der Notwendigkeit einer neuen Transplantation oder sogar zum Tod des Empfängers führen.

3 Zahnbehandlung bei Empfängern von Transplantaten solider Organe

3.1 Vor der Transplantation: Leitlinien und Philosophie der Zahnbehandlung

- Interaktion mit dem multiprofessionellen Transplantationsteam vor der Transplantation, um relevante klinische Informationen über den aktuellen Gesundheitszustand des Patienten zu erhalten.
- Verstärkung der oralen Hygieneempfehlungen und Förderung einer Reduzierung des Konsums von zuckerreichen Lebensmitteln.
- Anleitung und Aufklärung der Patienten und ihrer Familien über akute und späte orale Komplikationen nach der Transplantation.
- Topische Anwendung von Fluoriden.
- Versiegelung aktiver Kavitäten aufgrund von Karies.
- Priorisierung der Entfernung von Infektionsherden (Extraktion von Restwurzeln, Zähnen mit fortgeschrittener Parodontitis und/oder tiefer Karies

mit pulpaler Beteiligung ohne die Möglichkeit einer endodontischen Behandlung rechtzeitig vor Transplantation).

- Teilweise durchgebrochene Weisheitszähne und/oder solche mit einer Vorgeschichte von Perikoronitis sollten entfernt werden.
- Verschiebung komplexer Verfahren (feste Prothesen, Rehabilitation mit Zahnimplantaten).
- Anpassung und/oder Unterfütterung schlecht sitzender Prothesen.
- Berücksichtigung der Notwendigkeit und individuellen Indikation einer Antibiotikaprophylaxe vor chirurgischen Eingriffen zur Verhinderung lokaler und weiter entfernter Infektionen.
- Die Berücksichtigung der Motivation und des Bildungsstandes des Patienten bei Entscheidungen über das Beibehalten von Zähnen mit zweifelhafter Prognose ist grundlegend.

3.2 Nach der Transplantation: Leitlinien und Philosophie der Zahnbehandlung

3.2.1 Unmittelbare Nachtransplantationsperiode

- Interaktion mit dem multiprofessionellen Transplantationsteam vor neuen Eingriffen, um Daten über den aktuellen klinischen Zustand des Patienten zu erhalten.
- Mundspülungen mit alkoholfreiem Chlorhexidin 0,12 % täglich.
- Notfallversorgung nur bei Infektionsprozessen.

3.2.2 Periode der Transplantatstabilität

- Interaktion mit dem multiprofessionellen Transplantationsteam vor neuen Eingriffen, um Daten über den aktuellen klinischen Zustand des Patienten zu erhalten.
- Elektive Verfahren sind erlaubt.
- Besondere Aufmerksamkeit sollte der parodontalen Kontrolle der Patienten gewidmet werden, insbesondere denen, die Cyclosporin einnehmen, aufgrund des erhöhten Risikos für medikamenteninduzierte Gingivahyperplasie.
- Regelmäßige Konsultationen alle 3–6 Monate aufrechterhalten.
- Berücksichtigung potenzieller Arzneimittelinteraktionen bei der Verschreibung von Antibiotika, entzündungshemmenden Medikamenten und Analgetika durch die Zahnärzte.
- Vermeidung von nichtsteroidalen entzündungshemmenden Medikamenten (NSAIDs). Vorzugsweise Einzeldosis-Kortikosteroide vor chirurgischen Eingriffen mit zu erwartenden Ödemen (z. B. Dexamethason 4–8 mg als Einzeldosis) verwenden.

- Berücksichtigung der Notwendigkeit und individuellen Indikation einer Antibiotikaprophylaxe vor chirurgischen Eingriffen zur Verhinderung lokaler und weiter entfernter Infektionen.
- Berücksichtigung der Notwendigkeit einer Ergänzung der Kortikosteroiddosis im perioperativen Zeitraum bei Patienten, die über lange Zeiträume mit diesen Medikamenten behandelt wurden, aufgrund des Risikos einer akuten Nebennierenkrise.
- Screening auf maligne Neoplasien im Kopf- und Halsbereich.

3.2.3 Periode der chronischen Abstoßung

- Interaktion mit dem multiprofessionellen Transplantationsteam vor neuen Eingriffen, um Daten über den aktuellen klinischen Zustand des Patienten zu erhalten.
- Notfallversorgung nur bei Infektionsprozessen.
- Erwägung palliativer Zahnbehandlungen in Fällen mit ungünstiger Prognose.

4 Zahnbehandlung bei Patienten, bei denen eine hämatopoetische Stammzelltransplantation (HSCT) erfolgte

Früher als Knochenmarktransplantation (BMT) bekannt, gilt die HSCT als weit verbreitete therapeutische Methode zur Heilung von hämatologischen Erkrankungen oder anderen Geweben, Knochenmarkinsuffizienzen und angeborenen Störungen der Hämatopoese. Die HSCT basiert auf dem Ersatz des kranken oder defizienten Knochenmarks durch das neue, gesunde Knochenmark durch die Infusion von hämatopoetischen Vorläuferzellen (HPC).

Eine HSCT kann nach Art des Spenders (allogen, syngen, autolog), dem Grad der Verwandtschaft (verwandt oder nicht verwandt), dem Grad der menschlichen Histokompatibilität (HLA – *humanes Leukozytenantigen*), der Quelle der HPC (Knochenmark, peripheres Blut oder Nabelschnur) und dem verwendeten Chemotherapie-Konditionierungsregime (myeloablativ oder reduzierte Intensität) klassifiziert werden.

Die Mundhöhle ist eine Stelle, die sehr anfällig für direkte und/oder indirekte Nebenwirkungen im Zusammenhang mit HSCT ist. Etwa 80 % der Patienten, bei denen dieses Verfahren durchgeführt wird, können orale Komplikationen aufweisen. Diese können je nach dem Zeitpunkt, zu dem sie sich nach HSCT und der Art der erzeugten Folgen manifestieren, in akute und späte Formen eingeteilt werden. Unter den akuten oralen Komplikationen ist die orale Mukositis die häufigste. Unter den späten oralen Komplikationen stellt GVHD aufgrund des breiten Spektrums an Gewebefolgen (Abb. 1) die klinisch relevanteste dar, die die Mundschleimhaut, Speicheldrüsen, Zähne und das muskuloskeletale und Nervengewebe betrifft.

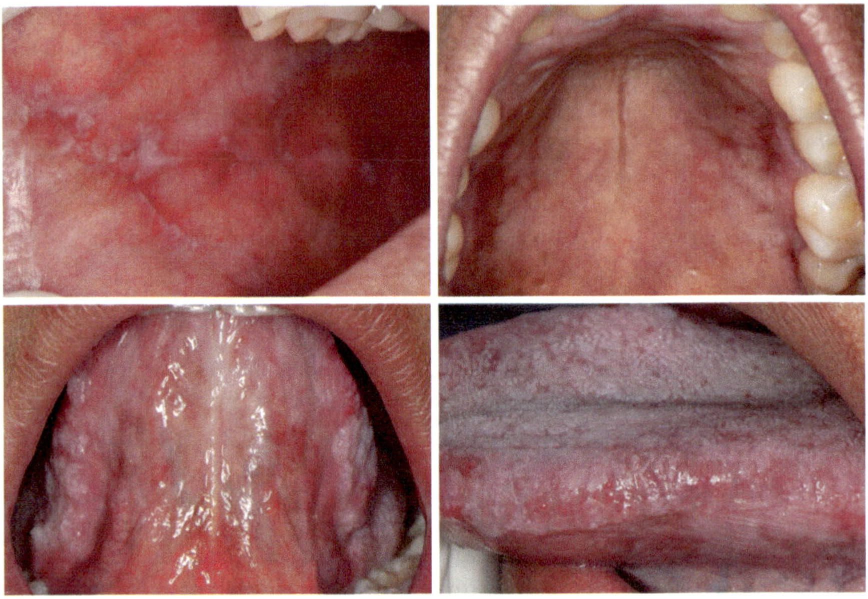

Abb. 1 Patient mit chronischer GVHD nach allogener HSCT

Spezialisierte zahnärztliche Unterstützung im Kontext von HSCT ist nicht nur in der Lage, die Erfolgsraten der Transplantation zu erhöhen, sondern auch die Lebensqualität der Patienten erheblich zu verbessern.

5 Behandlungsleitlinien und -philosophie

5.1 Vor HSCT

- Die gleichen Kriterien der Mundpflege anwenden, die zuvor für Patienten, bei denen eine Organtransplantation durchgeführt wurde, genannt wurden.
- Mögliche orale Infektionsherde aggressiv beseitigen.
- Maligne Infiltrationen hämatopoetischen Ursprungs und/oder Rezidive der zugrunde liegenden Krankheit in der Mundhöhle und/oder im maxillofazialen Bereich diagnostizieren.
- Patienten und ihre Familien über Mundhygiene und mögliche akute und späte orale Komplikationen nach HSCT unterrichten.
- Den Patienten dazu ermutigen, einen regelmäßigen Ablauf der Mundhygiene beizubehalten.

5.2 Während HSCT

- Regelmäßige Mundhygiene mit weichen oder ultraweichen Bürsten aufrechterhalten.
- Mundspülungen mit alkoholfreiem Chlorhexidin 0,12 %, 2-mal täglich während des Krankenhausaufenthalts.
- Diagnose und Behandlung opportunistischer Infektionen in der Mundhöhle mit dem multiprofessionellen Team (z. B. Reaktivierung des Herpes-simplex-Virus und tiefe Pilzinfektionen).
- Anpassung des Musters der pastösen/Flüssigdiät mit dem Ernährungsteam entsprechend dem Risiko für die Entwicklung von oraler Mukositis.
- Angemessene Behandlung von oraler Mukositis, vorzugsweise durch Photobiomodulation (Goldstandard).
- Angemessene Behandlung von Xerostomie durch den Einsatz von Speichelersatzstoffen und periorales Einfetten (z. B. regelmäßige Anwendung von Lanolin auf die Lippen).
- Den Patienten dazu ermutigen, einen regelmäßigen Ablauf der Mundhygiene beizubehalten.

5.3 Nach HSCT

- Frühe Diagnose und Behandlung von opportunistischen oralen Infektionen.
- Diagnose und Behandlung früher oraler Veränderungen, die auf chronische GVHD hindeuten, und Meldung an das medizinische Team.
- Frühe Diagnose von malignen Neoplasien, die infolge chronischer Immunsuppression und/oder eines lokalen Rezidivs der zugrunde liegenden Krankheit auftreten.
- Frühe Diagnose und Behandlung von oralen Symptomen der Mundtrockenheit.
- Regelmäßige topische Fluoridanwendung zur Kariesprävention im Zusammenhang mit Hyposalivation.
- Regelmäßige Kontrolltermine einhalten (3–6 Monate).
- Die Reduzierung des Verzehrs von zuckerreichen Lebensmitteln zusammen mit dem Ernährungsteam anregen.
- Den Patienten dazu ermutigen, einen regelmäßigen Ablauf der Mundhygiene beizubehalten.

Danksagungen Die Forschungsstiftung des Bundesstaates São Paulo (FAPESP, São Paulo, Brasilien, Zuschussnummer JFS 19/09419-0) und die Koordinierungsstelle für die Ausbildung von Hochschulabsolventen (CAPES, Brasilia, Brasilien, Finanzcode 001).

Literatur

ACI blood and marrow transplant network–clinical guidelines, blood and marrow transplant long-term follow-up. V1.1, 2016. Disponível em: https://www.aci.health.nsw.gov.au/__data/assets/pdf_file/0011/336674/BMT-long-term-followup-guideline-081116.pdf. Zugegriffen: 9. Mai 2018.

Associação Brasileira De Transporte De Órgãos: Dimensionamento dos Transplantes no Brasil e em cada estado. São Paulo: Rbt, v., n. 4, 2017. Anual. Disponível em: http://www.abto.org.br/abtov03/Upload/file/RBT/2017/rbt-imprensa-leitura-compressed.pdf. Zugegriffen: 7. Mai 2018.

Barrach RH, de Souza MP, da Silva DP, Lopez PS, Montovani JC. Oral changes in individuals undergoing hematopoietic stem cell transplantation. Braz J Otorhinolaryngol. 2014;81:141–7.

de Mendonça RMH, Cappellaro KMC, Gueiros LA, Cardinalli IA, Arboleda LPA, Santos-Silva AR. Tongue carcinoma as a secondary malignancy in a 17-year-old leukemia survivor: A case report. Spec Care Dentist. 2021;41(4):532–8. https://doi.org/10.1111/scd.12590. Epub 2021 Mar 23

Elad S, et al. Basic oral care for hematology-oncology patients and hematopoietic stem cell transplantation recipients: a position paper from the joint task force of the multinational Association of Supportive Care in cancer/International Society of Oral Oncology (MASCC/ISOO) and the European Society for Blood and Marrow Transplantation (EBMT). Support Care Cancer. 2015;23(1):223–36.

Fall-Dickson JM, Pavletic SZ, Mays JW, Schubert MM. Oral complications of chronic graft-versus-host disease. J Natl Cancer Inst Monogr. 2019;2019(53):lgz007.

Ferrara JL, Deeg HJ. Graft-versus-host disease. N Engl J Med. 1991;324(10):667–74.

Hull KM, Kerridge I, Schifter M. Long-term oral complications of allogeneic hematopoietic SCT. Bone Marrow Transplant. 2012;47(2):265–70.

Guggenheimer J, Eghtesad B, Stock Debra J. Dental management of the (solid) organ transplant patient. Oral Surg Oral Med Oral Pathol Oral Radiol Endod. 2003;95(4):383–9. Elsevier BV

Lima ED, et al. Bone marrow transplantation: graft versus host disease and oral changes. Rev Odonto Cienc. 2012;27(1):10–5.

Mays JW, et al. Oral chronic graft-versus-host disease: current pathogenesis, therapy, and research. Oral Dis. 2012;19(4):327–46. Wiley-Blackwell

Santos PSS, Fernandes KS, Gallottini MHC. Assessment and management of oral health in liver transplant candidates. J Appl Oral Sci. 2012;20(2):241–5. FapUNIFESP (SciELO)

Raber-Durlacher JE, Barasch A, Peterson DE, Lalla RV, Schubert MM, Fibbe WE. Oral complications and management considerations in patients treated with high-dose chemotherapy. Support Cancer Ther. 2004;1(4):219–29.

Regina Maria Holanda, Mendonça Katia Maria Coutinho, Cappellaro Luiz Alcino, Gueiros Izilda Aparecida, Cardinalli Lady Paola Aristizábal, Arboleda Alan Roger, Santos-Silva. Tongue carcinoma as a secondary malignancy in a 17-year-old leukemia survivor: A case report Special Care in Dentistry. 2021;41(4):532–38. https://doi.org/10.1111/scd.v41.4. https://doi.org/10.1111/scd.12590.

Schmalz G, et al. Association between the time after transplantation and different immunosuppressive medications with dental and periodontal treatment need in patients after solid organ transplantation. Transpl Infect Dis. 2018;20(2):1–7. Wiley

Schmalz G, et al. Oral behavior, dental, periodontal and microbiological findings in patients undergoing hemodialysis and after kidney transplantation. BMC Oral Health. 2016;16(1):1–9. Springer Nature

Thomas ED. Bone marrow transplantation: prospects for leukemia and other conditions. Proc Inst Med Chic. 1974;30(8):256–8.

Ziebolz D, et al. Dental care and oral health in solid organ transplant recipients: a single center cross-sectional study and survey of German transplant centers. Transpl Int. 2011;24(12):1179–88. Wiley-Blackwell

Orale Behandlung von Patienten unter Antithrombotikatherapie

Vinicius Rabelo Torregrossa, João Figueira Scarini und Tânia Cristina Pedroso Montano

Antithrombotische Therapie (AT) gilt als eine der am häufigsten angewandten Behandlungen in der modernen Medizin. Ihr Ziel ist es, das Risiko von Thromboembolien bei Patienten mit Herz-Kreislauf-Erkrankungen und/oder anderen Erkrankungen, die mit Hyperkoagulabilität einhergehen, zu reduzieren.

Mehrere zahnmedizinische Fachgebiete, insbesondere chirurgische Fachrichtungen, werden durch die Notwendigkeit beeinflusst, Patienten mit AT zu behandeln. Dies tritt heute häufiger aufgrund der gestiegenen Lebenserwartung von Patienten mit chronischen nichtübertragbaren Krankheiten in der Bevölkerung auf, die begonnen haben, orale Versorgung in Anspruch zu nehmen.

V. R. Torregrossa (✉)
Hematology and Hemotherapy Center, University of Campinas (UNICAMP), Campinas, SP, Brasilien

J. F. Scarini
Department of Oral Diagnosis, Piracicaba Dental School, University of Campinas (FOP/UNICAMP), Piracicaba, SP, Brasilien

Department of Pathology, Faculty of Medical Sciences, University of Campinas (FCM/UNICAMP), Campinas, SP, Brasilien

T. C. P. Montano
Dental Unit, Instituto do Coração (InCor), Hospital das Clínicas, School of Medicine, University of São Paulo (USP), São Paulo, SP, Brasilien

A. R. Santos-Silva et al. (Hrsg.), *Klinische Entscheidungsfindung in der Zahnmedizin*, https://doi.org/10.1007/978-3-031-52852-1_25

Hauptgesundheitszustände, die die Anwendung von AT erfordern

- Arteriosklerose
- Angina pectoris
- Vorhofflimmern (AF)
- Koronare Herzkrankheit (CAD)
- Schlaganfall (CVA)
- Akuter Myokardinfarkt (AMI)
- Tiefe Venenthrombose (DVT)
- Lungenembolie (PTE)
- Vorhandensein eines Koronarstents
- Vorhandensein einer mechanischen Herzklappe (MHV)
- Vorhandensein einer Gelenkprothese
- Prophylaxe und Behandlung von thromboembolischen Ereignissen

Das Erscheinen dieser Patienten in zahnmedizinischen Praxen hat zu einer Reihe von Kontroversen unter Spezialisten, ob Ärzte oder Zahnärzte, über die Notwendigkeit der Aufrechterhaltung und Aussetzung der AT vor der Durchführung von chirurgischen Eingriffen geführt. Diese Debatte intensivierte sich mit der fortschreitenden Einführung neuer antithrombotischer Wirkstoffe (AA) auf dem Markt.

1 Antithrombotische Wirkstoffe

AA umfassen zwei Klassen von Medikamenten: Thrombozytenaggregationshemmer und Antikoagulanzien. Die Potenz und Dauer ihrer antithrombotischen therapeutischen Wirkungen variieren je nach ihrem Wirkmechanismus, dem gehemmten Hämostaseweg, dem Plasmaspitzenwert, der Halbwertszeit, der Reversibilität und Faktoren, die mit dem Individuum zusammenhängen, wie die Fähigkeit zur Medikamentenmetabolisierung und -ausscheidung.

Je nach thrombotischem Risiko[1] des Einzelnen können AA einzeln (Monotherapie oder Einzeltherapie) oder kombiniert (Doppel- oder Dreifachtherapie) eingesetzt werden.

2 Antiplättchenmittel

Sie umfassen Medikamente mit unterschiedlichen hemmenden Wirkungen auf die Plättchenaktivierung und -aggregation (Tab. 1). Das gebräuchlichste ist Acetylsalicylsäure (ASA), die hemmende Wirkungen auf die Plättchenaggregation in Zusammenhang mit der Unterdrückung von Thromboxan A2 und der sekundären Hemmung von Cyclooxygenase-1 (COX-1) bei niedrigen Dosen (bis zu 100 mg/Tag) und Cyclooxygenase-2 (COX-2) bei hohen Dosen (300 mg/Tag) hat.

[1] Thrombotisches Risiko: Grad der individuellen Anfälligkeit für das Auftreten neuer thromboembolischer Ereignisse.

Tab. 1 Haupt-Antiplättchenmittel

Medikamente	Wirkmechanismus	Reversibilität	Handelsname	Wirkungsdauer
Acetylsalicylsäure (ASA)	Hemmung des Cyclooxygenase-Enzyms	Irreversibel	Aspirin	5–10 Tage
Clopidogrel	Hemmung des P2Y12-Rezeptors	Irreversibel	Plavix®	3–10 Tage
Prasugrel	Hemmung des P2Y12-Rezeptors	Irreversibel	Effient	7–10 Tage
Ticlopidin	Hemmung des P2Y12-Rezeptors	Irreversibel	Ticlid®	7–10 Tage
Ticagrelor	Hemmung des P2Y12-Rezeptors	Reversibel	Brilique®	3–5 Tage
Tirofiban	Antagonismus des Gp-IIb/IIIa-Rezeptors	Reversibel	Agrastat® Agrastat	4–8 h
Cilostazol	Hemmung der Phosphodiesterase III	Reversibel	Pletal®	2 Tage (?)
Dipyridamol	Hemmung der Phosphodiesterase III	Reversibel	Persantin®	2 Tage (?)

Interessanterweise sind die effektivsten antithrombotischen Wirkungen im Zusammenhang mit der langfristigen Anwendung von ASA bei einer niedrig dosierten Therapie vorhanden.

3 Antikoagulanzien

3.1 Antikoagulanzien zur oralen Verabreichung

Sie haben hemmende Wirkungen auf verschiedene Blutgerinnungsfaktoren und beeinflussen direkt oder indirekt die Bildung von Thrombin. Unter den oral verabreichten Antikoagulanzien ist Warfarin-Natrium weltweit das am häufigsten verschriebene, ein Vitamin-K-Antagonist (VKA), der in den letzten 10 Jahren nach der Vermarktung von direkt wirkenden oralen Antikoagulanzien (DAOA) Konkurrenz bekommen hat (Tab. 2).

3.2 Heparine

Heparine und ihre Derivate werden seit Jahrzehnten als Antikoagulanzien zur Behandlung und primären oder sekundären Prophylaxe von thromboembolischen

Tab. 2 Hauptwirkstoffe der oralen Antikoagulanzien Wirkstoffe

Medikament	Klasse	Wirkmechanismus	Handelsname	Halbwertszeit
Warfarin-Natrium	VKA	Hemmung der Faktoren II, VII, IX, X und der Proteine C und S	Marevan®, Coumadin®, Varfine®	20–60 h
Dabigatran-Etexilat	DAOA	Direkte Hemmung von Thrombin (Faktor IIa)	Pradaxa®	12–17 h
Rivaroxaban	DAOA	Hemmung des Faktors Xa	Xarelto®	7–13 h
Apixaban	DAOA	Hemmung des Faktors Xa	Eliquis®	8–13 h
Edoxaban	DAOA	Hemmung des Faktors Xa	Lixiana®	10–14 h

Tab. 3 Haupt-Heparine und ihre Derivate

Medikament	Wirkmechanismus	Verabreichungsweg	Handelsname	Halbwertszeit
UFH	Hemmung von Thrombin und Faktor Xa	Intravenös oder subkutan	Hemapax-S® und Liquemin®	1–1,5 h
NMH	Direkte Hemmung von Faktor Xa	Subkutan	Clexane®	3–6 h

Erkrankungen eingesetzt. Heparine bestehen aus einer Mischung von sulfatierten Glykosaminoglykanen unterschiedlicher Größe und Molekulargewicht und werden unterteilt in unfraktionierte Heparine (UFH) und niedermolekulare Heparine (NMH) (Tab. 3).

NMH werden derzeit häufiger verwendet aufgrund ihrer praktischen Anwendung (subkutan) und der Notwendigkeit seltenerer Dosen. Ihr Einsatz ist üblich in der „Überbrückungstherapie", die bei Patienten mit hohem und mittlerem thrombotischem Risiko angewendet wird, bei denen chirurgische Eingriffe mit hohem Blutungsrisiko durchgeführt werden.

4 Perioperative Behandlung von Patienten mit AT

4.1 Evidenz für die Aussetzung und Aufrechterhaltung der AT

- In der zahnärztlichen Praxis ist es üblich, dass das Risiko für Blutungsereignisse im Vergleich zum Risiko für neue thromboembolische Ereignisse im perioperativen Zeitraum überschätzt wird.

- Die klinischen Folgen der unbeabsichtigten Aussetzung der AT über lange Zeiträume oder mit hoher Frequenz sind schwerwiegend und nachweislich mit der Manifestation von thromboembolischen Ereignissen verbunden, mit dem Risiko schwerer Folgen oder des Todes.
- Die Verwendung der „Überbrückungs-Antikoagulation" war mit höheren Raten von Blutungsereignissen nach invasiven zahnärztlichen Eingriffen verbunden als die Aufrechterhaltung der Verwendung von oralen Antikoagulanzien.
- Systematische Übersichtsstudien weisen auf statistisch ähnliche Raten von Blutungsereignissen bei Patienten hin, bei denen die AT aufrechterhalten und ausgesetzt oder modifiziert wurde, angesichts kleinerer chirurgischer zahnärztlicher Eingriffe, wenn lokale hämostatische Maßnahmen angewendet wurden.
- Blutungsereignisse in der Mundhöhle können leicht visualisiert und mit Hilfe von lokalen hämostatischen Maßnahmen behandelt werden.

4.2 Perioperative Empfehlungen

4.2.1 Klinische Untersuchung

- Berücksichtigen Sie die Art der AT, die angewendet wird (Tab. 4), das thrombotische Risiko des Patienten und das Blutungsrisiko, das mit dem Patienten und dem geplanten chirurgischen Eingriff verbunden ist.
- Fordern Sie Informationen von den behandelnden Ärzten über das thrombotische Risiko des Patienten an, das anhand der folgenden Faktoren eingestuft wird:
  - Eine klinische Erkrankung, die die Anwendung von AT erforderte, Herzinsuffizienz, systemische arterielle Hypertonie, Diabetes mellitus, Vorgeschichte von Schlaganfällen, hohes Alter (>65 Jahre), weibliches Geschlecht und andere bestehende Erkrankungen mit Hyperkoagulabilität.
- Beurteilen Sie das Blutungsrisiko des Patienten, das anhand des Vorliegens der folgenden Faktoren eingestuft wird:
  - Chronisches Nierenversagen, Leberdysfunktion, geringes Gewicht (<50 kg), gleichzeitige Anwendung von NSAIDs und/oder Thrombozytenaggregationshemmern, positive Vorgeschichte von Blutungsereignissen und idiopathische oder medikamenteninduzierte Thrombozytopenie.
- Beurteilen Sie das Blutungsrisiko des geplanten chirurgischen Eingriffs (niedriges Risiko und hohes Risiko). Die überwiegende Mehrheit der zahnärztlichen Eingriffe fällt in die Kategorie mit niedrigem Risiko,[2] und es gibt Empfehlungen mit einem guten Evidenzniveau für ihre Durchführung in Anwesenheit von AT.

---

[2]Zahnchirurgische Eingriffe mit niedrigem Risiko: Extraktion von bis zu drei Zähnen in derselben Sitzung, Vermeidung von umfangreichen Gingival-Lappen.

Tab. 4 Perioperative Behandlung in Bezug auf die verschiedenen Arten von AA

Antithrombotisches Mittel	Laborüberwachung	Perioperative Behandlung
Antiplättchenmittel	Plättchenaktivitätstests können durchgeführt werden, obwohl nicht erforderlich	• *Niedrigrisikoverfahren:* Kann während der Anwendung von Monotherapie oder Dualtherapie durchgeführt werden • *Hochrisikoverfahren:* Erwägen Sie die Aussetzung unter Berücksichtigung der Reversibilität von Antiplättchenmitteln (unter ärztlicher Aufsicht)
Warfarin-Natrium	Koagulogramm (INR)	• *Niedrigrisikoverfahren:* Kann während der Anwendung des Medikaments durchgeführt werden • Idealerweise messen Sie den INR am Operationstag oder bis zu 72 h vorher • Handeln Sie im therapeutischen INR-Bereich (2,0–3,5); verwenden Sie lokale hämostatische Maßnahmen • Achten Sie auf mögliche Arzneimittelinteraktionen (NSAIDs und Antibiotika) – Verstärken Sie die antikoagulative Wirkung • *Hochrisikoverfahren:* Erwägen Sie eine „Überbrückungs-Antikoagulation" mit Heparinen in Absprache mit dem medizinischen Team Hinweis1: Ein abruptes Absetzen von Warfarin ist kontraindiziert und kann einen Zustand der Rebound-Hyperkoagulabilität hervorrufen
DAAA	Sie benötigen keine klinische Überwachung Der INR-Wert kann den Grad der Antikoagulation nicht vorhersagen	• *Niedrigrisikoverfahren:* Kann während der Anwendung des Medikaments bei Patienten ohne aktive Blutung oder ohne jüngste Blutungsanamnese durchgeführt werden Hinweis1: Idealerweise Eingriff außerhalb des Wirkungsmaximums des Medikaments, 6–8 h nach der letzten Dosis für Dabigatran und Apixaban und 10–12 h nach der letzten Dosis für Rivaroxaban und Edoxaban. Verwenden Sie lokale hämostatische Maßnahmen • *Hochrisikoverfahren:* Erwägen Sie das Aussetzen von 1–2 Halbwertszeiten des Medikaments (berücksichtigen Sie die Nierenfunktion des Patienten). Setzen Sie das Antikoagulationsregime 4–6 h nach der Operation fort Hinweis1: Eine „Überbrückungs-Antikoagulation" mit Heparinen ist kontraindiziert

(Fortsetzung)

Tab. 4 (Fortsetzung)

Antithrombotisches Mittel	Laborüberwachung	Perioperative Behandlung
UFH	Koagulogramm (aktivierte partielle Thromboplastinzeit, TTPa)	• Warten Sie 4–6 h nach der Infusion der letzten Dosis des Medikaments, um den chirurgischen Eingriff durchzuführen • Setzen Sie das Antikoagulationsregime 4–6 h nach der Operation fort Hinweis1: Dialysepatienten sollten invasive Eingriffe vorzugsweise am Tag nach der Hämodialyse durchführen Hinweis2: Achten Sie auf Heparin-induzierte Thrombozytopenie – Fordern Sie eine Thrombozytenzählung an
LMWH	Anti-Faktor-Xa-Dosierung	• *Niedrigrisikoverfahren:* Verzögern oder setzen Sie die morgendliche Dosis (8–12 h Intervall nach der letzten Infusion) am Tag des Eingriffs aus • *Hochrisikoverfahren:* Warten Sie 24 h nach der Infusion der letzten Dosis. Setzen Sie das Antikoagulationsregime 4–6 h nach der Operation fort Hinweis1: Achten Sie auf Heparin-induzierte Thrombozytopenie – Fordern Sie eine Thrombozytenzählung an

- Eingriffe mit hohem Blutungsrisiko können eine Modifikation/Aussetzung der AT erfordern. In diesen Fällen sollte das Vorgehen vorher mit dem behandelnden medizinischen Team abgesprochen werden.
- Die Entscheidung, die AT aufrechtzuerhalten, zu modifizieren oder auszusetzen, sollte eine individualisierte Beurteilung des thrombotischen Risikos des Patienten gegenüber dem Blutungsrisiko des vorgeschlagenen Eingriffs priorisieren.

4.3 Zahnbehandlung

- Priorisieren Sie die Anpassung der oralen Umgebung und stimulieren Sie eine aggressive Kontrolle von oralen Biofilmen vor chirurgischen Eingriffen, um die lokale Entzündungsreaktion zu minimieren.
- Teilen Sie die Behandlung in mehrere Sitzungen auf, mit der Absicht, das AT-Regime nicht zu ändern.
- Vermeiden Sie wiederholte Anästhesiepunktionen und führen Sie eine langsame Infusion des Lokalanästhetikums durch.
- Verwenden Sie eine minimal-invasive Technik, vermeiden Sie umfangreiche chirurgische Lappen und priorisieren Sie Osteotomien.

- Empfehlen Sie Kryotherapie unmittelbar nach dem zahnärztlichen Eingriff.
- Planen Sie Wiedervorstellungstermine alle 48–72 h zur erneuten Untersuchung der lokalen Hämostase.
- Anhaltende Blutungen über mehr als 8–12 h sollten mit Hilfe von lokalen hämostatischen Maßnahmen behandelt werden.
- Verformte Blutgerinnsel sollten entfernt werden, um die Blutungsquelle zu identifizieren und zu kontrollieren.

4.4 Lokale Hämostaseplanung (LHP)

Die Verwendung lokaler hämostatischer Maßnahmen scheint einstimmig unter den Autoren zu sein, die die Aufrechterhaltung der AT vor invasiven zahnärztlichen Eingriffen und zur Behandlung von postoperativen Blutungsereignissen vorgeschlagen haben.

- Eine angemessene präventive LHP, die für das vorgeschlagene chirurgische Verfahren machbar und wirksam ist.
- Die Verwendung und Kombination lokaler hämostatischer Maßnahmen begünstigt das Erreichen der Hämostase sowohl in der intraoperativen Phase als auch in den unmittelbaren und späten postoperativen Phasen.
- Verwendung von obliterativen Nähten, vorzugsweise Induktion des primären Verschlusses der chirurgischen Wunde.
- Vermeiden Sie resorbierbare Nahtmaterialien tierischen Ursprungs, wie Catgut, aufgrund geringer Zugfestigkeit und Induktion einer stärkeren lokalen Entzündungsreaktion. Andere resorbierbare Fäden synthetischen Ursprungs können verwendet werden, wie Polyglactin 910 oder Polyglykolsäure.
- Als lokale hämostatische Maßnahmen wird Folgendes vorgeschlagen:
  - Lokale Tamponade mit Gaze.
  - Gelatineschwämme (Hemospon®, Surgifoam®, Gelfoam®).
  - Kegelförmige Kollagenschwämme (Straumann collacone®).
  - Gewebe aus oxidierter Zellulose (Surgicel®).
  - Klebstoffe und Klebstoffe für synthetische (Epiglu®, LiquiBand®) und biologische (Beriplast®) Stoffe.
  - Topische Anwendung von antifibrinolytischen Mitteln (Hemoblock®, Transamin®).
  - Fibrinreiches Plasma.

Danksagungen Die Forschungsstiftung des Bundesstaates São Paulo (FAPESP, São Paulo, Brasilien, Zuschussnummern JFS 19/09419-0) und die Koordinierungsstelle für die Ausbildung von Hochschulabsolventen (CAPES, Brasilia, Brasilien, Finanzcode 001).

Literatur

Aframian DJ, Lalla RV, Peterson DE. Management of dental patients taking common hemostasis-altering medications. Oral Surg Oral Med Oral Pathol Oral Radiol Endod. 2007;103(Suppl):S45.e1–11. https://doi.org/10.1016/j.tripleo.2006.11.011.

Bacci C, et al. Safety of dental implant surgery in patients undergoing anticoagulation therapy: a prospective case–control study. Clin Oral Implants Res. 2010;22(2):151–6. Wiley-Blackwell

Baron TH, Kamath PS, McBane RD. Management of antithrombotic therapy in patients undergoing invasive procedures. N Engl J Med. 2013;368(22):2113–24.

Cervino G, Fiorillo L, Monte IP, De Stefano R, Laino L, Crimi S, Bianchi A, Herford AS, Biondi A, Cicciù M. Advances in antiplatelet therapy for Dentofacial surgery patients: focus on past and present strategies. Materials (Basel). 2019;12(9):E1524.

Demographic cardiological microbiologic and dental profiles of Brazilian patients who developed oral bacteria–related endocarditis. Oral Surg Oral Med Oral Pathol Oral Radiol. 2021;132(4):418–25. https://doi.org/10.1016/j.oooo.2021.07.007.

Engelen ET, Schutgens RE, Mauser-Bunschoten EP, van Es RJ, van Galen KP. Antifibrinolytic therapy for preventing oral bleeding in people on anticoagulants undergoing minor oral surgery or dental extractions. Cochrane Database Syst Rev. 2018;7:CD012293.

Hall R, Mazer CD. Antiplatelet drugs: a review of their pharmacology and management in the perioperative period. Anesth Analg. 2011;112(2):292–318.

Karasneh J, Christoforou J, Walker JS, Manfredi M, Dave B, Diz Dios P, Lockhart PB, Patton LL. World Workshop on Oral Medicine VII: Platelet count and platelet transfusion for invasive dental procedures in thrombocytopenic patients: A systematic review. Oral Dis. 2019;25(Suppl 1):174–81. https://doi.org/10.1111/odi.13082. PMID: 31140699

Kumbargere Nagraj S, Prashanti E, Aggarwal H, Lingappa A, Muthu MS, Kiran Kumar Krishanappa S, Hassan H. Interventions for treating postextraction bleeding. Cochrane Database Syst Rev. 2018;3:CD011930.

Lanau N, Mareque J, Giner L, Zabalza M. Direct oral anticoagulants and its implications in dentistry. A review of literature. J Clin Exp Dent. 2017;9(11):e1346–54.

Levi M, Eerenberg E, Kamphuisen PW. Bleeding risk and reversal strategies for old and new anticoagulants and antiplatelet agents. J Thromb Hemost. 2011;9(9):1705–12.

Manfredi M, Dave B, Percudani D, Christoforou J, Karasneh J, Diz Dios P, Glick M, Kumar N, Lockhart PB, Patton LL. World workshop on oral medicine VII: Direct anticoagulant agents management for invasive oral procedures: A systematic review and meta-analysis. Oral Dis. 2019;25(Suppl 1):157–73. https://doi.org/10.1111/odi.13086.

Martinez M, Tsakiris D, Management of Antithrombotic Agents in Oral Surgery, Maria Manfredi M, Dave B, Percudani D, Christoforou J, Karasneh J, Diz Dios P, Glick M, Kumar N, Lockhart PB, Patton LL. World workshop on oral medicine VII: direct anticoagulant agents management for invasive oral procedures: a systematic review and meta-analysis. Oral Dis. 2019;25(Suppl 1):157–73.

Michelson AD, Bhatt DL. How I use laboratory monitoring of antiplatelet therapy. Blood. 2017;130(6):713–21.

Patrono C, Andreotti F, Arnesen H, Badimon L, Baigent C, Collet JP, De Caterina R, Gulba D, Huber K, Husted S, Kristensen SD, Morais J, Neumann FJ, Rasmussen LH, Siegbahn A, Steg PG, Story RF, Van de Werf F, Verheugt F. Antiplatelet agents for the treatment and prevention of atherothrombosis. Eur Heart J. 2011;32(23):2922–32.

Spyropoulos AC, Douketis JD. How I treat anticoagulated patients undergoing an elective procedure or surgery. Blood. 2012;120(15):2954–62.

Wahl Michael J. Dental surgery in anticoagulated patients. Arch Intern Med. 1998;158(15):1610–6. American Medical Association (AMA)

Behandlung von oralen Läsionen bei HIV-positiven Patienten

Ana Carolina Fragoso Motta, Felipe Paiva Fonseca, João Figueira Scarini, Lara Maria Alencar Ramos Innocentini und Rogério Gondak

Der Verlauf einer HIV-Infektion hängt stark mit dem Auftreten von oralen Läsionen zusammen, wie Candidiasis (in mehr als 70 % der Fälle vorhanden), orale Haarleukoplakie, Kaposi-Sarkom, Non-Hodgkin-Lymphom und Parodontalerkrankung (hauptsächlich lineare gingivale Erytheme, nekrotisierende Gingivitis [NG] und nekrotisierende Parodontitis [NP]). Diese Symptome sind eng mit einer Abnahme der CD4+-Zellzahlen verbunden. Eine Vergrößerung der Parotis, Läsionen viralen Ursprungs (herpetisch oder im Zusammenhang mit dem humanen Pa-

A. C. F. Motta (✉)
Department of Stomatology, Public Health, and Forensic Dentistry, School of Dentistry of Ribeirão Preto, University of São Paulo (USP), São Paulo, SP, Brasilien
E-Mail: anacfm@usp.br

F. P. Fonseca
Department of Oral Surgery and Pathology, School of Dentistry, Universidade Federal de Minas Gerais (UFMG), Belo Horizonte, MG, Brasilien

J. F. Scarini
Department of Oral Diagnosis, Piracicaba Dental School, University of Campinas (FOP/UNICAMP), Piracicaba, SP, Brasilien

Department of Pathology, Faculty of Medical Sciences, University of Campinas (FCM/UNICAMP), Campinas, SP, Brasilien

L. M. A. R. Innocentini
Dentistry and Stomatology Division, Ophthalmology, Otolaryngology and Head and Neck Surgery Department, Clinical Hospital of Ribeirão Preto School of Medicine, University of São Paulo (USP), Ribeirão Preto, SP, Brasilien

R. Gondak
Department of Pathology, Universidade Federal de Santa Catarina (UFSC), Florianópolis, SC, Brasilien

A. R. Santos-Silva et al. (Hrsg.), *Klinische Entscheidungsfindung in der Zahnmedizin*, https://doi.org/10.1007/978-3-031-52852-1_26

pillomavirus) und Ulzerationen der Mundschleimhaut können ebenfalls mit einer HIV-Infektion in Verbindung gebracht werden.

Pseudomembranöse Candidiasis und orale Haarleukoplakie, wenn vorhanden, spiegeln in der Regel eine schwere Immunsuppression wider (CD4+-Zellzahl weniger als 200 Zellen/mm^3), sowie eine hohe Viruslast. Im Behandlungskontext hat die Einführung der antiretroviralen Therapie stark die Prävalenz dieser Läsionen beeinflusst. Candidiasis, orale Haarleukoplakie, Infektion mit Herpes-simplex-Virus (HSV), Kaposi-Sarkom und nekrotisierende Parodontalerkrankungen verringerten ihre Prävalenz, während damit verbundene Lymphome unverändert blieben. Mit humanen Papillomaviren (HPV-)assoziierte Läsionen, die HIV-assoziierte Speicheldrüsenerkrankung, chronische Parodontalerkrankung und orale Hyperpigmentierung hingegen nahmen signifikant zu.

Als eines der ersten Anzeichen einer fortgeschrittenen Immunsuppression deutet das Auftreten dieser Symptome nicht nur auf eine Krankheitsprogression und eine unzureichende therapeutische Reaktion hin, sondern auch auf das Bewusstsein hinsichtlich des HIV-Serologie-Status, der oft dem Patienten nicht bekannt ist.

1 Mit HIV assoziierte orale Läsionen

1.1 Candidiasis

- Drei Hauptpräsentationen (siehe mehr Details in Kap. 11):
  - *Pseudomembranös:* mehrere weiße oberflächliche Plaques, milchig im Aussehen, die nach Entfernung eine erythematöse Basis aufweisen, die sich überall auf der Mundschleimhaut befinden und sich auf den Oropharynx ausbreiten können.
  - *Erythematös (atrophisch):* mehrere rote Bereiche auf der Zunge und/oder dem Gaumen.
  - *Anguläre Cheilitis:* Erythem und Risse in den Mundwinkeln, in der Regel begleitet von klinischen Anzeichen einer intraoralen Candidiasis.
- Vorhandensein von oralen Beschwerden, Schmerzen und Dysgeusie.
- Es kann eine Ausbreitung auf die Speiseröhre erfolgen (invasive Ösophagus-Candidiasis).
- Bei 95 % der HIV-Patienten entsteht im Verlauf ihrer Krankheit irgendwann diese Läsion.
- In der Regel beginnt das erythematöse Muster, wenn die CD4+-Lymphozytenzahl weniger als 400 Zellen/mm^3 beträgt und das pseudomembranöse Muster beginnt, wenn die Zahl weniger als 200 Zellen/mm^3 beträgt.

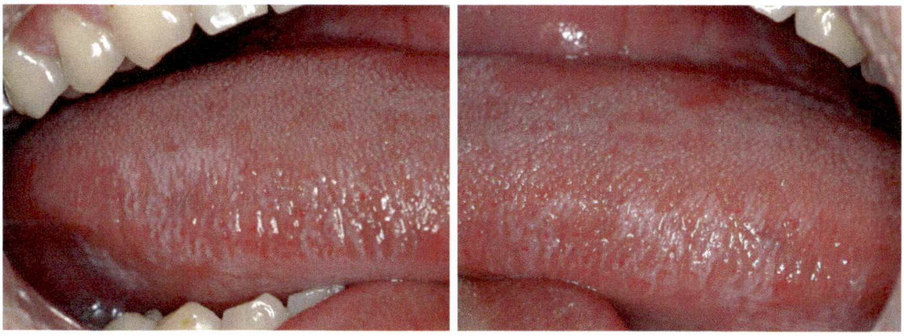

Abb. 1 Orale Haarleukoplakie. Vertikale Falten aus Keratin entlang des seitlichen Zungenrands mit bilateralem Beteiligungsmuster

1.2 Orale Haarleukoplakie

- Weiße gewellte Plaques, die nicht abgeschabt werden können.
- Normalerweise am seitlichen Zungenrand (Abb. 1).
- Stark assoziiert mit HIV-Infektion, aber auch andere immunsuppressive Zustände können das Auftreten der Läsion induzieren.
- Epstein-Barr-Virus(EBV)-Infektion.
- Der Referenzstandard ist die EBV-Detektion durch In-situ-Hybridisierung.
- Zytologische Untersuchung und Biopsie können zur Suche nach charakteristischen morphologischen Befunden wie Hyperkeratose, Akanthose und Ballondegeneration eingesetzt werden.

1.3 Kaposi-Sarkom

- Es präsentiert sich als einzelne oder mehrere Makulä und/oder Knoten.
- Leicht bläuliche oder violette Färbung (Abb. 2).
- Ulzera können vorhanden sein.
- Bevorzugt am Gaumen und Zahnfleisch.
- Das histologische Bild der antiproliferativen Läsion bestätigt die Diagnose.

1.4 Non-Hodgkin-Lymphom

- Knoten fest und elastisch.
- Es kann rötlich oder purpurn sein.
- Ulzera können vorhanden sein oder auch nicht.
- Das Zahnfleisch, die Gaumenschleimhaut und der Rachen sind vorwiegend betroffen (Abb. 3).

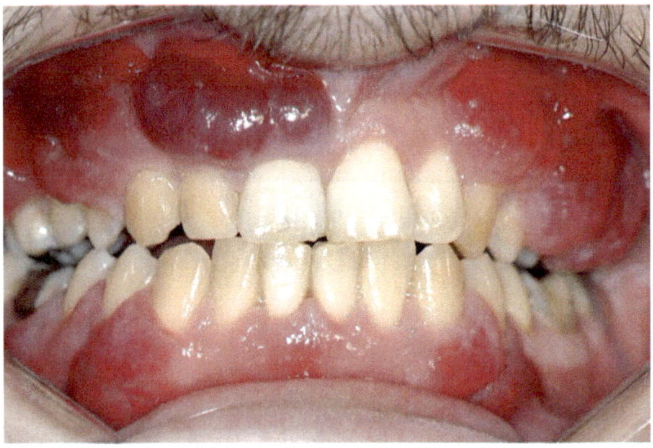

Abb. 2 Kaposi-Sarkom. Dunkelrote Volumenzunahme im oberen und unteren Zahnfleisch

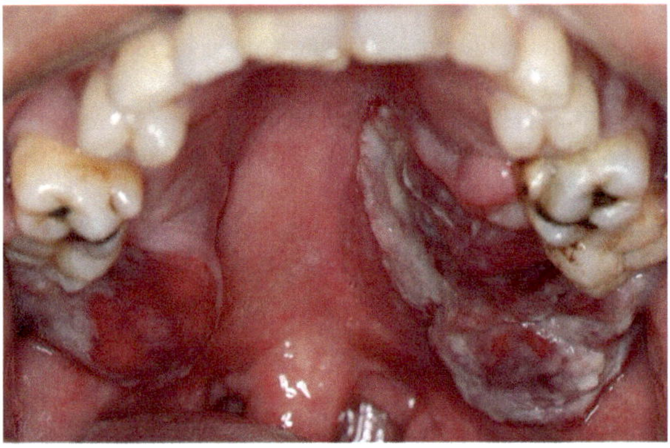

Abb. 3 Plasmablastisches Non-Hodgkin-Lymphom. Ulzerierte und erythematöse Weichteilwölbungen im oberen Alveolarkamm. Beachten Sie, dass die Läsion auf der linken Seite in den angrenzenden weichen Gaumen hineinreicht

- Das histologische Erscheinungsbild von lymphoproliferativen Läsionen bestätigt die Diagnose, oft unterstützt durch immunhistochemische und biomolekulare Techniken.

1.5 Parodontale Erkrankungen

Es gibt drei Formen von parodontalen Erkrankungen, die stark assoziiert sind mit der durch HIV verursachten Immunsuppression: Gingivale Candidiasis (früher als lineare gingivale Erytheme beschrieben), NG und NP. Chronische parodontale Erkrankungen, insbesondere Parodontitis, sind bei HIV-infizierten Personen schwerwiegender. Alle werden durch klinische Befunde bestimmt:

- Lineares gingivales Erythem:
  - Erythematöses Band von 2–3 mm entlang des marginalen Zahnfleisches.
  - Nicht in Zusammenhang mit dem Vorhandensein von Plaque.
  - Häufig assoziiert mit Petechien.
  - Ausmaß des Erythems unverhältnismäßig zur Menge an Plaque auf den Zähnen.
  - Im Gegensatz zu Gingivitis besteht es nach einfacher zahnärztlicher Prophylaxe fort.
- NG:
  - Nekrose und Ulzeration einer oder mehrerer Interdentalpapillen.
  - Blutungen, Schmerzen und übler Mundgeruch können vorhanden sein.
- NP:
  - Schneller und umfangreicher Verlust von parodontalem Gewebe, resultierend aus Nekrose.
  - Verlust des parodontalen Attachments und Knochenzerstörung oder Sequestrierung.
  - Mobilität und Zahnverlust können bei Fällen mit vorheriger schwerer Parodontitis beobachtet werden.
  - Parodontale Taschen können aufgrund des gleichzeitigen Verlusts von hartem und weichem Gewebe nicht beobachtet werden.
  - Die CD4+-Lymphozytenzahl beträgt in der Regel weniger als 200 Zellen/mm^3.
- Parodontitis:
  - Überschießende gingivale Entzündung.
  - Verschlimmerung der vorbestehenden Parodontitis.
  - Erhöhte Sondierungstiefe, klinischer Attachmentverlust und Zahnmobilität.
  - Parodontale Taschen, Zahnfleischrezession und Alveolarknochenverlust stehen in direktem Zusammenhang mit reduzierten CD4+-T-Lymphozytenzahlen.

1.6 Orale Hyperpigmentierung

- Verbunden mit der chronischen Anwendung von Antimykotika und antiretroviralen Medikamenten.
- Mehrere asymmetrische dunkelbraune oder schwärzliche orale Pigmentierungen, in der Regel größer als 1 cm.
- Sie können in jedem Bereich der Mundschleimhaut vorhanden sein, wobei die jugale Schleimhaut die hauptsächlich betroffene anatomische Stelle ist.
- Sie sollten von anderen Erkrankungen, die eine diffuse Pigmentierung der Mundschleimhaut verursachen, wie Addison-Krankheit, McCune-Al-

bright-Syndrom, Peutz-Jeghers-Syndrom, Neurofibromatose und Tabakmelanose, unterschieden werden.
- Die Diagnose wird in der Regel durch klinische Befunde bestimmt.

2 Behandlung

2.1 Candidiasis

- Gemäß dem in Kap. 11 dieses Leitfadens festgelegten Schema.

2.2 Orale Haarleukoplakie

Einige Übersichten besagen, dass es keine starken evidenzbasierten Empfehlungen gibt und dass die Rekonstitution des Immunsystems ausreichend für die Regression der Läsionen ist. Es gibt jedoch Berichte über andere beschriebene Behandlungen:

- Topische Mittel:
  - Podophyllin 25 %, 1–2 Anwendungen auf den betroffenen Bereichen, in Abständen von 1 Woche.
  - Retinsäure (Tretinoin).
- Chirurgische Exzision.

2.3 Kaposi-Sarkom

- Medizinische Überweisung zur Behandlung der Läsionen, da die Möglichkeit einer lokalen Operation, systemischen Chemotherapie oder Strahlentherapie besteht.

2.4 Non-Hodgkin-Lymphom

- Medizinische Überweisung zur Behandlung, die hauptsächlich auf Chemotherapie in Verbindung mit kombinierter antiretroviraler Therapie basiert.

2.5 Parodontale Erkrankungen

- Lineare gingivale Erytheme:
  - Spülen mit Chlorhexidin 0,12 % (alkoholfrei).
- NG und NP.
  - Lokale Maßnahmen:
    Débridement der betroffenen Bereiche.
    Spülung mit Povidon-Iod.
    Spülen mit Chlorhexidin 0,12 % (alkoholfrei).
  - Systemische Maßnahmen bei Unwohlsein, Fieber und Lymphadenopathie:
    Metronidazol (250-mg-Tablette) 8/8 h oder (500-mg-Tablette) 12/12 h für 7–10 Tage.
    Clindamycin (150-mg-Tablette) alle 6/6 h oder (300-mg-Tablette) alle 8/8 h für 7 Tage.
    Amoxicillin (250-mg-Tablette) 12/12 h für 7 Tage.
- Parodontitis:
  Grundlegende parodontale Therapie, zunächst mit nichtchirurgischer parodontaler Behandlung, chirurgische Behandlung (Zugangschirurgie), je nach Fall.
  Unterstützende parodontale Therapie in vierteljährlicher Kontrolle oder kürzer, abhängig vom klinischen Bild.

2.6 Orale Hyperpigmentierung

- Keine Therapie notwendig.

Danksagungen Die Forschungsstiftung des Bundesstaates São Paulo (FAPESP, São Paulo, Brasilien, Zuschussnummern JFS 19/09419-0 und ACFM 18/23031-2) und die Koordinationsstelle für die Ausbildung von Hochschulabsolventen (CAPES, Brasilia, Brasilien, Finanzcode 001).

Literatur

Ahmed B, Veerasamy Y, Michael R. Predictive value of group I Oral lesions for Hiv infection. Oral Surg Oral Med Oral Pathol Oral Radiol Endod. 2010;109(5):720–3. Elsevier Bv

Berberi A, Aoun G. Oral lesions associated with human immunodeficiency virus in 75 adult patients: a clinical study. J Korean Assoc Oral Maxillofac Surg. 2017;43(6):388–94. The Korean Association Of Oral And Maxillofacial Surgeons (Kamje)

Blignaut E, et al. (A3) Hiv phenotypes, Oral lesions, and management of Hiv-related disease. Adv Dent Res. 2006;19(1):122–9. Sage Publications.

Guedes PTL, Pontes FSC, Prado-Ribeiro AC, Rodrigues-Oliveira L, Brandão TB, de Souza LL, Alves BWG, Lopes MA, Santos-Silva AR, Monteiro JCMS, de Almeida OP, Pontes HAR. HIV-positive patients with oral Kaposi's sarcoma: an overall survival analysis of 31 patients. Oral Surg Oral Med Oral Pathol Oral Radiol. 2021a;131(6):702–10. https://doi.org/10.1016/j.oooo.2020.11.007. Epub 2020 Nov 20

Guedes PTL, Pontes FSC, Prado-Ribeiro AC, Rodrigues-Oliveira L, Brandão TB, de Souza LL, Alves BWG, Lopes MA, Santos-Silva AR, Monteiro JCMS, de Almeida OP, Pontes HAR. HIV-positive patients with oral Kaposi's sarcoma: An overall survival analysis of 31 patients. Oral Surg Oral Med Oral Pathol Oral Radiol. 2021b;131(6):702–10. https://doi.org/10.1016/j.oooo.2020.11.007. Epub 2020 Nov 20

HIV-related non-Hodgkin lymphomas affecting the oral cavity: a clinicopathologic study of 11 cases Medicina Oral Patología Oral y Cirugia Bucal. 2022;e99-e105. https://doi.org/10.4317/medoral.24993.

Herrera D, Retamal-Valdes B, Alonso B, Feres M. Acute periodontal lesions (periodontal abscesses and necrotizing periodontal diseases) and endo-periodontal lesions. J Clin Periodontol. 2018;45(Suppl 20):S78–94.

Holmstrup P, Plemons J, Meyle J. Nonplaque-induced gingival diseases. J Clin Periodontol. 2018;45Suppl 20:S28–43.

Howati AE, Tappuni A. Systematic review of the changing pattern of the oral manifestations of HIV. J Investig Clin Dent. 2018;9(4):e12351.

Lavareze L, Scarini JF, de Lima-Souza RA, Egal ESA, Tetzner D, Leite AA, Vargas PA, Altemani A, Mariano FV. Granulomatous gingival enlargement in a patient with an unrecognized HIV infection. J Am Dent Assoc. 2022;S0002-8177(22):00336–1. https://doi.org/10.1016/j.adaj.2022.06.004. Epub ahead of print

Lorena B, et al. Management of Oral lesions in Hiv-positive patients. Oral Surg Oral Med Oral Pathol Oral Radiol Endod. 2007;103:1–23. Elsevier Bv

Satyakiran GV, Bavle RM, Alexander G, Rao S, Venugopal R, Hosthor SS. A relationship between CD4 count and oral manifestations of human immunodeficiency virus-infected patients on highly active antiretroviral therapy in urban population. J Oral Maxillofac Pathol. 2016;20(3):419–26.

Uchôa DC, Pontes FS, Souza LL, Santos GS, Prado-Ribeiro AC, Brandão TB, Oliveira LR, Gomes CC, Santos-Silva AR, Fonseca FP, Almeida OP, Pontes HA. HIV-related non-Hodgkin lymphomas affecting the oral cavity: a clinicopathologic study of 11 cases. Med Oral Patol Oral Cir Bucal. 2022;27(2):e99–e105. https://doi.org/10.4317/medoral.24993. PMID: 34874927; PMCID: PMC8898576

Behandlung von Patienten mit Brennen-im-Mund-Syndrom

Alan Roger Santos-Silva, Ana Gabriela Costa Normando, César Rivera, Felipe Paiva Fonseca, João Figueira Scarini und Lara Maria Alencar Ramos Innocentini

Das Brennen-im-Mund-Syndrom (BMS) wird definiert als ein orales Brennen oder eine Dysästhesie-Empfindung, die täglich für mehr als 2 h über mehr als 3 Monate wiederkehrt, ohne klinisch oder laboratorisch nachweisbare orale Läsionen. Nach seinem Konzept wird dieser Zustand zu einer Ausschlussdiagnose und wird nur für Fälle von Mundbrennen bei Fehlen einer diagnostischen Alternative angewendet.

Die genaue Ätiologie dieses Zustands ist bisher noch unbekannt, obwohl es stichhaltige Beweise dafür gibt, dass die meisten Patienten mit BMS neuropathische Veränderungen aufweisen. Daher wird der Zustand heute in zwei Typen eingeteilt: peripher und zentral. Das periphere BMS wird durch subklinische Trigeminusneuropathien, Trigeminusstammläsionen oder eine Neuropathie der kleinen Fasern der Mundschleimhaut verursacht. Das zentrale BMS ist auf einen niedrigen

A. R. Santos-Silva (✉) · A. G. C. Normando · J. F. Scarini
Department of Oral Diagnosis, Piracicaba Dental School, University of Campinas (FOP/UNICAMP), Piracicaba, SP, Brasilien
E-Mail: alan@unicamp.br

C. Rivera
Stomatology and Basic Biomedical Sciences Departments, Faculty of Health Sciences, Universidad de Talca, Talca, Chile

F. P. Fonseca
Department of Oral Surgery and Pathology, School of Dentistry, Universidade Federal de Minas Gerais (UFMG), Belo Horizonte, MG, Brasilien

J. F. Scarini
Department of Pathology, Faculty of Medical Sciences, University of Campinas (FCM/UNICAMP), Campinas, SP, Brasilien

L. M. A. R. Innocentini
Dentistry and Stomatology Division, Ophthalmology, Otolaryngology and Head and Neck Surgery Department, Clinical Hospital of Ribeirão Preto, School of Medicine, University of São Paulo (USP), Ribeirão Preto, SP, Brasilien

A. R. Santos-Silva et al. (Hrsg.), *Klinische Entscheidungsfindung in der Zahnmedizin*, https://doi.org/10.1007/978-3-031-52852-1_27

Dopamintonus im Gehirn in Verbindung mit psychiatrischer Komorbidität zurückzuführen.

1 Klinische Merkmale

- Verhältnis von Männern zu Frauen von 1:7.
- Peri- oder postmenopausale Patientinnen.
- Fehlen von sichtbaren Veränderungen in der Mundschleimhaut.
- Brennendes Gefühl:
  - Dauer von mehr als 3 Monaten, täglich mit mehr als 2 h/Tag.
  - Die am häufigsten betroffene Stelle ist die Zunge, hauptsächlich die Spitze und die vorderen zwei Drittel. Die Zunge ist bei etwa der Hälfte der Patienten die einzige betroffene Stelle, gefolgt vom harten Gaumen, dem vorderen Zahnfleisch, der Unterlippe und dem Rachen.
  - In typischen Fällen sind die Symptome beidseitig und symmetrisch.
- Xerostomie oder Dysgeusie (Geschmacksveränderung) können assoziiert sein.
- Kann im Laufe des Tages in der Intensität variieren (morgens weniger intensiv).
- Der Schmerz ist normalerweise spontan, kann aber durch bestimmte Lebensmittel (insbesondere scharfe oder saure Lebensmittel) und Angst ausgelöst werden.

1.1 Diagnose

- Wiederkehrender oraler Schmerz wurde täglich für mehr als 2 h/Tag für mindestens 3 Monate aufgezeichnet.
- Der Schmerz wird als oberflächliches Brennen charakterisiert.
- Der Schmerz ist schlecht lokalisiert und folgt nicht der Verteilung eines peripheren Nervs.
- Eine zahnärztliche Ursache wurde ausgeschlossen.
- Jede Veränderung der systemischen oder lokalen Gesundheit des Patienten wurde ausgeschlossen.
- Wenn das Brennen im Mund eine bekannte Ursache hat, entspricht die Diagnose nicht einem echten BMS.

1.2 Diagnosetests

Sie sind (Abb. 1):

- Prothetische Bewertung:
  - Kontaktallergie.

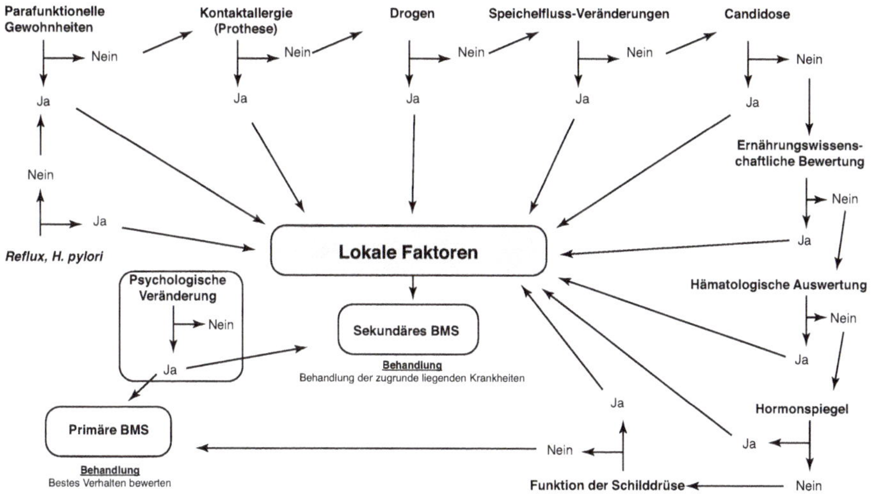

Abb. 1 Schritte zur Diagnose von BMS

  - Lokales Trauma.
  - Parafunktionale Gewohnheiten.
- Lokale Infektion:
  - Subklinische Candidiasis.
- Sialometrie/Biochemie:
  - Speichelfluss und -qualität.
- Ernährungsbeurteilung:
  - Vitamine B6, B9 und B12.
  - Vitamin C.
  - Vitamin E.
  - Ferritin.
  - Eisen.
  - Zink.
- Hämatologische Bewertung:
  - Vollständiges Blutbild (CBC).
  - Blutzucker.
- Gastrointestinale Bewertung:
  - Gastroösophagealer Reflux.
- Beurteilung der Hormonspiegel:
  - Dehydroepiandrosteron (DHEA).

  - Follikelstimulierendes Hormon (FSH).
  - Östrogen.
  - Progesteron.
- Bewertung der Schilddrüsenfunktion:
  - Freies T3.
  - Freies T4.
  - HRT.
- Beurteilung von psychischen Zuständen und Patientenstress:
  - Adrenokortikotropes Hormon (ACTH).
  - Kortisol.
  - Der Patient berichtet über einen Zustand der Unzufriedenheit.
  - Psychiatrische oder psychologische Therapie.
- Für alle normalen systemischen Parameter:
  - Anästhesie (Blockade) des N. lingualis.
  - Wenn der Patient Linderung spürt, wird hauptsächlich ein peripheres BMS angenommen; wenn er keine Linderung spürt oder sich die Symptomatik verschlechtert, handelt es sich möglicherweise um einen zentralen Subtyp.

2 Behandlung

- Therapien zielen darauf ab, Symptome zu lindern und die Lebensqualität zu verbessern. Die Wirksamkeit jeder Behandlung ist jedoch noch schwach belegt.
- Wenn das brennende Mundgefühl eine bekannte Ursache hat, wird das Symptom oft nach sorgfältiger Diagnose entsprechend seiner spezifischen Ätiologie behandelt und geheilt.
- Der zentrale Typ reagiert nicht auf lokale Behandlungen und ist häufig mit psychiatrischer Komorbidität (Depression oder Angst) verbunden, während der periphere Typ auf periphere Lidocain-Lingualnervenblockaden und topisches Clonazepam anspricht.
- Die wirksamste Kombinationsbehandlung für den peripheren BMS-Typ ist topisches Clonazepam 3-mal 1 mg/Tag (Tablette an der Lokalisation des Brennens 3 min kauen und dann ausspucken) und kognitive Verhaltenstherapie.
- Wenn die Behandlung das Symptom nicht lindert und ein peripherer BMS-Typ vermutet wird, kann topisches Capsaicin (0,025 % oral, 2-mal täglich für 30 Tage) in einem Xylocain-Gel (2 %), plus Speichelersatz oder -induktor, verwendet werden.
- Die Behandlung mit topischem Capsaicin kann das Brennen bei einem Drittel der Patienten bis zu 20 min nach der Anwendung verstärken.
- Wenn die Behandlung das Symptom nicht lindert und ein zentraler BMS-Typ vermutet wird, sollte der Bedarf an systemischem Clonazepam (0,5 mg/Tag),

Amitriptylin (10–25 mg/Tag) oder Gabapentin (300–900 mg/Tag) untersucht werden.

- Photobiomodulation hat sich auch als wirksam bei der Schmerzreduktion sowohl allein als auch in Verbindung mit anderen Therapien erwiesen: Infrarotlicht, mit einer Leistung zwischen 300 mW und 1 W, Strahlfläche von 0,28 cm^2 in kontinuierlicher Frequenz, und angewendet für etwa 10 s/Punkt in 10 Sitzungen (2-mal pro Woche für 5 Wochen) kann zufriedenstellende Ergebnisse in Bezug auf eine Reduktion des Brennens bewirken.

Danksagungen Die chilenische Nationale Agentur für Forschung und Entwicklung (ANID) FONDECYT, Zuschussnummer CR Iniciación Nummer 11180170 (an C.R.); der Wettbewerb für hochrangige Forschungsprojekte in der Zahnmedizin, Staatliches Netzwerk für Zahnmedizin (Zuschussnummer CR #REO19–012 (an C.R.); die Forschungsstiftung des Bundesstaates São Paulo (FAPESP, São Paulo, Brasilien, Zuschussnummer JFS 19/09419-0); und die Koordination der Ausbildung von Hochschulabsolventen Stiftung (CAPES, Brasilia, Brasilien, Finanzcode 001).

Quellen

Al-Maweri SA, Javed F, Kalakonda B, AlAizari NA, Al-Soneidar W, Al-Akwa A. Efficacy of low level laser therapy in the treatment of burning mouth syndrome: A systematic review. Photodiagn Photodyn Ther. 2017;17:188–93.

Ariyawardana A, Chmieliauskaite M, Farag AM, Albuquerque R, Forssell H, Nasri-Heir C, Klasser GD, Sardella A, Mignogna MD, Ingram M, Carlson CR, Miller CS. World Workshop on Oral Medicine VII: Burning mouth syndrome: A systematic review of disease definitions and diagnostic criteria utilized in randomized clinical trials. Oral Dis. 2019;25(Suppl 1):141–56. https://doi.org/10.1111/odi.13067.

Arnold M. Headache Classification Committee of the International Headache Society (IHS) The International Classification of Headache Disorders, third edition. Cephalalgia. 2018;38(1):1–211.

de Pedro M, López-Pintor RM, de la Hoz-Aizpurua JL, Casañas E, Hernández G. Efficacy of Low-Level Laser Therapy for the Therapeutic Management of Neuropathic Orofacial Pain: A Systematic Review. J Oral Facial Pain Headache. 2020;34(1):13–30.

Farag AM, Albuquerque R, Ariyawardana A, Chmieliauskaite M, Forssell H, Nasri-Heir C, Klasser GD, Sardella A, Mignogna MD, Ingram M, Carlson CR, Miller CS. World Workshop in Oral Medicine VII: Reporting of IMMPACT-recommended outcome domains in randomized controlled trials of burning mouth syndrome: A systematic review. Oral Dis. 2019;25(Suppl 1):122–40. https://doi.org/10.1111/odi.13053.

Grémeau-Richard C, Dubray C, Aublet-Cuvelier B, Ughetto S, Woda A. Effect of lingual nerve block on burning mouth syndrome (stomatodynia): a randomized crossover trial. Pain. 2010;149(1):27–32. https://doi.org/10.1016/j.pain.2009.11.016. Epub 2010 Jan 18

Jääskeläinen SK. Is burning mouth syndrome a neuropathic pain condition? Pain. 2018;159(3):610–3.

Jääskeläinen SK, Woda A. Burning mouth syndrome. Cephalalgia. 2017;37(7):627–47.

Kuten-Shorrer, Michal. 2016. Topical Clonazepam and Placebo Effect in Burning Mouth Syndrome. Doctoral dissertation, Harvard School of Dental Medicine.

Liu YF, Kim Y, Yoo T, Han P, Inman JC. Burning mouth syndrome: a systematic review of treatments. Oral Dis. 2018;24(3):325–34.

McMillan R, Forssell H, Buchanan JA, Glenny AM, Weldon JC, Zakrzewska JM. Interventions for treating burning mouth syndrome. Cochrane Database Syst Rev. 2016;11:CD002779.
Moghadam-Kia S, Fazel N. A diagnostic and therapeutic approach to primary burning mouth syndrome. Clin Dermatol. 2017;35(5):453–60.
Pereira JV, Normando AGC, Rodrigues-Fernandes CI, Rivera C, Santos-Silva AR, Lopes MA. The impact on quality of life in patients with burning mouth syndrome: A systematic review and meta-analysis. Oral Surg Oral Med Oral Pathol Oral Radiol. 2021;131(2):186–94. https://doi.org/10.1016/j.oooo.2020.11.019. Epub 2020 Dec 8
Zakrzewska J, Buchanan JA. Burning mouth syndrome. BMJ Clin Evid. 2016;2016:130.

Behandlung von oralen Läsionen bei COVID-19-Patienten

Eliete Neves Silva Guerra, Alan Roger Santos-Silva, Ana Gabriela Costa Normando, João Figueira Scarini, Juliana Amorim dos Santos und Thais Bianca Brandão

Im Dezember 2019 begann in China ein Ausbruch, der sich durch Fieber, trockenen Husten, Müdigkeit und Magen-Darm-Symptome auszeichnete und sich schnell auf alle Kontinente ausbreitete, mit Millionen von gemeldeten Fällen weltweit und Sterblichkeitsraten zwischen 3 und 12 %. Der Erreger wurde als ein neuartiges Beta-Coronavirus identifiziert, Schweres-akutes-Atemwegssyndrom-Coronavirus 2 (SARS-CoV-2) genannt, das hauptsächlich durch Tröpfchen von Speichel oder Nasensekret verbreitet wird, wenn eine infizierte Person hustet oder niest. Bei den meisten Menschen, die mit SARS-CoV-2 infiziert sind, entwickelt sich eine Krankheit namens Coronavirus-Krankheit 2019 (COVID-19), und sie erholen sich ohne die Notwendigkeit einer spezialisierten Behandlung. Ältere Menschen und solche mit chronischen Krankheiten, wie Menschen mit Herz-Kreislauf-Erkrankungen, Diabetes, Atemwegserkrankungen und Krebs, haben eine höhere Wahrscheinlichkeit, die schwere Form der Krankheit zu entwickeln.

Studien zeigen, dass das Coronavirus menschliche Zellen durch den Angiotensin-Converting-Enzym-2(ACE2)-Rezeptor befällt, und einige Organe sind

E. N. S. Guerra (✉) · J. A. dos Santos
Laboratory of Oral Histopathology, Health Sciences Faculty and Oral Care Center for Inherited Diseases, University of Brasilia (UNB), Brasília, DF, Brasilien
E-Mail: elieteneves@unb.br

A. R. Santos-Silva · A. G. C. Normando · J. F. Scarini
Department of Oral Diagnosis, Piracicaba Dental School, University of Campinas (FOP/UNICAMP), Piracicaba, SP, Brasilien

J. F. Scarini
Department of Pathology, Faculty of Medical Sciences, University of Campinas (FCM/UNICAMP), Campinas, SP, Brasilien

T. B. Brandão
Dental Oncology Service, Instituto Do Cancer Do Estado de São Paulo (ICESP-FMUSP), São Paulo, SP, Brasilien

A. R. Santos-Silva et al. (Hrsg.), *Klinische Entscheidungsfindung in der Zahnmedizin*, https://doi.org/10.1007/978-3-031-52852-1_28

anfälliger für Infektionen, wie die Lunge. Daher können Zellen mit höherer Expression des ACE2-Rezeptors Wirtszellen für das Virus werden und eine entzündliche Reaktion in den betroffenen Organen und Geweben verursachen, wie bei der Schleimhaut der Zunge und den Speicheldrüsen. Im Kontext der Oralmedizin kann der Speichel auch bei asymptomatischen Personen ein Übertragungsweg für das Virus sein. Bei COVID-19-Patienten kann die Infektion zu Geschmacksstörungen, Xerostomie, Halitosis, Parotitis und oralen Läsionen führen. Normalerweise sind die Läsionen symptomatisch und zeigen keine geschlechtsspezifische Prädisposition. Patienten mit höherem Alter und schwererer Erkrankung weisen verbreitete und schwere Läsionen auf. Schlechte Mundhygiene, opportunistische Infektionen, Stress, Immunsuppression, Vaskulitis und sekundäre hyperinflammatorische Reaktionen sind prädisponierende Faktoren.

1 Speichel- und Geschmacksstörungen

Geschmacksstörungen und Xerostomie gehören zu den am häufigsten auftretenden oralen Symptomen bei Patienten mit COVID-19. Diese Veränderungen sind in der Regel mit dem Tropismus des Virus für das periphere und zentrale Nervensystem, das Mundepithel (das die Geschmacksknospen einschließt), und die Strukturen, die die Speicheldrüse bilden, assoziiert. Dysgeusie (mit oder ohne Anosmie) scheint früh im Verlauf der SARS-CoV-2-Infektion aufzutreten und sollte daher von Zahnärzten, die direkt mit Patienten in der zahnärztlichen Routine arbeiten, als Krankheitswarnung betrachtet werden. Geschmacksstörungen wurden mit COVID-19 in Verbindung gebracht, wobei die Assoziation zwischen Geschmacksstörungen häufiger bei der leichtgradigen oder moderaten Form von COVID-19 und bei weiblichen Patienten auftritt.

Daten von 1017 Patienten mit COVID-19 zeigten eine Prävalenz der Xerostomie von 43 %. Xerostomie schien vor dem Auftreten anderer allgemeiner Symptome von COVID-19 aufzutreten, und über die durchschnittliche Dauer wurde nur unzureichend berichtet, sie war nur in wenigen Fällen anhaltend. Die Diskussion über Xerostomie bei diesen Patienten wirft die Frage auf, ob ihre Ursache das Ergebnis einer zellulären Verletzung des Drüsenparenchyms durch das Virus und eine Folge der Verwendung von Medikamenten, nasaler Obstruktion, Mundatmung, Ernährungsmängeln, Diabetes, Angst und Stress im Zusammenhang mit sozialer Isolation und/oder längerer Krankenhausaufenthalt sein könnte. In jedem Fall können die Auswirkungen von SARS-CoV-2 auf die Speicheldrüsen zu einer verminderten Speichelflussrate führen, was zu einer Beeinträchtigung des Geschmackssinns, Xerostomie und, wenn auch weniger häufig, Halitosis führen kann. Darüber hinaus kann die Beteiligung der Parotis an der viralen Infektion zu einer Parotitis führen, die normalerweise im klinischen Verlauf der Infektion auftritt.

2 Mundschleimhautläsionen

Bis Anfang 2021 wurden 36 Fallberichte oder Fallserien veröffentlicht, die Mundschleimhautläsionen bei mindestens 308 hospitalisierten und nichthospitalisierten Patienten beschreiben. Außerdem zeigen fünf Querschnittstudien Daten von 2491 Patienten mit COVID-19, von denen 512 (20,5 %) Manifestationen im Mundraum aufwiesen. Obwohl orale Läsionen früher auftreten können, manifestieren sie sich in der Regel nach dem Beginn der COVID-19-Symptome, und der Heilungsprozess erfolgt parallel zur Abheilung der Infektion. Normalerweise ist die Zunge die häufigste anatomische Lokalisation für das Auftreten dieser Läsionen, aber auch der Gaumen, die Lippen und die Mundwinkel können betroffen sein. Nichtspezifische Aphthen sind die am häufigsten beschriebenen oralen Läsionen. Die Geschwüre (häufig in einem aphthösen Muster) können einzeln oder mehrfach, blutig oder nicht sein. Sie sind normalerweise schmerzhaft, variieren im Durchmesser und haben einen ausgeprägten erythematösen Halo. Sie können von Krusten oder einer fibrinopurulenten Membran bedeckt sein (Abb. 1).

Fokale und flache ulzerative Bereiche der Nekrose und Areale mit Erythem/Petechien (insbesondere auf dem vorderen harten Gaumen) wurden beschrieben. Herpetische Läsionen, Pilzinfektionen (wie Candidiasis) und eine Läsion, die im Volksmund als „COVID-Zunge" bekannt ist, gekennzeichnet durch eine Glossitis/Desquamation/Landkartenzunge, wurden ebenfalls beschrieben.

Aufgrund der neuen Erkenntnisse über anhaltende orale Symptome und langfristige Komplikationen, die als postakutes COVID-19-Syndrom bezeichnet werden, sollte das Bewusstsein für eine Beeinträchtigung des oralen Gewebes bei Patienten, die COVID-19 hatten, geschärft werden. Die Kenntnis der Trias von Xerostomie, Geschmacksstörungen und Mundschleimhautläsionen als häufige Anzeichen und Symptome bei Patienten mit COVID-19 ist wichtig für die klinische Praxis. Darüber hinaus sollte der Zahnarzt auf anhaltende Symptome und langfristige Komplikationen bei Patienten mit COVID-19 achten.

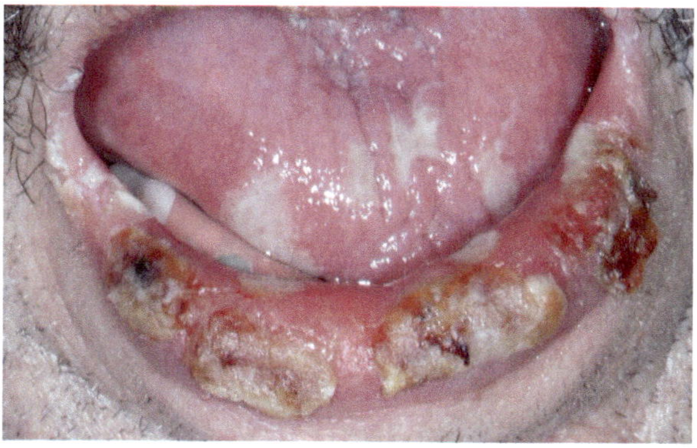

Abb. 1 Auf dem Lippenrot sind Gruppen von Geschwüren zu sehen, die von Krusten bedeckt sind. Auf dem Zungenrücken sind zahlreiche ulzerative Läsionen mit oberflächlicher Nekrose erkennbar

3 Klinische Behandlung von Patienten mit COVID-19, die orale Läsionen aufweisen

- Wenn diese Läsionen identifiziert werden, sollten sie behandelt werden, um Schmerzen zu kontrollieren und den Patienten eine bessere Lebensqualität zu bieten.
- Die Behandlung muss individuell angepasst werden, die notwendigen Maßnahmen zur Kontrolle von oralen Läsionen wurden bereits in diesem Buch erörtert.
- Normalerweise ist eine Behandlung der Landkartenzunge nicht notwendig. Um Schmerzen und Brennen durch Zungenpapillation zu lindern, sollten Patienten heiße, scharfe und/oder würzige Speisen und/oder Getränke vermeiden.

- Als zusätzliche Maßnahme zur Schmerzkontrolle bei oralen Geschwüren wird die tägliche Anwendung von Photobiomodulationstherapie (PBMT) für 10 aufeinanderfolgende Tage empfohlen. Das PBMT-Gerät sollte senkrecht zur Oberfläche der oralen Geschwüre positioniert werden. Eine Linderung der Symptome wird nach 2 Tagen PBMT und eine vollständige Auflösung der Läsionen nach 10 Tagen erwartet (Abb. 2).

Parameter für PMBT bei COVID-19-positiven Patienten mit oralen Geschwüren	
Zeit	10 s pro Stelle
Wellenlänge	660 nm
Durchschnittliche Leistung	40 mW
Strahlfläche	0,04 cm^2
Bestrahlungsstärke	1 W/cm^2
Energie	0,4 J
Fluenz	10 J/cm^2

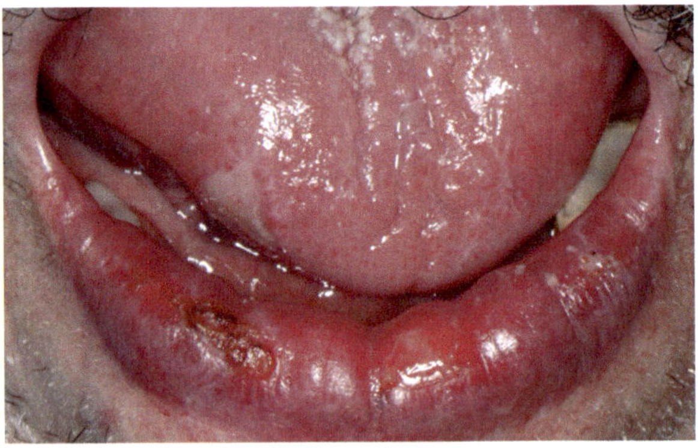

Abb. 2 Klinisches Erscheinungsbild des Patienten in Abb. 1 nach PBMT

Danksagungen Die Forschungsstiftung des Bundesstaates São Paulo (FAPESP, São Paulo, Brasilien, Zuschussnummern JFS 19/09419-0 und AGCN 19/09692-9) und die Koordinierungsstelle für die Ausbildung von Hochschulabsolventen (CAPES, Brasilia, Brasilien, Finanzcode 001).

Literatur

Amorim Dos Santos J, Normando AGC, Carvalho da Silva RL, Acevedo AC, De Luca Canto G, Sugaya N, Santos-Silva AR, Guerra ENS. Oral manifestations in patients with COVID-19: a 6-month update. J Dent Res. 2021;100(12):1321–9. https://doi.org/10.1177/00220345211029637. PMID: 34324825.

Amorim Dos Santos J, Normando AGC, Carvalho da Silva RL, Acevedo AC, De Luca Canto G, Sugaya N, Santos-Silva AR, Guerra ENS. Oral manifestations in patients with COVID-19: a living systematic review. J Dent Res. 2021;100(2):141–54. https://doi.org/10.1177/0022034520957289. Epub 2020 Sep 11. PMID: 32914677.

Amorim Dos Santos J, Normando AGC, Carvalho da Silva RL, De Paula RM, Cembranel AC, Santos-Silva AR, Guerra ENS. Oral mucosal lesions in a COVID-19 patient: new signs or secondary manifestations? Int J Infect Dis. 2020;97:326–8. https://doi.org/10.1016/j.ijid.2020.06.012. Epub 2020 Jun 9. PMID: 32526392; PMCID: PMC7280113.

Brandão TB, Gueiros LA, Melo TS, Prado-Ribeiro AC, Nesrallah ACFA, Prado GVB, Santos-Silva AR, Migliorati CA. Oral lesions in patients with SARS-CoV-2 infection: could the oral cavity be a target organ? Oral Surg Oral Med Oral Pathol Oral Radiol. 2021;131(2):e45–51. https://doi.org/10.1016/j.oooo.2020.07.014. Epub 2020 Aug 18. PMID: 32888876; PMCID: PMC7434495.

Leticia, Rodrigues-Oliveira Elisa, Kauark-Fontes Carolina Guimarães Bonfim, Alves Juliana Ono, Tonaki Luiz Alcino, Gueiros Karina, Moutinho Gustavo Nader, Marta Luciana Rodrigues Carvalho, Barros Alan Roger, Santos-Silva Thaís Bianca, Brandão Ana Carolina, Prado-Ribeiro. COVID-19 impact on anxiety and depression in head and neck cancer patients: A cross-sectional study. Oral Dis. 2022;28(S2):2391–99. . https://doi.org/10.1111/odi.v28.S2. https://doi.org/10.1111/odi.13876.

Mariz BALA, Brandão TB, Ribeiro ACP, Lopes MA, Santos-Silva AR. New insights for the pathogenesis of COVID-19-related Dysgeusia. J Dent Res. 2020;99(10):1206. https://doi.org/10.1177/0022034520936638. Epub 2020 Jun 12. PMID: 32531174.

Patrícia Carlos, Caldeira Lauren Frenzel, Schuch Thalita Soares, Tavares Alan Roger, Santos-Silva Pablo Agustin, Vargas Maria Eduarda, Pérez-de-Oliveira Oslei Paes, de Almeida Lélia Batista, de Souza Amanda Katarinny Goes, Gonzaga Elismauro Francisco, Mendonça Sebastião Silvério, Sousa-Neto Elena Riet Correa, Rivero Filipe, Modolo Jean Nunes, dos Santos Patrícia Rubia, Manieri Cassiano Francisco Weege, Nonaka Pollianna Muniz, Alves Tatiana Nayara, Libório-Kimura Tássia Caroline da Costa, Mendes Adriana, Etges Sandra Beatriz Chaves, Tarquinio Ana Paula Neutzling, Gomes Lucas Guimarães, Abreu Ana Carolina Uchoa, Vasconcelos. Impact of the COVID-19 pandemic on public University laboratories of oral and maxillofacial pathology: A Brazilian multicenter study. Oral Dis. 2022;28(S2):2423–31. . https://doi.org/10.1111/odi.v28.S2. https://doi.org/10.1111/odi.14136.

Silveira FM, Mello ALR, da Silva FL, Dos Santos FL, Kirschnick LB, Martins MD, Schuch LF, de Arruda JAA, Soares CD, de Oliveira SA, Bologna-Molina R, Santos-Silva AR, Vasconcelos ACU. Morphological and tissue-based molecular characterization of oral lesions in patients with COVID-19: A living systematic review. Arch Oral Biol. 2022;136:105374. https://doi.org/10.1016/j.archoralbio.2022.105374. Epub 2022 Feb 12. PMID: 35180550; PMCID: PMC8837487

Erratum zu: Klinische Entscheidungsfindung in der Zahnmedizin

Alan Roger Santos-Silva, Márcio Ajudarte Lopes, João Figueira Scarini, Pablo Agustin Vargas und Oslei Paes de Almeida

Erratum zu:
A. R. Santos-Silva et al. (Hrsg.),
Klinische Entscheidungsfindung in der Zahnmedizin,
https://doi.org/10.1007/978-3-031-52852-1

Aufgrund eines bedauerlichen Fehlers wurden die Mitherausgeber weder auf dem Buchcover noch auf der Copyright-Seite aufgeführt. Diese Information wurde nun sowohl auf dem Cover als auch auf der Copyright-Seite aktualisiert.

Die aktualisierte Version des Buches finden Sie unter
https://doi.org/10.1007/978-3-031-52852-1

A. R. Santos-Silva et al. (Hrsg.), *Klinische Entscheidungsfindung in der Zahnmedizin,* https://doi.org/10.1007/978-3-031-52852-1_29